Klaus-Dieter Preis
Die fatale Verkürzung der Welt

W0035773

Klaus-Dieter Preis

Die fatale Verkürzung der Welt

Plädoyer für eine gesunde
Medizin und Gesellschaft

Band 2
Der Wert ganzheitlich medizinischen Denkens
für den Einzelnen und das Gesundheitswesen

R. G. Fischer Verlag

Bibliografische Information der Deutschen Nationalbibliothek:
Die Deutsche Nationalbibliothek verzeichnet diese Publikation in der Deutschen
Nationalbibliografie; detaillierte bibliografische Daten sind im Internet über
http://dnb.dnb.de abrufbar.

© 2024 by R. G. Fischer Verlag
Orber Str. 30, D-60386 Frankfurt/Main
Schriftart: Times
Herstellung: rgf/1B
ISBN 978-3-8301-1936-4

Für meine Familie und Freunde
und die vielen Patienten und Menschen,
die mich an ihrem Leben haben teilnehmen lassen.
Und all die, die das Leben
schützen und fördern wollen.

Inhaltsverzeichnis

Vorwort Band 2 9

Krebserkrankungen und reduktionistische Medizin 11

Die Stärkung des Immunsystems und die Verbesserung
der Regulation als Teil ganzheitlicher Krebstherapie 29

Ganzheitliche und komplementäre Krebsbehandlung ... 44

Krankheit, Coronapandemie und Tod 72

Die immer gegenwärtige Chance zum freien
Menschsein... 105

Gesundung durch das Wiederfinden der Verbindung
zur Natur in der Nahrung 113

Gesundung durch das Wiederfinden eigenständiger
Bewegung 141

Gesundung durch das Wiederfinden einer
Lebensordnung 153

Leben in spiritueller Verbundenheit 181

Über den Umgang mit Geld 196

Ein Weg zur Gesundung in Medizin und

Gesundheitswesen 200

Anmerkungen 263

Danksagung 279

Vorwort
Band 2

Im vorliegenden Band 2 von »Die fatale Verkürzung der Welt. Plädoyer für eine gesunde Medizin und Gesellschaft« stehen der Einzelne, der in einer kranken Mitwelt seine Antwort für eine gesunde Lebensweise finden muss, und die Gesundung des Gesundheitswesens im Vordergrund.

Das Hauptgewicht vom vorausgegangenen Band 1 kommt bereits in seinem Untertitel »Die Grenzen des modernen Gesundheitsverständnisses und die Befreiung durch ein ganzheitliches Denken« zum Ausdruck.

Wie im 2. Band durchzieht das Bewusstsein der Verbundenheit der Menschen mit dem sie umgebenden Leben die Themen von Band 1.

Zunächst wird die Entwicklung des Leitmotivs beider Bände, die fatale Verkürzung des Verständnisses der Welt durch ein beherrschendes naturwissenschaftliches Denken, dargestellt, das seit dem 19. Jahrhundert zunehmend die Medizin und die Gesellschaft ergriffen hat. Es wird als unzureichend und letztlich antiquiert verstanden, wenn ihm die erweiterte Sicht einer verbundenen Welt gegenübergestellt wird, wie sie Philosophen, Quantenphysiker, Literaten und spirituelle Menschen erfahren.

Die Folgen der dominierenden, aber verkürzten Weltsicht werden am Verständnis von Gesundheit und Krankheit der modernen Medizin u. a. am Beispiel der medizinischen Forschung, von Tierversuchen und eines technifizierten Umgangs mit den Patienten verdeutlicht. Dabei zeigt sich, dass die moderne Medizin ihre humanen Ansprüche zu verlieren droht.

Sie erweist sich selbst als krank. Dem entgegen wird ein ganzheitlich orientiertes Verständnis von Gesundheit mit dem Gespräch und der körperlichen Untersuchung als Grundlage am Beispiel einiger naturheilkundlicher Heilweisen wie der Neuraltherapie, Homöopathie, Akupunktur und anderen vorgestellt. Ein ganzheitliches Verständnis greift die Gesundheitsdefinition der Weltgesundheitsorganisation auf, erweitert sie aber über das dort aufgeführte körperliche, geistige und soziale Wohlbefinden hinaus auf die Gesundheit der Lebensgrundlagen Boden, Wasser und Luft.

Vor diesem Hintergrund wird im 1. Band von »Die fatale Verkürzung der Welt. Plädoyer für eine gesunde Medizin und Gesellschaft« nicht nur der Bestand an Krankheiten in der Bevölkerung untersucht. Auch das Problem der Armut, die Klimaveränderungen mit ihren Folgen, der leidvolle Umgang mit den Tieren und der Verlust der Artenvielfalt werden als Ausdruck gesellschaftlicher Krankheit begriffen.

Die politische, zur Zeit der Coronapandemie allgemein anerkannte Aussage, dass Gesundheit das wichtigste Gut sei, wird vor dem Hintergrund breiter gesellschaftlicher Krankheitszeichen in Band 1 zum Anlass genommen, die wichtigsten gesellschaftlichen Bereiche daraufhin zu untersuchen, wie sie zur Gesundheit oder Krankheit der Bevölkerung und ihrer Mitwelt beitragen. Neben der Medizin werden die Landwirtschaft, der Verkehr, die Wirtschaft und das Verteidigungs-bzw. Rüstungswesen eingehend in ihren Auswirkungen daraufhin betrachtet. Immer werden Schritte aufgezeigt, die zur Gesundung beitragen.

Abschließend bekommt die ganzheitliche Ausrichtung der Bildung eine wichtige Bedeutung, um die Gesundheit der Bevölkerung zu stärken.

Krebserkrankungen und reduktionistische Medizin

Krebserkrankungen mit ihrer ganzen Wucht waren mir, so meine Erinnerung, zuerst als Student bei der Nachtwache in der Kinderklinik begegnet. Es war ein kleiner Junge, der einen Gehirntumor hatte, und die Fürsorge und Angst seiner Eltern, die mir das Drama und die Gegenwärtigkeit der Bedrohung des Lebens durch eine Krankheit schlagartig vor Augen führten. Das Thema des Todes, das sich bis dahin vor allem als eine weltpolitische Bedrohung durch die atomare Rüstung der Militärblöcke NATO und Warschauer Pakt darstellte, war als unvermutete, potenziell tödliche Krankheitsdrohung, die jeden treffen konnte, endgültig bei mir angekommen. Als eine Folge von Unfällen, als Sterben alter Menschen wie auch als Selbstmord fremder Menschen oder ein Ergebnis von Naturkatastrophen war der Tod für mich bis dahin ein noch einzuordnendes und so auf Distanz zu haltendes Phänomen. In der Zeit meines Medizinstudiums kehrte der Tod jetzt als gegenwärtiges Phänomen in mein Leben ein, verschärft zusätzlich durch einen lebensgefährlichen Unfall meiner Schwester, nach dem sie wochenlang komatös auf der Intensivstation lag. Die Auseinandersetzung mit dem Tod und damit mit dem Leben, seinen Wert, den es für mich ausmachen sollte, konnte nicht mehr aufhören. Mit der Arbeit als Arzt gehörte er dann insbesondere bei Krebserkrankungen zum Problem meiner Patienten und somit auch zu mir. Sehr vielfältig waren die Erfahrungen, die ich dabei gemacht habe, und der Umgang der Patienten und der mitbehandelnden Ärzte damit wurde zwangsläufig von Bedeutung für die Antworten, die ich gab.

Ich denke etwa an den rüstigen 80-Jährigen, der in guter Ehe lebte, bei dem ein Bronchialkrebs, ein im Zentrum des Bronchialbaums gelegener kleiner Herd, gefunden worden war. Die behandelnde Klinik riet zur Operation. Damit könne er gesund und, ihn ermutigend, noch 100 Jahre alt werden. Meine Skepsis musste ich bei solchen Aussagen ihm gegenüber klein und gering halten angesichts der Hoffnung, mit der der alte Mann sich entschlossen hatte, der Empfehlung der Ärzte zu folgen. Er kam nicht mehr aus dem Krankenhaus nach Hause. Postoperativ war es zu einer explosiven Metastasierung gekommen, an der er starb. Für seine Frau wurde der Tod zu einem Drama, über das sie bis zu ihrem Lebensende, das noch Jahre auf sich warten ließ, nie hinwegkam. Seit dieser Erfahrung habe ich immer, gerade bei älteren Patienten, gemeinsam mit ihnen abgewogen, was eine noch angemessene, vom Patienten aufgrund seiner Sicht des Lebens und seiner Lebenssituation angemessene Maßnahme sein könnte.

Da ich chirurgische Eingriffe aufgrund meiner Erfahrung in ihrem Ausmaß und in ihrer Belastung einschätzen zu können meine, hatte ich keine Probleme, diesen zuzustimmen, wenn ein Eingriff überschaubar und die Lebenskraft des Patienten gut war – genau dies, Lebenssituation, Lebenskraft und Ausmaß des Eingriffs sind mit dem Alter des Patienten immer wichtigere Kriterien für mich geworden, wenn die Zielsetzung eine möglichst gute Lebensqualität für das verbleibende Leben ist.

Krebstherapien nach Leitlinien

Es ist mir oft aufgefallen, wie schematisch und an die im Band 1 erörterten, von Experten eines Krankheitsgebietes aufgestellten Leitlinien gebunden Ärzte mit Krebserkrankungen

umgehen. Der Druck, diesem empfohlenen Behandlungs-
konzept zu folgen, ist für die Patienten meistens hoch. In einer
Situation, in der eine Krankheit das Leben plötzlich bedroht,
setzen viele Patienten ihre Hoffnung auf das angebotene
Repertoire der modernen Medizin. So ist es auch zu verstehen,
dass die Fragen der Kranken nach der durch die Therapie noch
zu gewinnenden Lebenszeit oft den Vorrang haben vor den
Fragen nach einer möglichen Beeinträchtigung der Lebensqualität aufgrund der Begleitwirkung der Behandlung. Individuelle Vorgehensweisen und Wünsche werden oft nur zöger-
lich und ängstlich vorgetragen, klingen sie doch danach, als
könne dadurch die ärztliche Kompetenz in Frage gestellt
werden.

Ärzte und Ärztinnen in den Kliniken fühlen sich ebenfalls
unter hohem Druck, sich konform den Leitlinien zu verhalten,
die »die Wissenschaft« abbilden. Häufig geht es ihnen darum,
dass sie bei Krebsdiagnosen »ihre, also den Leitlinien folgende«
Therapien durchsetzen wollen, um nicht angreifbar zu sein.
Individuelle, abweichende Ansätze haben dabei wenig Platz. Sie
werden deshalb in der Regel abgewertet oder als für die von den
Patienten erhoffte längere Lebenserwartung abträglich oder
gefährlich bezeichnet. Die den Leitlinientherapien zugehörigen
Belastungen oder gar Schäden werden dagegen herunter-
gespielt. Dahinter steht oft die Absicht, die gewohnte Therapie
umzusetzen, zum anderen aber auch das verständliche Be-
streben der Ärzte, den mit der Therapie verbundenen hoff-
nungsvollen Impuls der Patienten, weiterzuleben, nicht zu
blockieren.

Verdeckt – darauf wird in einem eigenen Kapitel eingegangen –
steht hinter allen Therapievorschlägen die Angst vor dem Tod,
die Patient und Arzt (!) haben, die die Bereitschaft zur Wahl auch
sehr eingreifender Therapien stimuliert. Der Patient, die Patien-

tin wollen bei solch bedrohlicher Krankheit nichts versäumen, insbesondere wenn sie jung sind, noch viele Wünsche vorhanden sind oder sie eine Familie haben und Kinder da sind. Dann ist jeder Arzt froh, wenn er eine Therapieoption anbieten kann.

Ich habe Heilungen bei Leukämien, Lymphknotenkrebs oder Hodenkarzinomen erlebt, wo die Chemotherapie für die meisten Patienten die Therapie der Wahl vermutlich bleibt, habe überraschende Rückbildungen von Metastasen bei Patienten mit Bronchialkrebs, bei Frauen mit Ovarialkarzinom gesehen, habe bewundert, wie Kollegen Beschwerden aufgrund der Metastasierung durch kleine, kunstvolle Eingriffe wesentlich erleichtert und Patienten vermutlich Lebenszeit gewonnen haben – die moderne Medizin als Geschenk.

Und nicht selten habe ich erlebt, wie Patienten aufgrund ihrer Hoffnung auf eine verlängerte Lebenszeit Therapien aushielten, die sie in einen immer schlechteren Zustand versetzten, wobei etwa gesagt wurde: »Wenn es Ihnen schlecht geht, geht es dem Krebs schlecht« (Originalzitat eines Behandlers). Dann musste ich es sein, der in diesem genannten Fall der Patientin zur Unterbrechung der Therapie riet – der Mensch ist keine Maschine. Diese Unterbrechung war gut, sie erholte sich, fand wieder Lebenszufriedenheit und konnte sich später, als neue Metastasen auftauchten, auch wieder auf eine Chemotherapie einlassen. Sie hatte eine Krebsart, bei der nur ein Regress, eine Rückbildung, aber keine Heilung durch die Therapie bekannt ist. Gelegentlich, wenn starke ärztliche Persönlichkeiten in Kliniken da waren, habe ich auch das Abweichen von Standardtherapien erlebt.

So komme ich zu einer ersten Konsequenz: Ohne Orientierung am Gesamtbefinden des Patienten und seiner Individualität, also nicht nur an seinem körperlichen, sondern vor allem auch an seiner geistigen und seelischen Verfassung sowie seiner

14

Lebenssituation, ereignet sich anonyme, beziehungslose Medizin, die Gefahr läuft, für das weitere Leben des Patienten leidvoll zu werden. Leidvoll, weil sie die Erkrankung vorrangig als statistisch einzuordnendes Schicksalsprodukt begreift, das eine schematische, nach der Operation oft mit Chemotherapeutika, Antikörpern oder anderen Krebsmedikamenten und/oder Bestrahlung erfolgende Antwort bekommen muss, die dem Patienten dringend angeraten und erwirkt wird. Seine besonderen Wünsche, Vorstellungen, seine Persönlichkeit taucht dann eher als ein Hindernis auf, das es zu überwinden gilt, statt einer Eigenheit, die bei dem Behandlungsweg zu berücksichtigen ist.

Krebstherapie und die Veränderung der Lebensqualität

Zur Klärung der bei einer Krebserkrankung immer anwesenden Fragen nach der durch eine Therapie zu erwartenden verlängerten Lebenserwartung und Lebenserleichterung oder gar Heilung gehört, in welchem Maß mit der Therapie eine Beeinträchtigung der Lebensqualität zu erwarten ist.

Nicht selten haben Patienten mir erzählt, dass diese Themen mit dem Spruch »Sie wollen doch noch leben?!« nur kurz gestreift oder als langes mitgegebenes Blatt Papier behandelt wurden. Es erinnert sehr an den Umgang der Politiker mit alten Menschen und Patienten im Krankenhaus während der Coronapandemie, wo »Therapien« – dort etwa als Ausmaß der Kontaktbeschränkungen – durchgesetzt wurden, indem man grundsätzlich davon ausging, dass die Verhinderung des Todes das einzige und umfassendste Ziel dieser Menschen sein musste und sie ein Kontaktverbot gegenüber ihren Angehörigen einem lebenswerten, vielleicht etwas gefährdeterem Leben mit ihnen daher fraglos akzeptieren würden. Solche als unbedingte Selbstverständlichkeit sich verstehende Rede unterbricht Fragen, unterbricht Gespräche. Sie hat nur das Anliegen, die eigene Vorstellung von Therapie zu erreichen. Richtig ist dabei die Annahme, dass Patienten, die einen starken Lebenswunsch haben, auch bereit sind, viel zu ertragen. Das betrifft nicht nur das Aushalten der Nebenwirkungen von Behandlungen. Das betrifft auch einen geschäftsmäßigen bis beziehungslosen Umgang mit ihnen bei der Therapie, wo ein Außenstehender sich fragt, ob Ärzte oder Personal im Falle einer eigenen Erkrankung so behandelt werden möchten.

Immer wieder habe ich erlebt, wie unterschiedslos Patienten Therapien aufgedrängt worden sind, die ihr Befinden binnen kurzem verschlechtert haben, ohne dass ein aus ihrer Sicht erhoffter Gewinn resultiert ist. Ich denke beispielsweise an eine rüstige, fast 70-jährige Patientin, der die Mediziner aufgrund einer Knochenmarkserkrankung eine entsprechende Transplantation mehrfach dringlich empfohlen haben. Intensive Betreuung unter sterilen Bedingungen hätten die Patientin zweifelsohne ab Therapiebeginn in eine drastische Qualitätsverschlechterung ihres bei der Diagnosestellung noch immer guten Lebens gebracht – mit freilich der kleinen Chance, länger leben zu können. Dieser Chance gegenüber stand sonst das unweigerliche von den Ärzten beschworene Zugehen auf den Tod, wenn sie diese Therapie nicht machen würde. Sie hat diese Behandlung unterlassen, lebte im Bewusstsein ihrer Krankheit zum Tode und hat noch über fünf gute Jahre mit ihrem Mann verbracht. Dass ein junger Mensch in einer ähnlichen Krankheitssituation zu einem anderen Entschluss kommen kann, bleibt wiederum verständlich.

Krebstherapie und die Verlängerung der Lebenszeit

Es ist seltsam, dass manche Fragen selten eine korrekte und klare Antwort bekommen, die bei so einer schicksalhaften Krankheit aber gewünscht wird, auch wenn das bedeuten mag, zuzugeben, dass es keine klare Antwort gibt: Wie sieht die Lebenserwartung aus, wenn der Patient statt einer gängigen Therapiekombination aber nur eine Operation, nur eine Chemo-, Hormon-, Antikörper- oder ähnliche Therapie, oder nur die Bestrahlung durchführen lassen möchte?

Je fortgeschrittener eine Krebserkrankung ist, desto breiter ist häufig die Palette solcher Therapien. Sehr wichtig für viele Patienten wäre daher auch die Beantwortung der nächsten Frage: Wie hoch ist die Überlebenszeit im Vergleich aller dieser standardisierten einzelnen Varianten der Behandlung einschließlich einer Nichtbehandlung? Allerdings gibt es auf die jeweilige Krebsart bezogen häufig keine Studien mit unbehandelten Patienten, da diese Erhebungen als »unethisch« bezeichnet werden. Dann wäre die unter Umständen durch die Therapien zu gewinnende Überlebenszeit in ein Verhältnis zur erwarteten und oft gegebenen Verschlechterung der Lebensqualität durch die vorgeschlagenen Maßnahmen zu setzen.

Mit dem Bedenken der Nebenwirkungen der eingesetzten Medikamente, wäre genauso grundsätzlich die Frage zu klären, ob nicht Abwarten eine gute Alternative im Umgang mit der Erkrankung ist, um erst dann, wenn sich das Befinden oder der Befund des Patienten verschlechtern, eine Therapie vorzunehmen. In frühen Stadien einzelner Krebsarten wie dem Prostatakrebs oder bei Non-Hodgkin-Lymphomen wird so bereits manchmal vorgegangen. Diese Zeit des Abwartens gibt dem Patienten die Möglichkeit, eine für ihn einsichtige Veränderung seiner Lebensweise oder vielleicht alternative Therapien durchzuführen. Wenn Medizin so mit Patienten umgeht, ist sie wieder eine offene, auch für neue Erfahrungen offene Wissenschaft geworden. Sie ist dann eine tatsächlich moderne Wissenschaft, die das naturwissenschaftliche Denken schätzt, aber gleichzeitig dessen begrenzten Horizont anerkennt. Eine solche Medizin ist demütig, kommt dem Leben wieder näher und kann den Patienten mit ihren persönlichen, sozialen, spirituellen Eigenheiten gerechter werden.

Eine derartige Haltung wäre auch in späteren Stadien der Krebserkrankung angebracht, die ausdrücklich berücksichtigt, dass palliative Chemotherapie mit dem Anspruch, die krankheitsbedingten Symptome einer fortgeschrittenen Krebskrankheit lindern, die Lebenszeit möglichst verlängern und die Lebensqualität eines Patienten zumindest nicht verschlechtern zu wollen, eben auch gegenteilig wirken und schaden kann.

In einer Studie mit »661 Patienten mit metastasierten Karzinomen unterschiedlicher Organe, deren Lebenserwartung die Ärzte auf maximal sechs Monate einstuften«, erhielten die Hälfte der Patienten eine Chemotherapie. »Kurz nach dem Tod wurden die engsten Betreuer der Patienten nach der Lebensqualität der Patienten in der letzten Lebenswoche interviewt. … 58% der Patienten starben noch innerhalb der Beobachtungszeit von durchschnittlich 3,8 Monaten«. Ernüchternd war, dass »vor allem bei Patienten mit gutem Allgemeinzustand … sich die Lebensqualität (verschlechterte), ohne dass eine Lebensverlängerung erkennbar war.«[1] Bei auch Schwächen der Studie zogen ihre Kommentatoren aber die folgenden, für mich richtigen Schlüsse: Die »entscheidende Frage ist, ob Patienten in den letzten Wochen überhaupt zu einer Chemotherapie geraten werden sollte. Unserer Ansicht nach kann dies nur in einem intensiven und wertschätzenden Gespräch mit dem Patienten und dessen Angehörigen geklärt werden, in dem die Vor- und Nachteile einer Chemotherapie gemeinsam abgewogen werden. ... Bevor die Wirksamkeit einer Chemotherapie womöglich überschätzt werden, sollte eher auf Maßnahmen aus der Palliativmedizin zurückgegriffen werden«, die die Lebensqualität verbessern und in manchen Fällen auch die Überlebenszeit um mehrere Wochen verlängert. »Die letzten sechs Monate eines Lebens«, so die Autoren, »sollten nicht mit weitgehend ineffektiven Therapien und Nebenwirkungen verbracht werden.«[2] Wenn »Krebspatienten selbst in ihrer letzten Lebenswoche erschreckend häufig noch Chemotherapien, Dialysen, Operationen und intensive Behandlungen über sich ergehen lassen mussten«, ist es » der wirtschaftliche Anreiz, der Kliniken dazu bewegt, hochpreisige und technikbasierte Behandlungen anzusetzen. ... Rund jeder Zwölfte wurde in dieser aussichtslosen Situation sogar noch wiederbelebt.«[3]

Will die Ärzteschaft ihre humanen Ansprüche nicht aufgeben, muss sie sich insbesondere in den Krankenhäusern wieder vom Diktat der Verwaltungen und dem Rentabilitätsdenken lösen, das möglichst hohe Gewinne mit der Behandlung von Kranken im Allgemeinen und Krebskranken im Besonderen erzielen will. Es kann nicht sein, dass inzwischen »jeder vierte Deutsche auf einer Intensivstation (stirbt).«[4]

Die Fragwürdigkeit der den Krebstherapien zugrundeliegenden Studien

Ein weiter gefasster therapeutischer Umgang scheitert bisher am standardisierten mechanistischen Vorgehen der Ärzte. Der Bezug auf Studien, die häufig als evidenzbasiert bezeichnet eine Richtigkeit, ja Wahrheit vorgeben, diskreditiert individuelles, von Patienten und manchen Behandlern für angemessener gehaltenes therapeutisches Vorgehen. Diese Studien weisen jedoch viele Fragwürdigkeiten, auf die etwa bereits der amerikanische Medizinjournalist Ralph W. Moss hingewiesen hat.[5] Der »Goldstandard« wissenschaftlicher Studien, ein Präparat gegen eine wirkungslose Substanz (Placebo) zu testen und dabei die Patienten nach einem Zufallsprinzip den verglichenen Studien zuzuordnen, spielt bei den Studien zur Chemotherapie praktisch keine Rolle. Hier wird ein Therapieprogramm gegen das andere verglichen. Ein Vergleich mit einem selbstgewählten guten Lebensprogramm, das auch alternative Behandlungen umfassen kann, wird auf einzelne Krebsarten bezogen nicht mehr durchgeführt, da die Chemotherapie als notwendige Behandlung begriffen wird und sich kaum Ärzte und Patienten für Alternativstudien finden würden. Chemotherapie ist mit der sogenannten personalisierten Krebstherapie und der Bestrahlung die nicht mehr in Zweifel zu ziehende Basis der Krebsbehandlung zumindest in fortgeschrittenen Stadien, wenn eine Operation allein nicht mehr in Frage kommt. Lebt eine Patientengruppe im Vergleich zu einem anderen Therapieschema dann weniger lang, hat sich dieses andere Vorgehen als besser bestätigt. Die Frage, wie sehr die kürzer lebenden Patienten durch die toxischen Substanzen mehr geschädigt worden sein könnten, wird in der Regel nicht erörtert. In diesem Zusammenhang sollte auch nicht ignoriert werden, dass Studien, die negative Forschungsergebnisse zu Therapien bringen, viel zu oft in der Schublade verschwinden und, da unberücksichtigt, falsche Bewertungen der übriggebliebenen Ergebnisse erbringen. Dies wiederum führt zwangsläufig zu einer Beeinträchtigung der Ergebnisse und Aussagen der eine große Zahl von Studien zusammenfassenden Meta-Analysen.

Wenn Patienten heute mit einer Chemotherapie, Antikörpertherapie usw. länger leben als früher, wird die Überlebenszeit in erster Linie mit dem therapeutischen Vorgehen der Mediziner in einen Zusammenhang gebracht. Nicht gefragt wird – nach der Zuteilung der Patienten mit möglichst gleichen Krankheitszuständen in eine Gruppe – bei der Beurteilung des Erfolgs oder Misserfolgs einer Therapie nach ihren Persönlichkeiten, der Lebenssituation, ihrer Ein- oder Nichteinbettung in eine soziale Gemeinschaft, ihre Wahrnehmung und Beurteilung der Krankheitsgründe, ihre religiös-spirituelle Haltung. Auch die sonst für sehr wichtig gehaltene Lebensweise und -einstellung spielt dann gegenüber der eingesetzten Therapie keine Rolle – die Wirklichkeit von Kranksein und Gesundung wird unzulässig verkürzt! Zudem übersieht die Argumentation zugunsten der Chemotherapie, dass Patienten heute länger leben als in früheren Jahren, dass auch durch die heute weitaus bessere Früherkennung gegenüber der im Vergleich späteren Diagnosestellung früherer Jahrzehnte zwangsläufig eine zusätzlich gewonnene Überlebenszeit erreicht worden ist.

Die Problematik der Verzerrung von Studienergebnissen zugunsten der eingesetzen Medikamente in der Krebstherapie wird noch weiter dadurch verstärkt, dass die Forschung in der Krebsmedizin im Allgemeinen nicht unabhängig ist. »In Deutschland ist die Forschung in der Onkologie, zumindest in Bezug auf Medikamente, weitgehend abhängig von der Förderung durch die herstellenden Pharmafirmen. Der dadurch entstehende Bias (die Verzerrung bis falsche Wiedergabe der statistischen Ergebnisse) wird zwar vielfältig bedauert, aber bisher sind keine Instrumente geschaffen worden, dies substanziell zu verändern«, so die Vorsitzende der Arbeitsgemeinschaft Prävention und integrative Onkologie, Jutta Hübner.[6]

Diese zunächst nur als Problem der Forschung formulierte Abhängigkeit der auf ihre Objektivität stets verweisenden

Wissenschaftler bezieht der Volkswirtschaftler Christian Kreiß in seinem Buch »Gekaufte Forschung« darauf, wo sie hingehört, auf die betroffenen Patienten und ihre Mitwelt: »Geldinteressen in der Medizinforschung verfälschen die Wissenschaft. Gekaufte Medizinforschung schadet dem allergrößten Teil der Menschen und nutzt dem Gewinnstreben der Pharmakonzerne sowie einzelnen Wissenschaftlern, die durch diese Art von ›Kooperation‹ zu geldlichen oder Statusvorteilen kommen. Gekaufte (Pharma)Forschung schadet massiv dem Allgemeininteresse und muss eingestellt werden.«[7]

Statistische Tricks und sprachliche Verschleierung: »Personalisierte Krebsmedizin«

Diese abhängige Forschung nützt mittels des Einsatzes verschiedener statistischer Methoden die Möglichkeiten, ihre Ergebnisse zu schönen oder durch sprachliche Tricks falsche Vorstellungen zu assoziieren oder von zentralen Fragen abzulenken.

Den Firmen steht es frei, ob sie beim Test eines neuen Medikaments gegenüber bisher üblicher Medikation Maße für den individuellen Patienten wie die sogenannte odds-Ratio und Relative Risikoreduktion oder als Maß für eine ganze Gruppe von Patienten die Absolute Risikoreduktion einsetzen. »Mit Bezug auf eine große Studie stellte das Deutsche Ärzteblatt im Jahr 2005 die folgende Frage: ›Welches Medikament würde ein Arzt wohl bevorzugt verschreiben: eines, das das Herzinfarktrisiko seines Patienten um 37% verringert? Oder eines, das das Risiko um 3,2 Prozentpunkte senkt?‹ Sie ahnen die Antwort? Natürlich sind beide Zahlen aus den gleichen Daten berechnet, sie beschreiben einmal die Relative und einmal die

Absolute Risikoreduktion.«[8] Aus diesem Grund wird in der medizinischen Literatur gefordert, die Absolute und nicht die Relative Risikoreduktion für die Bewertung einer Maßnahme zu wählen oder eine andere Maßzahl einzusetzen, etwa die Number needed to treat (NNT). Diese sagt aus, wie viele Menschen behandelt werden müssen, um bei einem Patienten das gewünschte Therapieziel zu erreichen.

Sprachliche Tricks sind es, die dem gleichen Ziel dienen, Krebstherapie als gewinnbringend für die Patienten darzustellen und sie zugleich auch Medizinern so »zu verkaufen«. Ein neuer Tyrokinase-Hemmer, Axitinib, wird damit beworben und auch daher eingesetzt, weil er laut einer Studie im Vergleich zu einer bisherigen Standardtherapie bei fortgeschrittenem Nierenkarzinom die »Überlebenszeit ohne Fortschreiten der Krebserkrankung« um zwei Monate verlängere. Die Frage ist, wieso der Begriff »Überleben« verwandt wurde, da die tatsächliche Lebenserwartung durch das Medikament im Vergleich zur Standardtherapie nicht verlängert wurde? Der Grund liegt darin, dass für Ärzte und Patienten *kalkuliert das falsche Signal* gesetzt werden sollte, *dass mit der Hemmung des sichtbaren Fortschreitens des Krebses* auch *die Überlebenszeit grundsätzlich verlängert werden würde.*[9] Dieser Absicht entsprechend wurde es auch so missverstanden.[10] Mit 4000 Euro Therapiekosten im Monat im genannten Fall lässt sich eine Verschleierungssprache in einer materiell ausgerichteten Welt gut nachvollziehen. Der Trugschluss, aus dem Ansprechen der Krebszellen bereits eine Verlängerung des Lebens zu folgern, ist ein in der Medizin und von Pharmaforschern gern geübter Trugschluss und »festigt eine der Hauptillusionen in der Krebsmedizin«.[11]

Der Verschleierung dient insbesondere auch der Begriff einer »individualisierten, personalisierten oder maßgeschneiderten Krebsmedizin«, »als Synonym für moderne Krebstherapie«. »In der Idealvorstellung der personalisierten Krebsmedizin (PCM) zeigt die umfassende Biomarker-Analyse aller adressierbaren medikamentösen Angriffspunkte (›drug targets‹) im Tumorgenom gezielte Behandlungsoptionen auf, die wiederum in einer individuellen auf das genetische Profil des Patienten zugeschnittenen zielgerichteten Therapie münden soll.«[12] Die Deutsche Krebsgesellschaft teilt dazu mit, dass diese »Therapien genau an die Bedürfnisse der jeweiligen Patienten angepasst sind.« Hier wird der Anspruch erhoben, »die unterschiedlichen Krankheitsursachen zu identifizieren und dementsprechend die Behandlung anzupassen. … Basis der maßgeschneiderten Krebstherapie sind neue diagnostische Methoden wie molekulargenetische Untersuchungen von Tumorgewebe oder Blut.«[13] Zur Therapie eingesetzt werden monoklonale Antikörper, »Kleine Moleküle« beziehungsweise Tyrosinkinaseinhibitoren und sogenannte Angiogenesehemmer.

Die Auslegung der positiv besetzten Begriffe »individualisiert«, »personalisiert« oder »maßgeschneidert« zeigen, wie die Persönlichkeiten von Patienten, ganz dem naturwissenschaftlich-mechanistischem Denken der Medizin verhaftet, auf ihre genetische Anlage reduziert werden. *Diese Reduktion wird als den Bedürfnissen der betroffenen Patienten entsprechend bereits gleichgestellt – eine deutlichere Aussage über die materialistisch-reduktionistische Betrachtung von Patienten kann es nicht geben!*

Wie seit Jahrzehnten wird der Sieg über die Krebserkrankung jetzt mit den neuen Krebsmedikamenten für möglich gehalten: »Experten gehen davon aus, dass durch diese Ansätze in der Krebsmedizin neue Wege beschritten werden können, so dass zukünftig möglicherweise viele Krebsarten geheilt werden können.«[14] Auf einem Symposium im Juni 2019 wurde in einer »Nationalen Dekade gegen Krebs« von den Organisatoren als damit weitergehendes Ziel ausgegeben, krebsbedingte Todesfälle vollständig zu verhindern, nachdem »nach derzeitigen Statistiken in Deutschland jede zweite Person an Krebs (erkrankt) und jede vierte daran stirbt.«[15] Als dazu förderliche Maßnahmen wurden zum Beispiel neben einer frühzeitig beginnenden Prävention und Diagnostik bezüglich der Behandlung empfohlen, dass »neue Therapien aus der Forschung schneller bei Patienten ankommen.«[16] Da es hierbei viel Geld zu gewinnen gibt, wurde von den forschenden Arzneimittelunternehmen in die gleiche Kerbe mit dem Ansinnen geschlagen, regulatorische Hürden gegen die Einführung neuerer Therapien zu beseitigen,[17] ein Begehren, das wie gewohnt den frühzeitigen finanziellen Nutzen vor den erbrachten Beweis eines gesundheitlichen Nutzens der Therapien stellt.

Neue Zielsetzung für eine persönliche, vom Patienten gewählte Krebstherapie

Ich vermute, dass in keinem Gebiet der Medizin die Vorstellung von Heilung so fixiert und verhärtet ist wie in der Krebsmedizin. Hier wird der »Krieg gegen den Krebs« so weitergeführt, wie er seit Jahrzehnten vergeblich geführt wurde – als Ausrichtung auf die Zerstörung der Krebszellen, die ein Eigenleben im Körper der Betroffenen führen. Mit einem ganzheitlichen Verständnis des Menschen und seiner Erkrankungen hat solche Therapie nicht nur nichts zu tun, sondern entfernt sich davon immer weiter. So ist zu erwarten, dass dieser »Krieg« auch weiterhin nicht nur ohne Sieg auskommen muss, sondern auch, wenn er weiterhin die betroffenen Persönlichkeiten bei der Wahl der von ihm zur Verfügung gestellten Waffen nicht mit den von ihnen gewünschten oder ihnen entsprechenden Vorgehensweisen berücksichtigt, viel zu oft unnötiges Leid als notwendiges Übel eines alternativlosen Vorgehens hervorrufen wird.

Krebsmedizin dürfte das Gebiet in der Medizin sein, wo die Geschichte des Patienten und das Gespräch mit ihm als Voraussetzung für eine von ihm gewählte Behandlung die geringste Rolle spielt. Hier versperrt die Absicht, eine den Leitlinien gemäße Therapie der Erkrankung vorzunehmen, den Zugang in eine offene Beziehung zu dem von der Krankheit betroffenen Menschen. Leben, das sich ständig als individuelles, sehr persönliches Geschehen um uns herum ereignet, wird entgegen all unserem Wissen und unserer Alltagserfahrung hier in eine standardisierte Behandlung gepresst. Wir leben in einem Gesundheitswesen, in der die Autorität der Medizin sich zunehmend auf technisches Denken stützt. Durch die Einbeziehung der Digitalisierung wird diese Sicht verstärkt und weitet sich in Richtung ihrer endgültigen Übermacht über die Wünsche und die besondere Individualität der davon Betroffenen aus.

Therapeutisches Vorgehen und Heilungsaussagen aufgrund statistisch gewonnener Daten, denen sich Arzt und Patient beugen, verlieren die Individualität eines Patienten und seines Krankheitsgeschehens beziehungsweise seines persönlichen Weges zur Gesundung aus dem Blick. Behandlungen, die dann vorgenommen werden, schätzen die Bedeutung von Behandler und Patienten gering – sie fordern beide auf, sich Therapierichtlinien zu beugen, die trotz ihrer Relativität einen ausschließlichen Wahrheitsanspruch erheben.

Heilung kann sich immer dann am besten ereignen, wenn

sich der Patient von seinen krankmachenden Denkweisen und Umständen freimacht und in Verbindung mit guten und gelingenden menschlichen Beziehungen zu Freude und Vertrauen im Leben findet. Eine offene und vertrauensvolle Beziehung zu Ärztinnen und Ärzten hilft ihm dann, *seinen* therapeutischen Weg zu finden, den er für richtig hält. Wird der Patient wieder so ernst genommen, ist es notwendig und sollte selbstverständliche Voraussetzung sein, dass ihm und den Ärzten wieder eine neue Autonomie für ihre Entscheidungen im Umgang mit Krankheiten gegeben wird. Sie beruht zum einen auf dem Wissen der therapeutischen Möglichkeiten. Zum anderen überführt sie die gegenwärtig formale Freiheit des Patienten, bei der er zu einer vereinheitlichten Behandlung gedrängt wird, wieder in eine tatsächliche Freiheit für die Entscheidung über den Umgang mit seiner Krankheit. Ist die Zielsetzung eine möglichst gute Lebensqualität für das verbleibende, möglichst krebsfreie Leben, bleiben die Lebenssituation, Lebenskraft und das Ausmaß des Eingriffs in Beziehung zum Alter wichtige Kriterien, um zu einer gemeinsamen Antwort von Patient und Behandlern bei einer Krebserkrankung in Bezug auf eine Operation, Chemotherapie, und/oder Bestrahlung als Therapieform zu kommen – oder vielleicht ganz andere Wege zu suchen.

Nur in wenigen Fällen ist eine schnelle Entscheidung über die Therapieform erforderlich. Oft ist mir das ärztliche Drängen unangemessen gegenüber einer Krankheit erschienen, die sich in der Regel langsam entwickelt hat. Meist kann der Patient sich Zeit nehmen, um mit einer gewissen Distanz zur aufgebrochenen Angst die eigene, ihm entsprechende Therapie zu wählen, eine Distanz, die oft zunächst schwer möglich und manchmal nicht zu erreichen ist. Wie hilfreich ist es, dann Menschen an seiner Seite zu wissen, mit denen man über diese

Ängste sprechen und seine Gefühle zeigen darf. Und wie hilfreich ist es dann, wenn er auf Ärzte und Therapeuten trifft, die diese Ängste nicht etwa verstärken, sondern Verständnis haben und verschiedene Therapiemöglichkeiten anbieten können.

Dazu bedarf es eines neuen Freimuts, der die standardisierten Krebstherapien als die einzig möglichen Vorgehensweisen in Frage stellt. Bei meinen Patienten habe ich wiederholt erlebt, wie befreiend und erleichternd es für sie war, ihre Wege eigenständig zu wählen und sich von Behandlungen und Behandlern abzugrenzen, die meist standardisierte Kombinationstherapien durchsetzen wollten. Erleichterung, manchmal auch neue Lebensfreude traten auf, wenn sich Spielräume für die selbstgewählte Therapie ergaben. Zu diesem Weg gehört freilich immer, dass Behandler und Patient sich im Klaren bleiben, dass diese Freiheit immer mit Unsicherheit verbunden bleiben wird. Das Leben kennt keine Garantien für Gesundheit, aber es ist immer mit Hoffnung ausgestattet. Menschen, die eigenaktiv mit ihrer Erkrankung umgehen, dürfen voll Zuversicht sein, weil es viele Hinweise dafür gibt, dass sie längere Überlebenszeiten und bessere Heilungschancen haben.[18]

Geht man den ärztlich vorgeschlagenen Weg, weil die Angst übermächtig das Denken und Fühlen bestimmt oder weil man den üblichen Weg für richtig hält, so ist auch dies verständlich. Bei jedem Vorgehen sollte man sich selbst, sollten die Ärzte die Möglichkeit anbieten, von dem eingeschlagenen Wege wieder abweichen zu können, weil sich ein neuer Blick aufgetan hat. Diese Autonomie, seinen Weg stets ändern zu können, sollte sich ein Patient von niemandem, also auch nicht von einem Arzt, ausreden lassen. Ich bin überzeugt, dass viele Ärzte, die von Krebs betroffen werden, sich selbst diese Autonomie nehmen.

Die Stärkung des Immunsystems und die Verbesserung der Regulation als Teil ganzheitlicher Krebstherapie

Der Ansatz ganzheitlicher Krebsbehandlung liegt bei einem völlig anderen Ausgangspunkt als dem der schulmedizinischen Standardtherapien. Konzentrieren diese sich auf die Zerstörung der Krebszellen oder zumindest deren Zurückdrängen durch Verkleinerung der Tumormasse, so wird sich eine ganzheitliche Krebstherapie zwar kaum einer möglichen operativen Behandlung verwehren, so diese für den Patienten verkraftbar erscheint. Sie muss sich auch nicht grundsätzlich einer Chemo- oder Strahlentherapie widersetzen. Ihr Hauptaugenmerk aber liegt auf der Stärkung der Abwehrkraft des Patienten und wendet sich der Frage zu, wieso diese zu schwach ist, um die Entstehung und Ausbreitung von Krebszellen zu verhindern, eine Aufgabe, die in einem gesunden Organismus in der Regel ständig gelöst wird.

Diese Maßnahmen, die präventiv die Erkrankungswahrscheinlichkeit an Krebs wesentlich vermindern können, haben nach seinem Auftreten die Aufgabe, das Immunsystem in seiner Ganzheit, also von der organischen, geistigen und seelischen Seite, und – sollte das Bewusstsein dafür vorhanden sein – religiös-spirituell zu stärken.

Stress, chronische Entzündungen und das darmassoziierte Immunsystem

Den vermutlich stärksten Einfluss auf die Schwächung des Immunsystems nimmt chronischer Stress. Er »spielt ... im

Konzert der Risikofaktoren gleichsam die erste Geige.«[19] Hierzu gehören nicht allein mangelnde Wertschätzung, Ablehnung oder gar Mobbing, es gehören das Drama einer Entlassung oder die Angst um den Arbeitsplatz genauso dazu wie ständige Konflikte dort, in der Ausbildung oder in der Partnerschaft. Aber auch »nur« Termin- und Zeitdruck aufgrund einer Überfülle an Ansprüchen erzeugen Stress, ebenso Lärm oder ständige körperliche oder geistige Belastung. Ebenso zählen, völlig unterschätzt in ihrer Bedeutung, »die heute allgegenwärtigen Faktoren Tempo, Komplexität, Chronizität und die Unmöglichkeit, auf eine unerwünschte Exposition (beispielsweise elektromagnetische Felder) Einfluss zu nehmen«.[20] Seelische Traumata, der Missbrauch von Kindern, die Vergewaltigung von Menschen, bleiben lebenslang krankmachende Stresserfahrungen. Akute Traumatisierungen, ob durch Unfälle, schwere Krankheiten, den Todesfall geliebter Menschen oder ähnliche Lebensereignisse, können unmittelbar in ihrem Gefolge zu einer Überlastung des Abwehrsystems führen.

Die Coronapandemie, die ständige Angst vor Infektionen, und die von den Politikern im Einklang mit den Empfehlungen der Virologen veranlassten Einschränkungen der Grundrechte und der gewohnten Freiheiten waren eine die breite Gesellschaft erfassende Zeit des Stresses.

Der Magen-Darm-Trakt und das Gehirn sind über vegetative und hormonelle Informationswege eng miteinander verbunden. So wird verständlich, dass »Stress über diverse Veränderungen an der Darmschleimhaut Störungen der Darmbarriere (induziert). Eine Aktivierung dieses Magen-Darm-Abwehrsystems und die Auslösung von chronischen Entzündungen können die Folge sein: »Chronischer Stress hat starke entzündungsfördernde Wirkung.«[21] Viele Störungen im

Magen-Darm-Bereich können im Rahmen dieser Wechselwirkung aufgrund der Beziehung zum Gehirn das seelische Befinden beeinflussen.[22] So entfaltet Stress besonders über die Dysregulation des darmverbundenen Immunsystems seine krankmachende Wirkung.

Der Darm ist darüber hinaus die größte und damit entscheidende Kontaktfläche zu Fremdstoffen, ob es sich hierbei um unsere Nahrung oder um schädigende Fremdstoffe wie Umweltgifte, Bakterien, Viren oder Pilze handelt. Das Aufbauen einer gesunden Barriere gegenüber Schadstoffen setzt eine intakte Darmschleimhaut, eine gut ausgebildete reichhaltige Darmbakterienwelt – auch als Mikrobiom bezeichnet – und ein funktionierendes, mit dem Darm gekoppeltes Immunsystem voraus. Eine Störung dieser großen Schutzeinheit aus sich ständig regenerierenden Schleimhautzellen, Lymphozyten als Abwehrzellen und den Darmbakterien durch Stress wie durch Schadstoffe beeinflusst den Gesundheitszustand des Patienten insgesamt.

Metalle, Kunststoffe mit teilweise hormonähnlicher Wirkung, Chemikalien wie Pestizide schwächen das darmassoziierte Immunsystem. Dazu kommen Nahrungsmittelzusätze, Alkohol, Nikotin, Drogen, viele Medikamente wie Antibiotika oder entzündungshemmende Schmerzmittel, aber auch pathogene Bakterien, Viren und Parasiten. Wenn solche Faktoren dauerhafte Stressoren werden, können sie schließlich zu chronischen Entzündungen des Darms führen.[23]

Nahrungsmittelunverträglichkeiten und das Reizdarm-Syndrom, die zunehmend anzutreffen sind, weisen auf solche Entzündungsprozesse der Darmwand hin, die im Gefolge der Schädigung der Darmpermeabilität auftreten. Allergische Erkrankungen gelten genauso wie Depressionen als Gründe, an eine Schwächung des Mikrobioms zu denken.

Diese entzündlichen Prozesse der Darmschleimhaut begünstigen systemische Entzündungswirkungen im gesamten Organismus, die bei dauerhafter Stressoren-Belastung seine Abwehrleistung überfordern können. Die Entwicklung von Krebs kann eine Folge dieser chronischen Überlastung sein.

Auf dieses, die Abwehrleistung des Patienten zentral regulierende, darmassoziierte Abwehrsystem treffen beim Krebspatienten in der gewohnten schulmedizinischen Therapie Chemotherapeutika, manchmal auch eine Strahlentherapie und schädigen das gesamte Abwehrsystem zusätzlich. Daher ist es, wenn sich Ärzte und Patienten zu einer ganzheitlichen Behandlung entschließen, ein starkes Anliegen, das darmassoziierte Immunsystem zu stärken. Einen Hinweis darauf, dass dieses Vorgehen hilfreich sein kann, hat die sehr spezielle Behandlung von Patienten mit einer chronisch-recidivierenden Darmentzündung mittels einer Stuhltransplantation ergeben. Hier wurde der Stuhl eines gesunden Spenders in den Darm von Kranken eingebracht. Im Großteil der Fälle waren die Entzündungen erfolgreich zu behandeln.[24]

Ist die Aufmerksamkeit auf das Mikrobiom und seine Wiederherstellung eine schulmedizinisch umstrittene Maßnahme, erscheint es mir überfällig, dass die Diagnostik weitere Erforschung und Berücksichtigung der Behandlung der Darmflora bei chronisch Kranken und Krebskranken nicht mehr nur wenigen Ärzten, kleinen ärztlichen Organisationen und Heilpraktikern überlassen wird, sondern in ihrer Bedeutung für die Patienten anerkannt und im Vorfeld chronischer Krankheiten einbezogen wird. Würde sie für die Gesundheit des Menschen vermehrt die ihr zustehende Aufmerksamkeit erhalten, würde die unsere Gesundheit mitbedingende Bedeutung der Welt der Mikroorganismen endlich auch die ihr zustehende Anerkennung bekommen. »Mikroorganismen sind in Vielfalt und

Fülle in sämtlichen Lebensräumen der Erde vorhanden. Sie kommunizieren auf vielerlei Wegen untereinander sowie mit anderen Zellen und Geweben ... Der Mensch ist durch Atmung, Ernährung und Kontakte in permanenter Aufnahme, mit Verweilen im Körper und Ausscheiden von Mikroorganismen eingebunden, steht also in einem dynamischen Fließgleichgewicht, das stets die Umgebungsmikroben einbezieht.«[25] Wir Menschen stehen in einer Lebensgemeinschaft mit diesen Organismen, bei der die Intensität einer Störung die Ausbildung von Krankheiten begleitet. Sein Mikrobiom zu fördern, etwa durch eine kluge Ernährung, und die ihn überall, also auch auf seiner Körperoberfläche begleitenden Mikroorganismen nicht zu schwächen, etwa durch unnötige Antibiotikaverwendung oder übermäßige Desinfektion, wie sie die Furcht vor der Virusinfektion in der Zeit der Coronakrise viele Menschen bestimmte, stärkt die eigene Abwehr gegen Krankheiten.

So muss angenommen werden, dass die Abwehrkraft vieler Menschen in Deutschland während der Pandemie nicht nur durch die beständige Furcht vor der Infektion, sondern auch durch überzogene Hygiene geschwächt wurde.

Chronische Entzündungen
im Zahn-Kiefer-Bereich

»Chronisch-entzündliche Erkrankungen sind die große Epidemie des 21. Jahrhunderts. Der Verlust der Immuntoleranz ist der entscheidende pathogenetische Faktor.«[26] Die stete Zunahme an Allergien, Autoimmunkrankheiten, rheumatischen Krankheiten, chronischen Hautkrankheiten und Infektionen sind ein Hinweis darauf. Wie die schmerzlosen, als

»silent inflammations« nicht wahrgenommenen chronischen Entzündungen im Verdauungstrakt, sind chronisch-entzündliche Erkrankungen des Zahnhalteapparats – ob im Bereich des Zahnfleisches als Parodontitis oder als Entzündungen im Umfeld nervtoter Zähne – für viele Krankheiten bei dem oft multifaktoriellen Geschehen von erheblicher Tragweite.

Da der menschliche Organismus eine Einheit ist, sind auch hier die davon ausgelösten Entzündungsreaktionen immer systemisch, wie umgekehrt systemische Krankheiten wie Diabetes mellitus Einfluss auf das Ausmaß der Parodontitis nehmen.[27] Ein nervtoter Zahn ist ein Zahn, der letztlich langsam zerfällt. Bei den entstehenden Zerfallsstoffen »handelt es sich hierbei um neurotoxisch und degenerativ wirkende ›Leichengifte‹, die relativ leicht vom Zahn in den Organismus gelangen und über Jahrzehnte« – beim Erhalt dieses Zahns – »in Minidosen das Immun- und Regulationssystem des Organismus belasten können. Ein nervtoter Zahn ist somit ein toxikologisches Depot und damit ein gesundheitliches Dauerproblem«,[28] das labormedizinisch schwer zu erfassen ist. Die gesundheitliche Belastung wird dadurch erhöht, dass die Wurzelfüllmaterialien in der Regel »zytotoxisch, gewebereizend und in vielen Fällen höchst allergen« wirken. Da aufgrund der fehlenden Durchblutung eines toten Zahnes auch kein ausreichender Abtransport von Schadstoffen geschieht, können sich in diesem Milieu Bakterien gut entwickeln. »Devitale Zähne sind einer Reihe von Untersuchungen zufolge permanent infiziert«, was dauerhaft zur immunologischen Antwort nötigt, die antientzündlich, antitoxisch, aber auch in einer allergischen Reaktion erfolgen kann. Das zusammenfassende Ergebnis ist, »dass jeder wurzelbehandelte Zahn ein Infektionsherd mit hauptsächlich anaeroben Bakterien ist, in deren Folge als immunologische Reaktion nicht ausheilbare …

Knochenentzündungen im Bereich der Zahnwurzel entstehen!« Nicht zuletzt ist ein nervtoter Zahn ein potentielles, energetisch wirksames Störfeld, das sowohl in das allgemeine regulatorische System des Organismus wie in das Energiesystem der Meridiane des Akupunktursystems eingreift und dieses blockieren kann. So muss es nicht verwundern, dass in einem langjährigen Untersuchungsprogramm in den USA deutlich wurde, »dass mit der Häufigkeit der Wurzelkanalbehandlungen auch die Karzinomrate steigt.«[29]

Je nach allgemeiner Belastung und Konstitution fällt die Reaktion und Toleranz eines Patienten auf eine Wurzelbehandlung verschieden aus. Die hier zitierten Zahnärzte empfehlen, bei chronisch Kranken strenge Regeln anzulegen: »Ist eine gesundheitliche Belastung schon so weit fortgeschritten, dass eine chronische Erkrankung (Rheuma, Fibromyalgie, Krebs etc.) bereits eingetreten ist, sollte spätestens zu diesem Zeitpunkt das oberste therapeutische Gebot sein, eine Entlastung auf möglichst vielen Ebenen zu erreichen. Da die herkömmliche labormedizinische Diagnostik aber die toxische Belastung nervtoter Zähne nicht berücksichtigt, könnten die labormedizinischen Testergebnisse sowohl Therapeuten als auch Patienten in falscher Sicherheit wiegen.«[30]

Die stärkste Entlastung des Immunsystems ist die Entfernung von devitalen Zähnen bei Krebspatienten wie bei allen chronischen Kranken. Diese Maßnahme ist unbedingt zu prüfen. Eine kluge und gute Antwort auf dieses manchmal nicht leicht zu lösende Problem setzt die Offenheit des Patienten für das Problem und ein ganzheitliches Denken der begleitenden Mediziner und Zahnmediziner voraus.

Verbesserung der Regulation der Körperabwehr – Quecksilber und andere Umweltgifte

Die Abwehrschwächung des Organismus kann neben den Parodititen und devitalen Zähnen auch von den zahnärztlichen Werkstoffen ausgehen. Nur noch weniger als ein Prozent der Erwachsenen in Deutschland haben ein karies- und von Füllungen freies Gebiss.[31] Es kann davon ausgegangen werden, dass etwa 40 bis 50 Prozent der Erwachsenen aufgrund einer regelhaften Versorgung Amalgamfüllungen tragen, die sie einer möglichen Quecksilberbelastung aussetzen. Wenn aus der zahnärztlichen wie allgemeinen Anamnese eine Schwermetallbelastung festgestellt wird, ist der Ausschluss einer Metallintoxikation bei Krebspatienten angebracht. Dann sollte für die alternativen Füllprodukte möglichst der Nachweis erbracht werden, dass sie gesundheitlich keine Belastung darstellen. Wie für jedes Medizinprodukt sind die Hersteller verpflichtet, ihre chemische Zusammensetzung vor der Zulassung offenzulegen. Damit ist gewährleistet, »dass Produkte mit krebserregenden, erbgutverändernden oder fortpflanzungsgefährdenden Stoffen ... nicht verwendet werden, insbesondere nicht, wenn sie freigesetzt werden können.«[32] Außerdem ist es erforderlich, mögliche allergisierende und humorale Auswirkungen der Stoffe zu kennen.

Quecksilber sei hier als ein beispielhaftes Umweltgift aus der Gruppe der Metalle genannt, die die Internationale Krebsagentur der WHO als krebsauslösend oder möglich krebsauslösend einschätzt. Dazu kommen Abgase und Feinstaub aus Diesel- und Verbrennungsmotoren, Pestizide, Lösungsmittel, chemische Substanzen wie Formaldehyd, ionisierende Strahlen von Kernkraftunfällen und in der Umgebung von Atomkraftwerken, Belastungen durch niederfrequente Magnetfelder etwa von Hochspannungsleitungen und hochfrequenter Felder etwa durch Mobilfunknutzung.[33] Für die meisten der etwa 120.000 in Europa registrieren Schadstoffe gibt es allerdings keine toxikologischen Bewertungen. Wenn solche bestehen, so »wird meistens eine lineare Dosis-Wirkungs-Beziehung ohne Schwelle angenommen. Aber selbst wenn eine Schwelle existiert, ist es schwierig oder sogar praktisch unmöglich zu bestimmen, wo diese Schwelle liegt.« Dabei bleibt »das fundamentale Problem ..., dass bei Umweltexpositionen in der Regel ein komplexes Gemisch von Noxen vorhanden ist.«[34] Dieses unüberschaubare Gemisch an Umweltgiften und schließlich nicht wenigen Arzneistoffen ist eine ständige Belastung unseres Regulationssystems und führt bei einem Unmaß zu seiner Überforderung. Da dieses Gemisch für den einzelnen Patienten unbekannt ist, lässt sich eine Vermutung über ein resultierendes Gefährdungspotential am ehesten aus seiner Anamnese und bei einer Amalgamversorgung durch einen Blick in den Mund machen.

Übermäßiger Zuckerkonsum und die Störung der Körperregulation

Während man ein Metall wie Quecksilber als möglicherweise krebsauslösend bezeichnen darf, wird das kaum jemand für eine gängige Substanz wie Zucker sagen. Purer Zucker gehört aber sicherlich mit zu den Nahrungsmitteln, die, im Übermaß genossen, die Regulationsfähigkeit des Körpers und damit die Abwehrleistung stark beeinträchtigen.

Die Verbraucherorganisation foodwatch beobachtet und kritisiert den ungezügelten Verbrauch an Zucker in Deutschland seit langem. »Deutschland ist eines der Länder mit dem höchsten Pro-Kopf-Verbrauch an zuckergesüßten Getränken weltweit.« Eine im Jahr 2016 veröffentlichte Untersuchung ergab, dass weit über die Hälfte von 463 sogenannten »Erfrischungsgetränken« in Deutschland mehr als fünf Prozent Zucker enthalten, eine Menge, die in Großbritannien wegen ihrer krankmachenden Wirkungen extra besteuert wird. Das zuckrigste Getränk war ein Energy-Drink von PepsiCo, der 78 Gramm Zucker oder 26 Zuckerwürfel je 500-ml-Dose enthielt.[35] Die Verbraucherorganisation fordert deshalb zusammen mit einigen Politikern zu Recht eine Sonderabgabe auf stark gezuckerte Getränke. Außerdem hält sie für die Verbraucher vor allem eine klar ersichtliche farbliche Nährwertkennzeichnung (»Ampelkennzeichnung«) auf den Produkten für notwendig, damit stark zuckrige und fettige Nahrungsmittel erkannt werden können. Wie so oft hat die vormalige Bundesernährungsministerin Julia Klöckner den für sie angenehmeren Weg einer freiwilligen Selbstverpflichtung der Lebensmittelindustrie bevorzugt.

Bei überhöhtem Blutzucker bildet der Organismus mit körpereigenen Eiweißen eine Art Eiweißmüll, der sich im Bindegewebe abgelagert, eine Übersäuerung herbeiführt und die Sauerstoffversorgung des Körpers verschlechtert. Damit wird die Regulationsfähigkeit des Organismus verschlechtert und eine wichtige Voraussetzung für das Wachsen von Krebszellen geliefert, die Zucker besonders gut verwerten können. Während gesunde Zellen ihre Energie vorrangig durch Sauerstoffverwertung (Oxidation) von Traubenzucker oder Fettsäuren erhalten, gewinnen Krebszellen vor allem durch Vergärung von extrem viel Traubenzucker ihren Energiebedarf. Dabei fällt sehr viel Milchsäure an, »was dazu führt, dass sich leichter Krebszellen vom Tumor absetzen und Tochtergeschwülste bilden können.«[36] Mit dem Blick auf eine gesunde Ernährung ist es daher nicht das Fett, sondern purer, künstlich erzeugter Industriezucker, von dem die stärkste Gefährdung ausgeht. Auch als Schutz vor einer Krebserkrankung ist es für die Patienten sehr sinnvoll, sich arm an schnell freigesetzten Zuckern zu ernähren.

Es wird Zeit, dass Regierungen, Gesundheitsbehörden, die Ärzteschaft und die Krankenkassen dem fürsorglichen Vorsorgegebot für Mensch und Umwelt entschiedener Recht verschaffen, statt in der Nachsorge auf Schäden zu reagieren, die oft nicht mehr reparabel sind. In den Fällen von Quecksilber/Amalgam und Zucker ist beispielhaft darauf eingegangen worden. Wenn das Ausmaß an Krebserkrankungen zurückgedrängt werden soll, ist solcher Vorsorge endlich die gebührende Priorität zu geben.

Das Erfordernis eines neuen und offenen Blicks auf Krebserkrankungen

Neben der Verbesserung oder der Wiederherstellung eines starken Immunsystems ist grundsätzlich ein neuer, offenerer Blick auf Krankheiten und die Krankheit Krebs im Besonderen notwendig.

Krebs trägt in sich ein tief verankertes Bild – das Bild einer letztlich unerklärlichen, mysteriösen Krankheit, die mit dem Tod droht. Angesichts einer solchen Vorstellung muss ein Kampf geführt werden, der zumindest für die Betroffenen beängstigend ist, weil dabei oft Mittel zum Einsatz kommen, die mit Beschwerden, Schmerzen und Leid einhergehen können, Beschwerden, die andererseits gefürchtet werden, wenn eine Therapie unterbleibt. »Eine Krankheitsauffassung ist niemals unschuldig«, sagt Susan Sontag und führt, den

Begriff Krebs auf den politischen Diskurs bezogen, aus: »Die Beschreibung eines Phänomens als Krebs ist eine Anstiftung zur Gewalt.«[37]

Solange die Medizin die Krankheit Krebs mit dem Tod verbindet und nicht ihr mechanistisches Krankheitsverständnis öffnet und erweitert, werden die gewohnten Therapien als einzig mögliche den Patienten anempfohlen oder aufgedrängt, auch wenn sie deren Leben von da an möglicherweise schwer beeinträchtigen oder sogar verkürzen können.

Die im Gesundheitswesen oder bezüglich der Behandlung von Krebserkrankungen eingesetzten Geldmittel gelten dabei als Ausdruck der Vehemenz, mit denen der Kampf ausgefochten wird. Viel zu wenig Wert wird darauf gelegt, dass Geld – ob als Subvention oder Steuer – für präventive Maßnahmen zum Schutz der Gesundheit langfristig die Bevölkerung vor vielen Krankheiten und vielen Krebserkrankungen bewahren würde. Als Behebung von Entzündungen, als Verminderung von Schadstoffen und gesundheitlich belastenden Expositionen im Wohnumfeld und beim Arbeitsschutz, als Reduktion von Stress sowie der Wiederherstellung gesunder Grundlagen von Erde, Wasser und Luft, würde die Schwächung der Abwehrkraft vermindert und die Gesundheit der Bevölkerung gestärkt. Dieser Stärkung der Abwehrkraft der Menschen, die immer mit seelischem und sozialem Wohlbefinden verbunden ist, ist endlich von der Medizin vermehrt Aufmerksamkeit zu schenken.

Eine Ärzteschaft, die nicht beständig von der Politik die Ausweitung präventiver Schutzmaßnahmen in diesem Sinn einfordert, wird ihrem Anspruch, der Gesundheit der Menschen zu dienen und damit Krebserkrankungen zu vermeiden wie zu behandeln, nicht gerecht.

Erweiterung der diagnostischen Maßnahmen und die Entlastung des Kranken

Zur Vorsorge gegen Krankheiten gehört auch die Erweiterung der diagnostischen Maßnahmen. Die Möglichkeiten, die Immunitätslage eines Patienten, seine Belastungen und seine Regulationsfähigkeit zu untersuchen, sind vielfältig. Bereits die Patientengeschichte über bisherige Krankheiten, psychische Belastungen und den Umgang damit, über Nahrungsmittelunverträglichkeiten und die Verdauungsleistung, die Fähigkeit, Infekte mit Fieber beantworten zu können und/oder das Vorhandensein oder Fehlen einer tageszeitlichen Rhythmik der Körpertemperatur geben Hinweise auf die Abwehrkraft eines Patienten. Eine erweiterte Labordiagnostik, wozu auch die Untersuchung der Darmflora und die Klärung von Intoxikationen gehören, vervollständigen das Bild über die Immunitätslage und die Regulationsfähigkeit des Patienten. Naturheilkundlich sehr erfahrene Diagnostiker finden auch mit der Dunkelfeldmikroskopie sowie elektrischen und elektromagnetischen Testverfahren Anhaltspunkte für Belastungen.

Das Ziel all dieser Untersuchungen ist, eine gute Basis für die immunologische Kräftigung des Patienten zu gewinnen. Dies ist wiederum nur möglich, wenn der Patient als ein ganzheitlich reagierendes Wesen verstanden wird – und sich selbst so versteht. Dann wird verständlich und erfahrbar, wie ein asymptomatischer Reizzustand eines Zahnherdes nach seiner Beseitigung das Befinden eines Patienten wesentlich verbessern kann oder er aber, bei chronischer Intoxikation durch beispielsweise Schwermetalle, in seiner Regulation weiter starr und ohne gesundmachende Reaktion bleibt. Im Bewusstsein, dass alle alten Krankheitszustände oder Belastungen wie Operationen, Infektionen oder Geburten genauso wie beständige

seelische Ängste und Nöte solche Störungen der Regulationsfähigkeit des Immunsystems bedingen können, können dann
auch regulatorische Therapien wie bereits genannte hilfreich
sein.

Wie an den Beispielen Quecksilber oder Glyphosat deutlich
geworden, haben sich Schadstoffe mittlerweile ubiquitär
ausgebreitet und belasten uns bis zur Nahrungsaufnahme vielfältig. Liegen Intoxikationen vor, so sind diese, so irgend möglich, auszuleiten. In einer Zeit, wo die Umweltbelastungen
immer größer werden, haben hier die Begriffe der Entschlackung und der Entgiftung einen sehr angemessenen Platz! Da
die Schadstoffbelastungen aufgrund der an Studien ausgerichteten oder durch lineare Extrapolation gewonnenen niedrigen
Grenzwerte für die Menschen in der Regel nicht als krankheits-
auslösend verstanden werden, hat die naturwissenschaftlich
ausgerichtete Medizin dafür kein Verständnis. Das ist verwunderlich, weil sie doch eingestehen muss, dass sie bereits für das
Zusammenwirken von nur wenigen Medikamenten keine
sichere Auskunft über das daraus resultierende Nebenwir-
kungsspektrum treffen kann. Im gleichen Sinn müsste es ihr
einsichtig sein, dass die gesundheitlichen Auswirkungen nicht
benannt werden können, die sich aus dem Zusammenwirken
einer Vielzahl dauernder, niederschwelliger Umweltschadstoffe ergeben, die eine Person über die Nahrung, die Atmung
oder die Haut aufnimmt.

Bei Krebspatienten sind Einzel- oder multiple Belastungen
mit Umweltschadstoffen daher stets mitzubedenken und,
soweit möglich, festzustellen, um dann ggf. eine spezifische
Entgiftung vorzunehmen. Wenn dies nicht möglich ist, sollte
eine unspezifische Entlastung erfolgen. Eine spezifische
Therapie wäre etwa eine Ausleitung von Metallen mit entsprechenden Medikamenten, eine unspezifische Therapie ist eine

der Konstitution und Krankheitssituation des Patienten angepasste Fastentherapie. Für geschwächte, etwa unter eingreifender medizinischer Therapie stehende Krebspatienten kommt sie nicht in Frage, in anderen Fällen kann Fasten jedoch sehr nützlich sein. Defizite in der Entgiftungsfähigkeit des Organismus werden etwa durch Mikronährstoffe und eine hilfreiche Ernährung ausgeglichen.[38]

Abgesehen von der Stärkung des sozialen Miteinanders ist es die Aufgabe für die Verantwortlichen in Wirtschaft und Politik, gegenüber dieser nachsorgenden Behandlung, die Schadstoffbelastungen für die Menschen und ihre Mitwelt drastisch zu senken.

Seine größte Hilfe aber wird ein Kranker, der in seiner leibseelischen Einheit verstanden wird, erfahren, wenn er seine Ängste, seine seelischen Konflikte ansprechen kann und auf Zuhörer und Helfer trifft, die ihm zur Seite stehen. Eine hörende, eine sprechende, eine mitfühlend und solidarische Medizin ist eine Medizin, die die Abwehrkraft eines Kranken am meisten stärkt.

Ganzheitliche und komplementäre Krebsbehandlung

Es sind Patientengeschichten, die durch die Nichtanwendung üblicher Krebstherapie von einer Heilung oder längeren Überlebenszeit als unter Standardtherapie erzählen, die ein Beweis dafür sind, dass es für Krebspatienten auch andere erfolgreiche Therapiewege gibt. Von solchen Erfahrungen können viele Ärzte, insbesondere auch ganzheitlich oder komplementär arbeitende Mediziner berichten, wie ich bei Seminaren und Vorträgen über diese Thematik gehört habe. Wohltuend und Mut machend ist es, sich mit solchen Kolleginnen und Kollegen zu unterhalten oder von Patienten Berichte zu erfahren, wie ihnen in schweren Lebenssituationen unorthodox noch geholfen wurde.

Fiebertherapie und Hyperthermie

Neben der Verminderung von Schadstoffen und dem Bemühen, die Regulationsfähigkeit des Patienten zu verbessern, stehen die Therapieansätze, die die Abwehrkraft unmittelbar anregen sollen. Hippokrates soll es gewesen sein, der den Satz sagte: »Gebt mir die Macht, Fieber zu erzeugen und ich heile euch jede Krankheit.« Mit Hilfe apathogener Bakterien- oder Virenbestandteile lassen sich Fieberschübe erzeugen und Blockaden in der Regulation aufheben. Diese Therapien, bei der der Organismus von sich aus Temperaturerhöhungen um wenigstens zwei Grad über etwa zwei Stunden erreicht, sind bei jedem herzkreislaufstabilen Patienten mit normaler Nierenleistung durchführbar. »In der Literatur finden sich über 700 dokumentierte Fälle, bei denen eine spontane Rückbildung von Tumoren nach hochfieberhaften Infekten zu verzeichnen war.«[39]

Neben dieser vom Körper aktiv erzeugten Fiebertherapie wird bei der Hyperthermie die passive Form der Überhitzung des ganzen Körpers oder einer Region zur Förderung der Körperabwehr eingesetzt, wobei Temperaturen zwischen 39°C und im Extrem bis 43°C erreicht werden. Wegen der Belastung des Herzkreislaufsystems durch die Überwärmung ist eine gute Überwachung der Patienten bei dieser Behandlung erforderlich. Bei vorausgegangenen Herz- und Kreislauferkrankungen oder bei Patienten mit Metallimplantat kommt die Ganzkörperhyperthermie daher oft nicht in Frage.

Viele Krebszellen sind temperaturempfindlicher als gesunde Zellen. In höherem Temperaturbereich bilden sie Stresseiweise, die körpereigene Abwehrzellen anregen, diese Zellen abzubauen. Außerdem wird die Durchblutung des Krebsgewebes angeregt, wodurch die Sauerstoffversorgung erhöht und damit ein Milieu erzeugt wird, das hemmend auf das Krebswachstum wirkt.

Brust- und Ovarialkrebs, Prostata- und Pankreaskrebs sind besonders temperaturempfindlich, aber auch bei Tumoren der Haut (Melanom), der Leber und der Bronchien wie auch bei Hirntumoren sind Erfolge bekannt. Beim Melanom wird diese Therapie zwischenzeitlich auch schulmedizinisch eingesetzt. Für bösartige Hirntumoren gibt es gut dokumentierte Fälle, wie Hyperthermie als komplementäre, also ergänzende Therapie zu wesentlichen Verbesserungen im Vergleich zur gängigen Behandlung mit Bestrahlung und/oder Chemotherapie geführt hat.[40] Bei vorher ausgeschöpfter konventioneller Therapie dieser mit schlechter Prognose versehenen Tumoren war eine wesentliche Lebensverlängerung bei gleichzeitig deutlicher

Verbesserung der Lebensqualität erreichbar. Mediziner, die die Hyperthermie komplementär zur Chemo- und Strahlentherapie einsetzen, betrachten sie »neben der Immuntherapie (als) eine weitere Säule in der Krebstherapie. ... Es ist keine Frage der Wirksamkeit mehr, sondern eine Frage der allgemeinen Akzeptanz im medizinischen und gesundheitspolitischen Bereich (Paradigmenwechsel) und der konsekutiven Anerkennung für die Kostenerstattung dieser innovativen Methode durch die gesetzlichen Krankenversicherungen.«[41]

Es wäre sehr lohnenswert, die Wirkung von Hyperthermien – am besten in Verbindung mit ganzheitlicher, biologischer Medizin – beispielsweise bei Pankreaskarzinompatienten festzustellen, wo die Behandlungsergebnisse konventioneller Medizin als frustran bezeichnet werden können. In gleicher Weise wäre eine Überwärmungstherapie für Prostatakrebs anwendbar, wobei der Patient je nach Alter, Lebenssituation und Krebsstadium mit einem in der Therapie erfahrenen Behandler die Entscheidung zu treffen hätte.

Häufig aber werden normierte Therapieempfehlungen von Ärzten gegeben, ohne dass Erfahrungen mit alternativen Therapien vorliegen. Mit Verweis auf erforderliche Studien, die in der Regel nur von wenigen Therapiezentren durchgeführt werden können, und die dann angesichts der Standardtherapien und der gewünschten gleichförmigen Patientenkollektive schwer zu erreichen sind, bleibt so vielen Patienten eine nebenwirkungsarme, oft Lebenszeit und Lebensqualität verbessernde Therapieform vorenthalten. Werden Hyperthermien doch geprüft, so bevorzugt in Studien vor allem als komplementärmedizinische Maßnahme in Kombination mit Chemo- oder Strahlentherapie. Das erlaubt die dort erzeugten positiven Effekte der Überwärmung auch den beiden anderen Therapien zuzuordnen, so dass deren Berechtigung nicht in Frage gestellt werden muss.

Misteltherapie

Die in Deutschland am häufigsten für die Steigerung der Abwehrkraft eines Patienten verwandten Arzneimittel in der Tumortherapie sind Mistelpräparate. Sie werden sowohl isoliert im Sinne einer biologischen Therapie, häufiger aber komplementär als Ergänzung zu einer Radio-/Chemotherapie eingesetzt. Auf die Tumorzellen üben sie einen hemmenden beziehungsweise zelltoxischen Effekt aus. Zugleich verbessern sie die Abwehrlage und unterstützen Reparaturmaßnahmen für die gesunden Zellen.

Vielfältig sind die Belege und Erfahrungen von Therapeuten und Betroffenen bei den verschiedenen Krebsarten, wie die chemo- und radiotherapiebedingten Nebenwirkungen durch eine begleitende Misteltherapie verhindert oder reduziert wurden und die Lebensqualität der Patienten sich verbesserte. Das besonders Patientinnen mit Brustkrebs als große Schwäche und Müdigkeit quälende Fatigue-Syndrom wird wesentlich vermindert.[42] Mit der verbesserten Lebensqualität sind häufig auch Verlängerungen im Gesamtüberleben für die Patienten verbunden. Das ist gerade bei Erkrankungen zu bemerken, die fortgeschrittene Stadien erreicht haben oder bei Tumoren wie dem Pankreaskarzinom, die in den meisten Fällen nicht mehr kurativ behandelt werden können.[43] Zusammenfassend stellt der Onkologe Harald Matthes fest: »Die Effekte einer Misteltherapie bei den verschiedenen soliden Tumoren bezüglich Lebensqualität und verlängertem Gesamtüberleben liegen teilweise weit über den Wirkungen von Biologika. Vergleicht man die jährlichen Therapiekosten einer Mistelanwendung von ca. 1400 pro Patient mit den Kosten der Biologika, die bis zu 100 000 pro Patient pro Jahr verursachen, stellt die Misteltherapie eine sehr kostengünstige onkologische Therapie dar und weist einen guten Nutzen auf.«[44] Außer bei hämatologischen Erkrankungen wie Leukämien und Lymphomen, die als Kontraindikation gelten, ist »bei allen anderen Tumoren eine Misteltherapie zeitgleich mit anderen Immuntherapien möglich.«[45]

Auch wenn die Mistel als alleinige Therapiemaßnahme sich bisher nicht etabliert hat, sind ihre Möglichkeiten als Infusionen oder intratumorale Anwendungen noch nicht ausgeschöpft.

Thymusextrakte, Mikronährstoffe und Vitamine

Der Stärkung eines geschwächten Immunsystems dient auch die Anwendung von Thymusextrakten, die vor allem aus den Drüsen junger Kälber gewonnen werden, und von Peptiden vor allem der Milz. Sie werden in erster Linie bei organbezogenen Tumoren eingesetzt, nicht bei Leukämien oder lymphatischen Erkrankungen. Thymusfaktoren regen im Knochenmark die Neubildung von Abwehrzellen an und sollen die Leistungsfähigkeit des Immunsystems stärken. Bei Chemotherapien werden sie mit einigen Tagen Abstand dazu gespritzt, »um Nebenwirkungen zu mindern und Schädigungen des Blutbildes und der Immunzellen zu minimieren«, aber auch »um Beschwerden zu lindern und eine gute Lebensqualität zu erhalten.«[46] Aufgrund sehr strenger Richtlinien für die Herstellung der Präparate aus Tierorganen, die dem Schutz vor Krankheitsübertragungen dienen, besteht eine nur noch eingeschränkte Zahl an Präparaten. Jeder Therapeut und Patient hat dieses Vorgehen auch tierethisch zu bewerten.

Mikronährstoffe bei der Tumortherapie, insbesondere wenn Chemotherapie oder Bestrahlungen eingesetzt werden, setzt neben der komplementären Medizin inzwischen auch die

Schulmedizin häufiger ein. Dazu gehören die Überprüfung und gegebenenfalls Gabe von Spurenelementen wie etwa Selen oder Zink, von Elementen wie Kalium, Calcium, Magnesium oder von Vitaminen, Fettsäuren und Aminosäuren. Dabei geht es nicht nur um den Ausgleich eines Mangels, sondern auch um die Stärkung der Abwehrkraft der Patienten.[47]

Zwei Substanzen, Vitamin D und Vitamin C, sollen verdeutlichen, wie durch gezielte Gabe solcher Stoffe die Abwehrlage von Krebspatienten stabilisiert, ihre Lebensqualität gehoben und ihre Prognose verbessert werden kann.

Vitamin D als Schutzfaktor vor Krebs

Norwegische Forscher haben gezeigt, »dass die in Richtung Äquator ansteigende hautinterne Produktion von Vitamin D mit einer graduellen Abnahme der Wahrscheinlichkeit für solide Tumoren mit überwiegend schlechter Prognose einhergeht.«[48] Die Wirkung von Vitamin D geht weit über das Krebsgeschehen hinaus. »Aus dem Knochen-Vitamin D mit seinem begrenzten Aufgabenbereich im Kalzium-Stoffwechsel ist innerhalb weniger Jahre das Sonnenhormon geworden, das für eine regelrechte Funktion nahezu aller Organe und Zellen unseres Körpers benötigt wird. Unter anderem werden mehr als 2000 Gene von Vitamin D beeinflusst.« Die Haut als eine Drüse wie die Schilddrüse oder die Keimdrüsen zu verstehen und Vitamin D als eigenständiges Hormon, das vielfältig in die Körperregulation eingreift, bedeutet eine völlig neue medizinische Sicht. Sie macht auf das fundamentale Problem aufmerksam, »dass nicht nur die Säuglinge und alte Menschen, sondern nahezu die gesamte Bevölkerung von einem Mangel an Vitamin D betroffen ist.« Der Grund für diesen Mangel ist unser Lebensstil: »Wir halten uns überwiegend in Räumen und Fahrzeugen auf, tragen verhüllende Kleidung und decken die noch herausschauenden Hautpartien mit Sonnenschutzmitteln ab. Da hat die Sonne keine Chance mehr, eine ausreichende Vitamin D-Produktion zu bewirken.«[49]

Für den häufigsten bösartigen Tumor der Frauen, das Mammakarzinom, wird eine zunehmende Schutzfunktion vor der Erkrankung mit zunehmendem Vitamin D-Spiegel angenommen. »7 von 10 Frauen (könnten) von einem Mammakarzinom verschont bleiben, wenn ihr Körper über genügend Vitamin D verfügt, um sich selbst vor der Krebserkrankung zu schützen.«[50] Aber auch in der Nachsorge von betroffenen Krebspatientinnen bestätigte eine Überblickstudie die große Bedeutung des Vitaminhormons. »Die Berechnung ergab im Mittel eine 60%ige Absenkung der Mortalität, wenn die Gruppe mit den höchsten Vitamin D-Spiegeln (Mittelwert etwa 30ng/ml) mit der Gruppe der niedrigsten Vitamin D-Spiegel (Mittelwert etwa 17ng/ml) verglichen wurde.«[51] In ausreichender Höhe kann Vitamin D überdies die Nebenwirkungen zahlreicher in der Tumortherapie eingesetzter Medikamente vermindern. »Auch die bösartigen Darmtumoren (werden) durch Vitamin D in einem ähnlich hohen Maß wie der Brustkrebs positiv beeinflusst: Risikoreduktion bis zu 72%, um einen Tumor zu entwickeln, und etwa 50% Reduktion der Gesamtsterblichkeit nach Operation.«[52] Zusammenfassend auf das Risiko für die Entwicklung eines bösartigen Tumors hin betrachtet, besteht »an der Wirksamkeit von Vitamin D auf die Entstehung und die Progredienz bösartiger Tumore somit kein Zweifel.«[53]

Ein Vitamin D-Mangel findet sich bei vielen Krebspatienten spätestens in fortgeschrittenen Tumorstadien. Ohne die Wirkung dieses hormonell wirksamen Vitamins überzeichnen zu wollen, nimmt es Einfluss weit über diese Problematik und etwa die Osteoporosetherapie hinaus. Zur Prophylaxe vor einer Erkrankung wie in einer Krebstherapie sollte unbedingt ein ausreichend hoher Vitamin D-Spiegel erreicht werden. Die beste Prophylaxe aber ist der häufige Aufenthalt im Freien und die Wiederschätzung der Natur.

Oxidativer Stress und Vitamin C

An der Entstehung von Krebserkrankungen sind häufig Entzündungsprozesse beteiligt. Dabei werden reaktive Sauerstoffverbindungen freigesetzt, die auch als freie Radikale bezeichnet werden. Zigaretten, Alkohol, Umweltschadstoffe und schließlich Chemotherapie und Bestrahlung verstärken das Geschehen. Seelischer Stress stimuliert diesen Prozess noch, der neben Krebs auch bei anderen Krankheiten wie etwa bei Arteriosklerose und chronisch-entzündlichen Krankheiten abläuft. Dienen diese reaktiven Sauerstoffverbindungen zunächst der Beendigung von Entzündungen, der Beseitigung beschädigter Zellen und von Infektionserregern, so überfordern sie, chronisch geworden, die Abwehrkraft des Organismus, werden schließlich destruktiv und schädigen gesundes Gewebe, wenn ihre ausgleichenden Gegenspieler, die sogenannten Antioxidantien, nicht genügend vorhanden sind. Letztere werden mit der heutigen Ernährung häufig nicht mehr ausreichend zugeführt, wodurch sich das Gleichgewicht in Richtung der Bildung freier Radikaler verschiebt. Krebserkrankungen sind der schwerwiegende Hinweis auf ein auch in diesem Bereich aus seiner Harmonie geratenes Immunsystem.

Vitamin C ist eines der am häufigsten eingesetzten Antioxidantien.[54] Neben seiner hohen Effektivität, Radikale abzufangen, induziert es die Krebszellen schädigendes Wasserstoffperoxid, ohne die gesunden Zellen zu schädigen. Für diese zytotoxische Wirkung gibt es gut dokumentierte Fälle, die zeigen, dass Patienten trotz teilweise weit fortgeschrittenen Krebserkrankungen über Jahre dauernde Remissionen oder sogar ein völliges Verschwinden mit Metastasen einhergehender Krebserkrankungen unter intravenöser Hochdosistherapie erlangten.[55] Durch ergänzende Therapie bei Brustkrebs-Patientinnen, die eine konventionelle Tumortherapie erhielten, ließen sich ebenso deutliche Verbesserung bezüglich Erschöpfung, Antriebsmangel, Müdigkeit oder Pflegebedürftigkeit gegenüber Patientinnen ohne Vitamin C-Therapie erreichen. Unter intravenöser Hochdosistherapie als Begleittherapie zur Chemotherapie wurden Fälle mit fortgeschrittenem Ovarialkarzinom beschrieben, wo es zu vollständigen Remissionen ohne Rezidive mit diagnostischen Markern im Normbereich auch drei Jahre nach Behandlung gekommen war.[56] Auch bei weitfortgeschrittenem Pankreaskarzinom war unter einer begleitenden Vitamin C-Hochdosistherapie eine wesentliche Verlängerung der Überlebenszeit von früher 5,7 Monaten auf 13 +/–2 Monate bei gut erhaltenem Allgemeinzustand gegeben.[57]

Enzyme, Sauerstofftherapien und Impfungen

Mit der Demaskierung der Krebszellen ermöglichen Enzyme einen besseren Zugriff der Körperabwehr darauf. Ihre eiweißspaltende Eigenschaft trägt dazu bei, Entzündungen und die Abfallprodukte der Krebszellen zu beseitigen. So können Nebenwirkungen einer Chemotherapie abgemildert werden.

Als Teil einer biologischen Therapie, vorrangiger aber zur Verminderung der Nebenwirkungen von Chemotherapie und Bestrahlung werden Sauerstoff- (Sauerstoff-Mehrschritt-Therapie nach Ardenne, Hämatogene Oxidations-Therapie, ultraviolette Bestrahlung des Eigenbluts) und Ozontherapien eingesetzt. Sie verbessern die Fließfähigkeit des Blutes, lösen unspezifische Immunreaktionen aus und wirken antientzündlich.[58] Die zentralen Indikationen für diese Therapien sind Sauerstoffmangelzustände und -krankheiten. Insbesondere bei soliden Tumoren besteht ein sauerstoffarmes Milieu, das die Ausbreitung des Tumors fördert. Dadurch wird zugleich die Wirksamkeit der Strahlentherapie beeinträchtigt. Aufgrund der positiven Erfahrungen mit der Ultraviolett-Bestrahlung des Eigenbluts wurden diese Therapien im Dispensaire- und Betriebs-Gesundheitssystem der DDR sehr breit eingesetzt. Zunächst kamen sie vor allem bei arteriellen Durchblutungsstörungen und bei Entzündungen zur Anwendung, wurden dann aber auf viele weitere Erkrankungen ausgedehnt. In der wiedervereinigten Bundesrepublik waren die vielfältigen positiven Erfahrungen von Patienten und Behandlern für die Beurteilung des Bundesausschusses der Ärzte und Krankenkassen ohne Bedeutung. Auch wegen fehlender doppelblinder, plazebokontrollierter Studien wurde die Anerkennung als vertragsärztliche Leistung abgelehnt.

Als unspezifische Anregung der Abwehr hat sich seit langem das Einspritzen von zerstörten Bakterienbestandteilen beim oberflächlichen Blasenkrebs als Therapieform bewährt.

So wird auch die Überlegung verständlich, ob durch eine Impftherapie das Immunsystem zur Bekämpfung des Tumors angeregt werden könnte. Für die Krebstherapie benützt man bevorzugt spezifische Tumorantigene, die bei der Operation aus dem Tumor, auch aus Metastasen oder Lymphknoten erhaltenem Material nach Inaktivierung der Tumorzellen gewonnen werden. Diese Tumorantigene werden mit sogenannten dendritischen Zellen aus dem Blut des Patienten in Kontakt

gebracht, die daraufhin eine Immunreaktion gegen die Krebszellen aufbauen.[59] Das Serum mit dendritischen Zellen wird
alle vier Wochen geimpft, wobei es jedes Mal neu hergestellt
wird. Die Impfungen werden mittlerweile auch ohne gewonnene Tumorzellen gemacht. Sie gelten als gut verträglich,
wobei ihre Wirksamkeit von der Tumorart abhängen. »Die
Ergebnisse sind grundsätzlich umso besser, je weniger das
Immunsystem vorher durch das Zellgift einer Chemotherapie
geschädigt wurde.«[60] Die Therapie mit dendritischen Zellen
wird sowohl in schulmedizinischen Forschungen wie von
biologisch arbeitenden Ärzten eingesetzt.

Die Galvano- oder Elektro-Cancer-Therapie (ECT)

Die Galvano- oder Elektro-Cancer-Therapie (ECT) ist eine
Behandlung, die vor allem in die biologische Krebstherapie
Eingang gefunden hat. Bei ihr wird mittels zweier Elektroden
Gleichstrom in den Tumor eingebracht. Da »in den Tumor-
zellen im Gegensatz zu gesunden Zellen die Ionenkonzentra-
tionen sehr viel höher (sind), was einen geringeren Widerstand
und dadurch eine Fokussierung des Stromes auf das erkrankte
Gewebe zur Folge hat«, wird das gesunde Gewebe geschont.[61]
Dadurch kommt es zu einer Gewebezerstörung des Tumors.

Im Jahr 2007 hatten Frankfurter Radiologen bei Prostatakar-
zinom-Patienten gezeigt, dass sich unter dieser Behandlung bei
fast der Hälfte von 44 Patienten ein Wachstumsstillstand erreichen ließ. Während diese Therapie in Europa noch wenig angewandt wird, hat sie in China breite Akzeptanz gefunden. »Mit
ECT können nicht nur maligne Tumore, die nicht mehr
operabel sind und auf Radio- oder Chemotherapie nicht mehr
ansprechen, behandelt werden, sondern auch benigne Tumore.

Besonders hervorzuheben ist hierbei die überraschende Effektivität bei der Behandlung von kavernösem Hängangiom (Xin Yn Ling). Klinische Daten aus China zeigen, dass die Erfolgsrate (91%) bei der Behandlung von malignen Tumoren im Stadium I und II erheblich höher ist als bei Tumoren im Stadium III und IV von 64%.«[62] Mit der ECT steht eine gut verträgliche Alternativtherapie für lokal begrenzte Tumore, Recidive oder Metastasen selbst dann noch zur Verfügung, wenn umfangreiche Vorbehandlungen stattgefunden haben.

Auch für alternative Therapien kann kein Heilversprechen gegeben werden. Aber sie stehen noch zur Verfügung, wenn man andere Wege gehen will oder die üblichen, konventionellen Wege versagen oder nicht mehr zu ertragen sind. Vor diesen Hintergrund ist auch die Behandlung von Krebs mit homöopathischen Arzneien zu stellen.

Homöopathische Krebsbehandlung

Die Homöopathie bleibt für die naturwissenschaftliche Medizin eine der größten Herausforderungen der alternativen Behandlungsweisen. Die hohe Verdünnung der Substanzen, das Prinzip der Potenzierung und die dennoch erfolgende Wirkung entziehen sich dem üblichen naturwissenschaftlichen Verständnis und bleiben eine Provokation, die man deshalb mit der Plazebowirkung der homöopathischen Arzneimittel und der Einbildungskraft der Patienten zu erklären sucht. Homöopathische Krebsbehandlung ist so die extremste Herausforderung innerhalb der provokanten Therapieform. Da ich durch homöopathische Anwendungen Warzen als gutartige Formen von Tumoren bei Kindern habe verschwinden sehen, halte ich die homöopathische Krebsbehandlung bei guter Regulationsfähigkeit des Patienten und seiner offenen Bereitschaft dazu für möglich, auch wenn ich sie nicht selbst versucht habe. Aber aus Seminaren, von homöopathischen Krebsbehandlern in Kliniken, aus Zeitschriften und Büchern und bei persönlichen Gesprächen sind mir immer wieder Fälle bekannt geworden, wo Patienten sowohl in der Einzelbehandlung der Erkrankung wie auch in der begleitenden Therapie zur Chemo- und Bestrahlungstherapie oder in der palliativen Begleitung Heilungen oder spürbare Hilfen bekommen haben.

Am Ende des 19. Jahrhunderts bis Ende der 20er Jahre des vorigen Jahrhunderts, als die Schulmedizin dann zunehmend die Behandlung der Krebskranken übernahm, wurden in Europa Tausende von Krebspatienten ausschließlich homöopathisch behandelt und viele von ihnen geheilt. Ab Ende des zwanzigsten Jahrhunderts haben spektakuläre Behandlungen in Indien durch A. U. Ramakrishnan, R. Patel sowie R. S. und A. Pareek deutlich gemacht, dass eine homöopathische Krebsbehandlung weiterhin höchst effektiv sein kann. Sie trugen wesentlich dazu bei, dass sich auch in Mitteleuropa Homöopathen der Behandlung Krebskranker widmeten.

Vielfältig dokumentiert sind Fälle, wie durch die homöopathische Therapie Krebskranken in allen Krankheitsstadien wesentlich bis hin zu Heilungen geholfen werden konnte. Beispielhaft sei auf die Heilung einer Haarzellleukämie verwiesen[63], auf die erfolgreiche Behandlung zweier Patienten mit metastasiertem Melanom mit einer Lymphknotenmetastase mit Nachbeobachtungszeit von zehn und fünf Jahren[64], auf die Beseitigung eines bereits chemotherapierten und bestrahlten MALT-Lymphoms eines Patienten, dem aufgrund des bisherigen mangelnden Erfolgs die totale Entfernung des Magens empfohlen worden war, und auf Patienten mit Pankreaskarzinomen, deren Tumore unter der Therapie verschwanden. Der gleiche Behandler schildert auch einen Fall einer 33-jährigen Frau mit Aszites (Bauchwasser) bei bösartigem Bauchfelltumor (Mesotheliom), der von schulmedizinischer Seite eine radikale Bauchoperation mit lokaler und anschließend systemischer Chemotherapie bei einer angenommenen fünfzigprozentigen Überlebenschance von fünf Jahren empfohlen worden war. Die Patientin wählte eine homöopathische Behandlung und entband zwei Jahre später ein gesundes Kind bei gutem Befinden und stabilem Tumorgeschehen.[65] So gibt es viele weitere Berichte der Behandlung von Krebspatienten und den erstaunlichen Hilfen damit von homöopathischen Ärzten.[66]

Solche Erfahrungsberichte und Falldarstellungen, die von Heilungen oder Stillstand der Krebserkrankung auch noch in metastasiertem Zustand berichten wie auch von der Besserung von Schmerzen, Schwäche, Übelkeit und Appetitlosigkeit, ausgerechnet in diesen schulmedizinischen Therapienotständen als Plazebowirkungen zu bezeichnen, ist billige Abwehr, um nicht an der Verkürzung des naturwissenschaftlichen Kausa-Denkens rütteln zu müssen. Dann steht eine Hybris hinter der eigenen Denkweise, die der Illusion anhängt, dass Krebserkrankungen mit Hilfe der durch die Digitalisierung aufgehäuften Informationen endgültig »verstanden« werden. »Das (dahinterstehende, d. Verf.) Verlangen, die Welt solle innerhalb eines bestimmten, apriorischen Deutungsrahmens« – mit Hilfe des digitalen Strebens einer umfassenden Kenntnis (M. Betancourt), hier von Krebserkrankungen – »geordnet sein, ist schizophren.«[67] Zu dieser vom Leben abgetrennten Sicht gehört, dass feste Regeln auf jeweils voneinander verschiedene Patienten – und ihre behandelnden Ärzte – angewandt werden, für die weder dieses Vorgehen stimmen noch für sie entsprechend ihrer Lebenserfahrung stimmig sein muss.

Es wäre eine Rückkehr zur menschlichen Dimension, wenn

in den Wissenschaften über die homöopathischen Behandlungen hinaus den Erfahrungen von Behandlern wieder Akzeptanz geschenkt würde, Erfahrungen, die in Bezug auf die Medizin aus lange tradierten Behandlungsweisen und ihren vielfältigen Hilfen für die Kranken gewonnen worden sind. Diese aus Erfahrung stammenden Behandlungen sollten nicht auf Deutschland oder Europa als Rahmen beschränkt werden, sondern können für Ärzte wie Patienten, die offen dafür sind, aus der ganzen Welt stammen. Ihre Anerkennung und die neue Offenheit für andere Therapien würden vielleicht Betroffenen wie Medizinern neue Wege der Hoffnung öffnen. Umgekehrt wäre es befreiend für manche naturheilkundliche Behandler, wenn sie bei ihrem Scheitern bereit sein könnten, den Patienten eine schulmedizinische Therapie anzubieten.

Ein zwanghaftes Festhalten an starren Weltbildern hat zur Folge, dass sich für einen selbst, ob als Patient oder als Therapeut, in Problemfällen tatsächlich unter Umständen keine Lösungen mehr auftun. Das Ziel muss deshalb sein, dass der Kranke seinen persönlichen Weg der Behandlung wählen kann, einen Weg, den er frei, bei breiter Information, und ohne Angst beim Verlassen üblicher Pfade, wählen darf.

Ernährung, Fasten und basische Ausrichtung der Ernährung

Innerhalb der gängigen medizinischen Behandlung spielt die Ernährung bei Krebserkrankungen in der Regel eine untergeordnete Bedeutung. Von Seiten der Ärzte fällt häufig der Satz »Essen Sie, was Ihnen schmeckt«. Die Patienten bekommen damit vermittelt, dass die Ernährung letztlich ohne Bedeutung für die Erkrankung und deren Fortschreiten ist. Es mag in späten Stadien der Erkrankung seine Gültigkeit haben. Aber wie eine bewusste Ernährung im Vorfeld vieler Krebserkrankungen einen schützenden Anteil hat, behält sie auch in der weiteren Zeit ihre Bedeutung. »Wie eine systematische Auswertung und Analyse von 117 Beobachtungstudien mit Daten von 209.597 Menschen zeigen, haben ehemalige Krebspatienten ein um etwa 50% erhöhtes Risiko, vorzeitig zu sterben, wenn sie sich ›ungesund‹ ernähren.«[68]

Zweifellos wird es keine pauschalierte Ernährungsempfehlung für Krebskranke geben können. Immer ist die persönliche Situation zu berücksichtigen und muss die Ernährung angepasst werden. Während einer Chemo- oder Bestrahlungstherapie braucht es eine sehr individuelle Beratung, die zuerst die Verträglichkeit der Nahrung im Blick haben muss. In körperlich geschwächten Situationen ist mir eine aufbauende, kräftigende Ernährung wichtiger als die Durchführung von aggressiven Therapien »zur Eindämmung der Krankheit«.

Eine Möglichkeit, Patienten durch ihre Ernährungsweise aufzubauen, besteht im Fasten. Das gilt für Patienten, die im Gesunden ohne Hinweise auf eine Metastasierung operiert worden sind und ohne weitere Therapie zurechtkommen, aber, wie wir im Fränkischen sagen, »eine gesunde Stärke« haben, also deutlich übergewichtig sind. Fasten führt zu einer Mobilisierung und Ausscheidung von abgelagerten Schadstoffen aus dem mit allen Organen verbundenen Bindegewebe. Zusammen mit einer begleitenden Entsäuerung des Organismus wird die Regulationsfähigkeit des Kranken verbessert. Mit einer dann folgenden, individuell an der Situation des Patienten ausgerichteten Ernährungsumstellung führt es zu einem spürbar besseren Gesundheitszustand.

Bei Krebskranken in einem guten körperlichen Zustand spricht einiges dafür, dass Fasten einen Tag vor und nach der

Chemotherapie und das alleinige Trinken von Wasser, Kräutertees und Gemüsebrühen zu einer besseren Verträglichkeit der Behandlung führt. Ist dies der Fall, werden die Patienten für sich die Antwort finden, ob und wie lange sie die Maßnahme bei den Therapien vornehmen. Manchmal ist eine eingeschränkte Kost mit Verzicht auf tierisches Eiweiß und Zucker ebenfalls hilfreich. Auch ein sogenanntes Intervallfasten nach der Krebstherapie, bei dem das Abendessen vor 18 Uhr stattfindet und eine nächste Mahlzeit nicht vor 8 Uhr am Morgen begonnen wird, ist vermutlich von unterstützender Schutzwirkung gegen eine Metastasierung.[69]

Im gesunden Organismus besteht ein ausgewogenes Verhältnis des Säuregrades der verschiedenen Körperflüssigkeiten. Herrscht im Magen ein stark saures, so besteht im Dünndarm und im Blut ein leicht basisches Milieu. Über entsprechende Regulationssysteme können ein vermehrter Säuren- oder Basenanfall neutralisiert werden. Eine dauerhaft einseitige, stark säurebildende Ernährung kann diese Regulationsfähigkeit schwächen und »begünstigt die Entstehung einer akuten bzw. chronischen Entzündungsbereitschaft, die wiederum Immunkraft verschleißt. Diese Kettenreaktion fördert ursächlich chronische Erkrankungen wie z. B. Krebs.«[70]

Eine für Krebskranke gesunde Ernährung wird deshalb mit einer basisch ausgerichteten Ernährung starke Säurebildner auf ein vernünftiges Maß einschränken und ein gutes, ausgewogenes Verhältnis aller Nahrungsmittel suchen. Bei ihr soll »die Ernährung zu etwa 70 Prozent aus basischen, zu 30 Prozent aus säuernden Lebensmitteln bestehen.«[71] Da zucker- beziehungsweise -stärke- und eiweißreiche Nahrungsmittel starke Säurebildner sind, empfiehlt es sich vor allem schnelle Zuckerspender und tierische Eiweißprodukte, besonders Fleisch, Wurst, Fisch und Käse einzuschränken.

Gesunde Ernährung und basische Ernährung sind eins, wenn Gemüse, Salate und Obst gegessen werden. Gleichzeitig decken diese Lebensmittel den Bedarf an Faserstoffen, Vitaminen, Mineralien und Spurenelementen, Stoffen, die vielfältig die Gesundheit fördern.

Die Faserstoffe sind nicht nur für eine gut geordnete Darmflora und damit für eine gute Körperabwehr da. Sie beschleunigen durch ihre Quellfähigkeit die Verweildauer des Stuhles und sorgen so für eine Entlastung des Organismus von Schadstoffen. Bei dieser Ernährung tritt Darmkrebs weitaus seltener auf.

Patienten mit einer Chemo- oder Bestrahlungstherapie haben einen erhöhten Anfall an den erwähnten freien Radikalen, die die körpereigene Abwehr schwächen. Bei ihnen besteht deshalb ein erhöhter Bedarf an Vitamin A, Vitamin E und Vitamin C. Sie sind in Milch, Eiern, Fisch, Butter, in Nüssen und pflanzlichen Ölen sowie in vielerlei Gemüse, in Obst und Beeren vorhanden. Diese Nahrungsmittel – in Ergänzung mit Fleisch und Wurst – sorgen auch für die Versorgung mit den B-Vitaminen, die für die Regulation zentraler Stoffwechselvorgänge gebraucht werden und schützend gegenüber zugeführten Umweltschadstoffen wirken.

Unter chemotherapeutischer Behandlung ist immer der Zustand an Mineralstoffen wie Calcium, Kalium, Natrium, Magnesium oder an Spurenelementen wie etwa Zink und Selen zu überprüfen und gegebenenfalls auszugleichen. Unter dem häufig angewandten Zytostatikum Cisplatin etwa besteht die Gefahr der Hypomagnesiämie und eines Zinkmangels, unter Methotrexat die Gefahr eines Calciummangels. Die durch die Zerstörung der Krebs- wie gesunder Zellen vermehrt anfallende Harnsäure bedarf der Neutralisierung durch Mineralien, die bei mangelnder Zufuhr durch die Nahrung sonst aus den gesunden Strukturen des Körpers, etwa dem Knochen oder

Blutgefäßen, entzogen werden.[72] Solche Mängel werden auch durch die Gabe von vielen Medikamenten verstärkt, die insbesondere ältere Patienten oft benötigen.[73] Selen bietet einen Zellschutz gegenüber Umweltgiften. Wie Vitamin C gehört es zu den wichtigen Antioxidantien, für die bei Krebspatienten speziell während einer Chemotherapie ein hoher Bedarf besteht, um die zellgiftigen freien Radikale zu neutralisieren. Biovollkornprodukte und Weizenkeime sind zwar hilfreiche Selen-Spender, aber Krebspatienten benötigen einen zusätzlichen Ausgleich durch Nahrungsergänzungsmittel.[74]

Auf die Bedeutung der Ernährung wird im Kapitel »Gesundung durch das Wiederfinden der Verbindung zur Natur in der Nahrung« weiter eingegangen. Grundsätzlich für jede Ernährungsempfehlung gilt das Primat, dass die jeweilige Lebenssituation des Patienten gerade in einer Chemo- oder Bestrahlungstherapie zu berücksichtigen ist. Bei Appetitlosigkeit, Übelkeit, Durchfällen und anderen Nebenwirkungen gilt nur noch, dass eine individuelle, einfach nur verträgliche Ernährung zu finden ist. Auf die Qualität der Nahrung sollte möglichst immer Wert gelegt werden.

»Das Medikament Bewegung«

Mit einer auf die Förderung seiner Gesundheit ausgerichteten Ernährung hat sich ein Krebspatient ein erstes wichtiges »Medikament« in Eigenverantwortung genommen. Das andere Medikament, das die eigene Abwehrkraft ebenfalls wesentlich stärkt, steht ebenfalls zur freien Verfügung – es ist »das Medikament Bewegung«.

Mit der Bewegung, die, so möglich, zum leichten Sport ausgeweitet weitere Wirkung entfaltet, werden die Heilungschancen einer Krebserkrankung deutlich verbessert. Regelmäßige Bewegung und Sport reduzieren Entzündungen und verbessern die Sauerstoffversorgung des Körpers, was der Tumorzellbildung entgegenwirkt. Auch wird durch die verstärkte Atmung bei der Belastung ein günstiger Einfluss auf den Säurezustand des Körpers genommen. Nach allem Wissen wird mit dem Ausmaß an Aktivität, das Krebskranke in ihr Leben nach der Diagnosestellung einbringen, nicht nur ihr Wohlbefinden sehr gehoben, sondern auch das Sterberisiko deutlich gesenkt. Nur wenige Situationen erfordern Ruhe. Bei Blutarmut und Gerinnungsstörungen, Infektionsneigung oder gar Fieber, bei Übelkeit, Gleichgewichtsstörungen oder bei anderen starken Beeinträchtigungen hat körperliches Training zurückzustehen.

Oft schon kann selbst nach einer Operation mit leichten Tätigkeiten der Übergang zum körperlichen Aufbau begonnen werden. Selbst bei großer Schwäche und vermehrter Bettruhe wirkt ein leichtes Krafttraining dem Muskelabbau entgegen und baut Mut machende Energie auf. Der Krebsinformationsdienst des Deutschen Krebsforschungszentrums betont gegenüber den früheren Empfehlungen der Fachleute, wonach Krebspatienten sich während einer Behandlung schonen sollten: »Viele Studien bestätigen: Individuell angepasste Bewegung nützt fast jedem Krebspatienten. Patienten, die während einer medikamentösen Krebstherapie oder Strahlentherapie unter ärztlicher Kontrolle und mit entsprechender Vorsicht trainieren, sind leistungsfähiger und leiden langfristig weniger unter Nebenwirkungen wie etwa Erschöpfung als Betroffene, die körperlich inaktiv sind.«[75] Wichtig ist nur, sich nicht zu überfordern. Mit einem achtsamen und fürsorglichen Gespür für sich wird man davor bewahrt und den Nutzen dieser Mühen merken.

Menschen, die es nicht gewohnt sind, sich viel zu bewegen,

fällt es nicht leicht, zu einer neuen, aktiven Lebensweise zu kommen. Wenn sie aber darauf vertrauen, dass sie mit regelmäßiger Bewegung ihren Gesundungsprozess stärken, kann sie das sehr motivieren. Hat dann ein Partner, haben Freunde, eine Gruppe Gleichgesinnter dasselbe Ziel, fällt der Übergang noch leichter, besonders dann, wenn die Bewegungsart den eigenen Vorlieben entspricht. Letzten Endes ist es nicht entscheidend, ob man spazieren geht, Fahrrad fährt, tanzt, schwimmt, im Haus oder Garten arbeitet oder anderes bevorzugt – wichtig ist nur, dass eine regelmäßige Bewegungsart gefunden wird.

Schon kleine Bewegungseinheiten wie »bloßes« Spazierengehen von zehn bis zwanzig Minuten sind hilfreich. Stets sollte die Freude daran im Vordergrund stehen, die sich immer mehr einstellt, wenn man merkt, dass man sich wieder kräftiger fühlt. Zugleich kehrt ein Bewusstsein der Selbstständigkeit und Selbstbestimmung zurück. Patienten und Patientinnen, die gewohnt waren, sportlich aktiv zu sein, werden rascher zu ihrem gewohnten Training zurückkehren oder werden, bei neu aufgetretenen Einschränkungen, einen vielleicht anderen, aber vergleichbaren Weg finden.

»Bei Frauen mit hormonabhängig wachsendem Brustkrebs senkt Sport den Östrogenspiegel in Blut und Gewebe – ebenso wie eine medikamentöse antihormonelle Therapie.« Zudem »belegen Studien, dass regelmäßige Bewegung (zum Beispiel wöchentlich drei bis fünf Stunden Laufen oder schnelles Gehen) das Risiko, an Brustkrebs zu sterben, um 50 Prozent senken kann.«[76] Wie bei diesem Beispiel für Frauen können auch Männer mit frühem Prostatakrebs, wenn sie mindestens drei Stunden pro Woche intensives Schnellgehen mit etwa 130 Schritten pro Minute durchführen, mindestens im gleichen Prozentsatz ihre Rückfallquote verringern.[77]

Bei Unsicherheiten, welche Belastungen angebracht sind, ist es sinnvoll, sich von Ärzten, Krankengymnasten oder Fitnesstrainern zu einem aufbauenden Training anleiten zu lassen.

Vom gelungenen Umgang mit Stress

Die große Schwierigkeit für jeden von uns liegt darin, von dem Wissen um die Notwendigkeit einer Änderung zu einer Umsetzung in die Wirklichkeit des Alltags zu kommen. Jede Änderung der Lebensweise hat Auswirkungen auf das soziale Umfeld, etwa die Familie, das Arbeitsleben, den Freundes- und Bekanntenkreis und wirbelt Gefühle auf – sie macht Stress. Die Hauptaufgabe im Umgang mit dem Stress liegt bei uns selbst. Wir sind es, die für uns ergründen müssen, wo in den letzten Jahren schwerwiegende, äußere Stressfaktoren aufgetreten sind. Wir sind es, die aber auch klären müssen, wie weit wir durch unsere eigenen Umgangsweisen den inneren Stress gefördert oder vielleicht sogar selbst erst ausgelöst haben. »Das wichtigste Ziel dieser Selbsterforschung ist, Hinweise darauf zu finden, wie Sie durch den Selbsterkenntnisprozess und durch die Änderung selbstzerstörerischer Einstellungen an Ihrer Heilung mitwirken können. So wie es in Ihrer Macht lag, an Ihrer Erkrankung mitzuwirken, haben Sie auch die Macht, sich aktiv an Ihrer Genesung zu beteiligen«, sagen der amerikanische Krebsarzt Carl Simonton und die Psychologin Stefanie M. Simonton.[78] Wenn man sich seinen eigenen Wünschen und Bedürfnissen stellt und sie akzeptiert, schafft diese Selbsterforschung neue Klarheit. Diese Klarheit hat nichts damit zu tun, sich »schuldig« zu fühlen. »Es ist absurd, Menschen unserer Gesellschaft eine Schuld an ihrer Erkrankung zu geben.«[79]

Mit der neuen Bewusstheit über sich kann auch eine neue Freiheit entstehen. Sie erlaubt es dem an Krebs Erkrankten, sie erlaubt es jedem Menschen, sich von bisher gültigen, meist anerzogenen Regeln abzuwenden und die Wege einzuschlagen, die als der eigenen Gesundheit wirklich dienlich verstanden werden. Sie erlaubt auch, sich jetzt Lebensziele zu setzen, bei denen die bisher zurückgedrängten Bedürfnisse erfüllt werden. Da wir immer in Gemeinschaft stehen, ist es wichtig, neue Schritte zu bereden. Verständnisvolle Zuhörer, verständnisvolle Begleiter sind wohl die größte Hilfe.

Simonton empfiehlt, dass diese Bedürfnisse realisierbar sein und möglichst einem für sich gefundenen Lebenssinn wie etwa der Entwicklung der Persönlichkeit, der Beziehungen zum Mitmenschen, dem beruflichen Werdegang oder der Verbesserung der finanziellen Lage usw. dienen sollten. Dabei sollten sie Freude bereiten, sollten erholen. Sie sollte aber ohne großen finanziellen Aufwand herzustellen sein.[80]

Vielleicht hilft auf dem Weg zu neuen Freiheiten eine Aufgabe, die ich in einem Buch des Leiters einer »Stressklinik« in Massachusetts, Jon Kabat-Zinn, fand.[81] Für mich hatte sie eine freimachende Wirkung als ich darüber nachdachte, wie lange ich noch meine Praxis führen wollte. Allen Patienten in seiner Klinik wurde ein »Neun-Punkte-Problem« als Aufgabe gegeben, es zu lösen. Es macht sehr anschaulich, wie wir durch verfestigtes Denken uns hindern, neue, kreative Lösungen zu finden. Bei den neun Punkten (Abbildung 1A) sollen alle Punkte durch vier fortlaufende Linien, also ohne Absetzen des Stiftes, verbunden werden. In der Abbildung 1B ist ein frustraner Versuch aufgezeichnet.

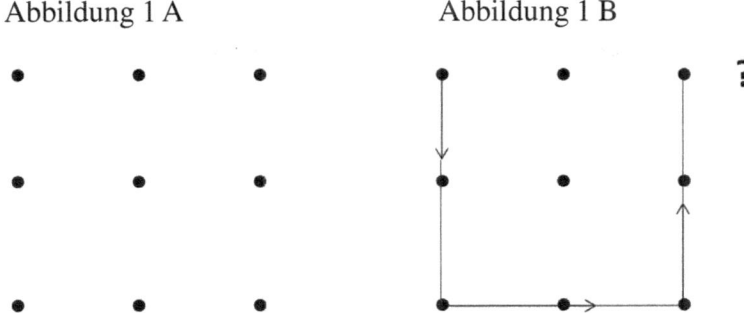

Abbildung 1 A   Abbildung 1 B

Wird unser gewohntes Lösungsdenken und unser Blickwinkel nicht erweitert, geraten wir bei dieser Aufgabe wie bei mancher krisenhaften Situation in eine aussichtslose, uns ständig frustrierende Lage. Begreift man diese 9 Punkte als Motive und Triebfedern für unser Verhalten, zeigt die Lösung, dass die bloße Überschreitung von zwei bisherigen solcher Handlungsleitlinien neue Freiheiten eröffnet. Allein beispielsweise solche Glaubenssätze und Annahmen wie: »Krebs ist eine Krankheit zum Tode«, »Das kann ich/lerne ich nie«, »Das würden meine Familie/meine Freunde/die Leute nicht akzeptieren«, »Das bedroht meine soziale Stellung« und andere unserer ganz persönlichen, eigenen, feststehenden Meinungen und Ängste, die als diese Punkte verstanden werden können, begrenzen uns zu festen, gleichbleibenden Reaktionen. Es lohnt sich sehr, über die Ursprünge solcher Glaubenssätze nachzudenken. Viele davon stammen wohl aus der elterlichen Erziehung und haben sich unbewusst verfestigt. Ihre Verletzung führt uns, unbemerkt, zurück in alte Kinderkonflikte. Dabei kann und muss es durchaus auch sein, dass bestimmte Werte für uns unverrückbar wichtig sind. Je konfliktscheuer und unsere Gefühle unterdrückender wir aber unseren Widerständen gegen Neues begegnen, je weniger wir bereit sind, uns von

Verhaltensmustern zu lösen, desto schwerer kommen wir auf neue Wege. Wenn sich dann kein Ausweg für eine gute Lösung findet, bei der man sich wieder ausgeglichen und wohlfühlt, besteht Stress – und Stress ist der Faktor, der die Überlebensrate aller schweren Krankheiten heruntersetzt.[82]

Nur wenige, ich nicht, finden die Lösung der 9-Punkte-Aufgabe (s. Abb. 1 C), dann allerdings mit überraschend gewonnener Einsicht: Sie lässt sich erst dann finden, wenn wir über den bestehenden Rahmen hinausgehen!

Abbildung 1 C

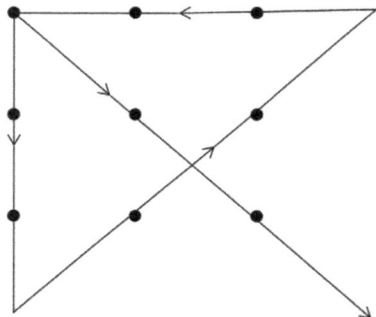

Jon Kabat-Zinn, der in seiner Klinik den Patienten mit Hilfe einer Achtsamkeitspraxis hilft, ihren Körper, ihre Gedanken und Gefühle wieder aufmerksam und verständnisvoll wahrzunehmen, folgert aus der Lösung dieser Aufgabe: »Anstatt Herausforderungen zu begegnen, um daraus zu lernen und an ihnen zu wachsen, erstarren wir in unseren selbstgezimmerten Ängsten und verlieren das Vertrauen, uns dem Fluss des Lebens anzuvertrauen oder, wenn nötig, längst überfällige Veränderungen vorzunehmen. Unsere Patienten erklären sich fast alle bereit, ihre augenblicklichen Lebensumstände zu akzeptieren und die Herausforderung, bewusst und achtsam zu werden, anzunehmen. Zu ihrer eigenen Überraschung und der ihrer Angehörigen erleben sie nach einiger Zeit, dass die alten Grenzen angesichts größerer innerer Klarheit verschwinden und sie fähig sind, Dinge zu tun, von denen sie vorher nicht einmal im Traum daran gedacht hätten, dass sie im Bereich ihrer Möglichkeiten liegen.«[83]

Sich neue Lebensziele zu setzen, von denen man weiß, dass sie einen nicht überfordern, sondern eine Bereicherung sind und Freude machen, sind eine starke Kraft, um zu gesunden.

Bei einem glückenden Umgang mit Stress spricht Grossarth-Maticek von einer gelungenen Selbstregulation des Patienten. Sie geht nach seiner Auffassung dann in Richtung einer guten Gesundheit, wenn sie folgende Merkmale hat: »1. Fähigkeit, die Bedürfnisse von großer/größter gefühlsmäßiger Bedeutung zu äußern und zu befriedigen. 2. Hoffnungen, die Bedürfnisse von größter gefühlsmäßiger Bedeutung in der Zukunft befriedigen zu können. 3. Ausgeprägte und immer wiederkehrende Gefühle von Wohlbefinden, Lust und Zufriedenheit 4. Ausgeprägte Lebenstendenz/starker Wille und Bedürfnis, leben zu wollen.«[84]

Ziel aller therapeutischen Bemühungen ist daher, dass ein an einer schweren Krankheit leidender Patient – wie jeder Mensch letztlich – ein Gespür dafür bekommt, was ihm auf Dauer guttut und sein Wohlbefinden befördert und folglich auch unterlässt, was ihm erfahrungsgemäß schadet. Der Motor für diese Veränderung ist, dass er sich wieder als autonome, freie Persönlichkeit begreift, die fähig ist, Veränderungen herbeizuführen. Stressbewältigungstechniken wie Meditation, Yoga, das Schreiben eines Tagebuchs, Muskelentspannungstechniken und dergleichen können helfen, sich ganz neu als Person wahrzunehmen und seine Gedanken und Gefühle aufmerksam anzuschauen, ohne sich von ihnen forttreiben zu lassen. Dann kann das Leben einen Reichtum offenbaren, der einem fremd war, weil man bisher von den von außen und den selbst gesteckten An- und Überforderungen getrieben war. In dieser größeren Klarheit fällt es auch leichter, sich von fremden Antrieben zu distanzieren und seinen besonderen Weg zu gehen.

Die große Hilfe durch andere Menschen

Immer ist es gut, der ganzen mit einer Krebserkrankung verbundenen Wirklichkeit ins Gesicht zu sehen. Es hilft und stärkt uns sehr, wenn wir in einem vertrauten Kreis von Menschen über unsere, im Fall einer schweren Krankheit massiv aufbrechenden Gefühle sprechen können. Es gibt deutliche Hinweise, dass gute soziale Bindungen Tumorkranken zu längerem Überleben verhelfen.[85]

Spätestens dann, wenn das Ausmaß der Belastung vom Einzelnen aber nicht mehr zu bewältigen ist, Freunde und Familie nicht mehr helfen können und Erschöpfung oder gar Depression die Tage füllen, ist professionelle ärztliche und/oder psychologische Hilfe nötig. Vielleicht muss sie auch durch die Einnahme von Antidepressiva begleitet werden. Die Hilfe von Sozialdiensten ist es, die für eine rechtliche oder institutionelle Unterstützung sorgen, wenn die Krankheit unter Umständen die berufliche oder finanzielle Existenz bedroht. Bei all dem geht es darum, dass wieder Kraft und Hoffnung geschöpft werden und wieder zu einem guten und gesunden Leben voller Freude gefunden wird.

Die Bedeutung des Arztes einschließlich des ihn begleitenden medizinischen und psychologischen Personals und der sozialen Dienste kann nicht hoch genug geschätzt werden. Im

Umgang zwischen Arzt und Patienten ist eine vertrauensvolle, offene Beziehung dabei von grundlegender Wichtigkeit. In diesem Miteinander werden die diagnostischen und therapeutischen Wege empfohlen, hier wird die Basis für Angst oder Hoffnung bezüglich der Erkrankung gelegt.

Eine Erweiterung der Blickrichtung ist überfällig, die die Stärkung der Abwehrkraft bei möglichst der Vermeidung von sie schädigenden Einflüssen anstrebt, die Wert auf eine lange erhaltene Lebensqualität umso mehr legt, je älter ein Patient ist. Daher ist es bitter, wenn Therapien mit Angst und Schuldgefühlen, sogar mit Vorwürfen durch Ärzte oder Ärztinnen, aber auch von Angehörigen versehen werden, wenn Patienten persönliche Wege wählen, die die medizinischen Leitlinien verlassen. Solche Vorgehensweisen, die ich oft als dominierend erlebt habe, machen den Arzt zum Vertreter eines autoritären und starren Systems. Der menschliche Weg findet sich dort, wo auf die Patienten, auf ihre Befürchtungen, ihre Wünsche eingegangen wird, und Behandlungen, an ihrer Persönlichkeit ausgerichtet, gesucht werden können.

Irgendwann, darüber sollten sich Arzt und Patient allerdings stets im Klaren sein, kann es geschehen, dass der Weg zur Gesundung verschlossen ist. Dann gilt es für die Ärzte nur noch, Beistand auf dem Weg in den Übergang zum Tod zu sein. Im Bewusstsein des Übergangs des Lebensendes in eine immerwährende Verbundenheit kann dieser schwere Gang für alle Beteiligten tröstlicher werden.

Krankheit, Coronapandemie und Tod

Ohne die Angst vor dem Tod bei der Therapie zu berücksichtigen, die oft übermächtig über Patienten zusammenschlägt, wenn die Diagnose einer schweren Krankheit gestellt wird, würden die Betroffenen und ihre Angehörigen nicht verstanden werden. Über Jahrzehnte war es die Diagnose Krebs, die mit dem Tode assoziiert war, bis sie durch die Coronapandemie als eine Konfrontation mit der Endlichkeit des eigenen Lebens auf eine Viruserkrankung ausgeweitet wurde. Das entscheidende Merkmal der Infektion war, dass sie vor allem bei alten und mehrfachkranken Menschen eine Lungenentzündung mit schwerwiegendem bis hin zu tödlichem Verlauf mit sich bringen konnte. Die Aufgabe, die sich Medizin gibt und die sie sich während der Coronakrise ohne Vorbehalt gab, war, den Tod mit allen Mitteln zu verhindern. Damit hatte die Pandemie die gleiche Thematik aufgeworfen, die jede schwere Krankheit begleitet – den möglichen Tod eines Menschen, wobei die Furcht davor durch die von den Experten für möglich gehaltene ungeheure Zahl der Toten die Bevölkerung bis in die junge Generation hinein zunehmend beherrschte.

Diese Furcht war so groß, dass die Politiker des Bundestags und der Landesregierungen sich veranlasst sahen, eine aus ihrer Sicht erforderliche, für die gesamte Gesellschaft gültige Antwort auf diese Bedrohung zu geben. Im Namen des Schutzes der Gesundheit, die jetzt politisch als höchstes Gut des Menschen benannt wurde, war es die Furcht vor dem Tod, die die entscheidende Erlaubnis gab, die Grundrechte der gesamten Bevölkerung einzuschränken. Bei den Schädigungen der Lebensgrundlagen, bei der Verschmutzung und Zerstörung von Boden, Luft, Wasser und der Artenvielfalt blieb dieser Aspekt unberücksichtigt. In der Coronakrise wurde dieses höchste Gut in einem sehr verkürzten Verständnis von Gesundheit zum beherrschenden Motiv des Handelns.

Bei der jetzt mit Virulenz hervorbrechenden Furcht in der Bevölkerung war es wichtig, dass die Medizin und die Politik als ihr ausführendes Organ sich als Beherrscher dieser Tatsache des Lebens zeigten. Der Tod, die von ihm bedrohten Risikogruppen und die Sterbenden wurden zum politisch zu behandelnden Gegenstand gemacht. Der Tod als wesentlicher zum Leben gehöriger Teil, der grundsätzliche Antworten benötigte und auch religiös-spirituelle Fragen aufwarf, war nicht vorhanden und taugte nicht als ein notwendiges, begleitendes Thema. Er war ein materielles Element, das messbar war und das es anhand der Zahlen der im Zusammenhang mit der Infektion Verstorbenen als erfolgreich zu besiegen galt.

Indem er als ein technisch zu lösendes Problem der Medizin dargestellt wurde, ließ sich der Tod auch verharmlosen. Der Ausbau der Intensivstationen und die Möglichkeit der Beatmung fungierten zunächst als Mutmacher. Das Ergebnis, dass nur etwa die Hälfte der beatmeten Patienten überlebten, durfte nur oberflächlich ins Bewusstsein der Bevölkerung treten. Schöner war es, wenn Meldungen erfolgreich behandelter, intensivmedizinisch betreuter und beatmeter Patienten durch die Medien gingen. Die immer wiederkehrenden Hinweise, dass intensiv an Medikamenten und Impfstoffen gegen das Virus geforscht werde und die schließlich beschleunigte Zulassung neuartiger, genetischer Impfstoffe sollten einen Hoffnungsschimmer im Angesicht des möglichen Todes durch die Infektion vermitteln. Damit konnte über die grundsätzliche Hilflosigkeit der Medizin gegenüber diesem jetzt sehr deutlich auftretenden Begleiter des Lebens hinweggeschaut werden.

Durch den gewählten politischen Umgang und durch die Überbewertung medizinisch- technischer Maßnahmen wurde, ganz Ausdruck der säkularen und Sicherheit suchenden Gesellschaft, das soziale Leben in ein isoliertes Leben übergeführt. Die Furcht vor dem Tod und schließlich die politisch an die Impfung gekoppelte Rückkehr zu grundgesetzlich garantierten Freiheiten sorgten dafür, dass selbst Kinder und Jugendliche und Menschen, die durch die Infektion nur äußerst selten tödlich gefährdet waren, sich impfen ließen. Religiös-spirituelle Antworten auf einen Umgang mit der Infektion wurden auf die strikt geregelten Beerdigungen der Verstorbenen für die Menschen beschränkt, die sie suchten und mit Erlaubnis der Politik daran teilnehmen durften.

Von der Würde der Sterbenden und dem Versagen der Institutionen in der Pandemie

Elementar wie die Geburt ist der Abschied aus dieser Welt. Auch ohne die persönlichen Wünsche von Schwerkranken zu kennen, gehört es zu den grundlegenden Bedürfnissen der meisten, im Sterben die für sie wichtigsten und liebsten Menschen um sich zu haben. Es ist ein Anliegen, das sich mit den Wünschen des vorherrschenden Teils der Angehörigen deckt. Diesem existentiellen Grundthema, für das keine fremde Person und keine Institution außer den von ihm betroffenen Menschen eine bindende Antwort geben darf, wurde in der Pandemie durch das Verbot von Besuchen begegnet. Mit diesem von den Experten der Virologie empfohlenen und durch die Politik verordneten Vorgehen offenbarte sich das dahinterstehende Krankheits- und Gesundheitsverständnis. Krankheit wurde auf den Kontakt mit einem Virus und Gesundheit auf die folgenden medizinisch-technischen Maßnahmen verkürzt. Angehörige, Freunde, die wichtigsten Menschen für den Kranken und Sterbenden wurden nicht als starke Helfer und als »Arzneien zur Genesung« begriffen, sondern als Gefährder für den Fortlauf der Pandemie. In diesem Zuge wurde das Grundvertrauen zum Leben, der Glaube, die Infektion gemeinsam mit seinen Angehörigen und der Medizin bewältigen zu können, abgetan und so geschwächt.

Der Tatsache des Todes wurde von Medizin und Politik mit dem Versuch begegnet, ihn zu verhindern. Diese Zielsetzung war allerdings so überdimensioniert, dass die bisher gültige Pflicht, für ein menschenwürdiges Sterben Sorge zu tragen, belanglos wurde. Mit den verordneten Kontaktbeschränkungen musste man sich nicht den Bedürfnissen der Kranken und Sterbenden und ihren davon betroffenen Angehörigen und Freunden mit all ihrer Not und ihrem Schmerz der Trennung zuwenden. Fragen, welchen Umgang sie sich für diesen letzten Lebensabschnitt wünschten, mussten nicht gehört und gegenüber dem höheren Ziel der Infektionsprophylaxe nicht berücksichtigt werden. Die Menschen bekamen kein Recht auf eine eigenständige Antwort – die Politiker, von den Experten der Virologie gestützt, verordneten *ihre* Antwort. Indem die Verhinderung des Todes zum unumstößlichen Schild für Ärzte, Politiker, Sozialverbände und alle Meinungsbildner wurde, kam die Humanität im Umgang mit den davon Betroffenen, für ein menschenwürdiges Sterben einzutreten, unter die Räder. Nur ein Fall mag schwach verdeutlichen, was dieser Umgang für die Menschen bedeutete. Ein Mann erzählte mir, wie ein Krankenhausarzt seine wiederholte Bitte, die von Tag zu Tag am Telefon schwächer werdende Mutter mit seiner Schwester besuchen zu dürfen, mit den Worten zurückwies, dass das die Krankenhausordnung nicht zulasse. Als die Mutter verstorben

war, durften die Kinder, mit Mund-Nasen-Schutz und Hände-
desinfektion versorgt, die Tote schließlich sehen – ein
Abschied, der zu spät war und eine Geschichte, die für Kranke
und Sterbende in der Coronapandemie beispielhaft ist.

Ohne beim organisatorischen Versagen des Staates verbleiben zu wollen, die gewünschten Kontakte von Kranken und
Angehörigen im Altenheim, im Krankenhaus und auf Intensivstationen etwa durch eine dem Personal entsprechende Schutzkleidung und später durch Antigen-Schnelltests zu ermöglichen, gehe ich angesichts der existentiellen Lebenssituation
für die Sterbenden und ihre Angehörigen darüber hinaus:
Selbst beim Fehlen solcher Schutzmöglichkeiten muss die Entscheidung über das Zusammensein in solchen besonderen
Lebenslagen grundsätzlich in die Hände der Betroffenen gegeben werden! Der Staat und seine Vertreter haben wie die Menschen, die mit Sterbenden zu tun haben, in solchen elementaren
Augenblicken einzig die Pflicht, eine menschenwürdige
Begleitung für die Kranken und Sterbenden zu gewährleisten.
Bei dieser Aufgabe haben nicht nur die Vertreter des Staates
versagt!

Die politischen Maßnahmen während der Zeit der Corona-
infektion mit den Besuchsverboten in Krankenhäusern und
Pflegeeinrichtungen haben Kranke und alte Menschen nicht
nur einsam gemacht und sie gesundheitlich geschwächt. Sie
haben auch zum vorzeitigen Tod nicht weniger beigetragen. So
konnte mir eine Altenheimpflegerin sagen: »Bei uns ist keiner
der alten Leute an der Infektion gestorben. Aber gestorben sind
viele an ihrer Einsamkeit!«

Erschreckend war für mich, wie auch die meisten Ärzte ihr
Grundverständnis eines fürsorglichen Helfers in dieser für ihre
Patienten zentralen Lebenssituation aufgaben. Beim Umgang
der Patienten mit ihren Angehörigen unterwarfen sie sich voll-

ständig staatlich auferlegten formalistischen Regeln, die sie über lange Zeiten während der Pandemie höherwertiger als das seelische Wohl ihrer Patienten anerkannten.

Ein öffentlich bekundetes, solidarisches Verhalten der Mediziner und ihrer Organisationen, die die Würde der Kranken auch im Sterben einforderten, kam nur kurz im Positionspapier der Kassenärztliche Bundesvereinigung mit einer Gruppe von Wissenschaftlern im Herbst 2020 zum Tragen. Die Furcht vor dem Virus, die Dominanz der auf virologische Blicke verkürzten Expertengruppe und die widerspruchslose Hinnahme staatlich verordneter Infektionsschutzgesetze unterdrückten im Gefolge der entsprechend heftigen Ablehnung dieses Schreibens bei vielen Medizinern ein grundlegendes humanes Denken. Verständnis erhielten die Kranken und Sterbenden in ihrer Verlassenheit nur noch gelegentlich von couragierten Ärztinnen und Ärzten, die die Not ihrer Patienten und ihrer Angehörigen spürten und eine Sterbebegleitung entgegen den bürokratischen Vorgaben ermöglichten.

Der Blick auf die Todesfälle »im Zusammenhang mit« COVID-19 in Deutschland ist nur eine Andeutung der hier offensichtlich vergessenen seelischen Not. Die Zahl der von Einsamkeit, Depression und einsamem Sterben durch die Kontaktbeschränkungen darüber hinaus Betroffenen in Krankenhäusern, Altenheimen oder betreuten Behinderteneinrichtungen, die mit ihren Angehörigen durch diese Kontaktbeschränkungen erst krank wurden und »im Zusammenhang damit« starben, erhöht diese Zahl um vieles. Sie ist nicht überschaubar.

Ich glaube, dass mein Schwiegervater, der täglich von seiner Frau über lange Zeit im Pflegeheim besucht werden konnte und so, vertraut, gut sterben konnte, in einer Situation wie dieser Pandemie nicht mehr lange gelebt hätte.

Überraschend war, wie der Rechtswissenschaftler Horst Dreier feststellte, »wie klaglos die Kirchen das hingenommen haben«, dass das grundgesetzlich garantierte Recht auf »ungestörte Religionsausübung« außer Kraft gesetzt wurde.[86] Erschütternd war, dass sie bereit waren, die Seelsorge ihrer Gläubigen in Krankenhäusern und Heimen einzustellen und die Menschen in ihrer Einsamkeit auch sogar im Sterben allein ließen. Diese Willfährigkeit setzte sich in der Hinnahme der Teilnehmerbegrenzungen bei Beerdigungen fort, die die Angehörigen und Freunde der Verstorbenen traf. Wie die Ärzteschaft hatten sich die Kirchen, und ich nehme einzelne Pfarrer und Seelsorger gerne aus, ohne Widerstand dem staatlichen Vorgehen gebeugt. Wie von Seiten der Virologen befürwortet und den Politikern umgesetzt, waren bei der Furcht vor der Pandemie auch sie bereit, grundlegende Säulen unserer Kultur und des christlichen Glaubens, Leid mitzutragen und Barmherzigkeit zu üben, aufzugeben. Wieso dies so widerstandslos geschehen konnte, bleibt eine große Frage!

Gleiches, der Verzicht auf die Einforderung des zentralen grundgesetzlichen Wertes, dem Schutz der Würde jeder einzelnen Person, war in der Stellungnahme des Deutschen Ethikrates »Solidarität und Verantwortung in der Corona-Krise« festzustellen, die er bald nach den verordneten Kontaktbeschränkungen abgab. Bei den bemüht differenzierten Aussagen wurden von ihm die Freiheitsbeschränkungen für eine gewisse Zeit vertretbar gehalten, auch um eine Überforderung des Gesundheitssystems zu verhindern. Besonderes Augenmerk legte der Rat auf die tragische Situation einer Triage, bei der lebenserhaltende Maßnahmen nicht mehr allen, die ihrer bedürfen, zur Verfügung gestellt werden könnten. Die Verhinderung des Todes, bei der es keine »staatliche Vorgaben zur ungleichen Zuteilung von Überlebenschancen und Sterberisiken in akuten Krisensituationen«[87] geben dürfe, bestimmte das Nachdenken über die politischen Maßnahmen. Auch bei diesem Gremium gingen im Angesicht der Überdimensionierung des Todes aber erschreckenderweise die Bedürfnisse der von den Maßnahmen betroffenen Kranken und Sterbenden unter! *Tod zu verhindern war das alleinige Leitmotiv des Deutschen Ethikrats. Der/die Einzelne, ihre durch die Kontaktbeschränkungen ausgelöste Not und Einsamkeit zu verhindern und ein menschenwürdiges Sterben als zentralen Bestandteil der menschlichen Würde zu bewahren, kamen in der Stellungnahme nicht vor!*

So konnte die Politik praktisch ohne Widerstand der Ärzte, Kirchenvertreter und Ethiker mit schweren Grundrechtseinschränkungen und -verletzungen »die Therapie der Coronakrise« durchführen. Sie konnte es, weil sie sich anmaßte, die Fragestellung des Todes und des Sterbens aus der Beantwortung durch die Betroffenen in die eigene Hand zu nehmen.

Der Verlust an Verbundenheit und die Verkürzung der Sicht auf den Tod

Die Bedeutung des Todes eines geliebten Menschen für Betroffene ist durch Außenstehende nur unzureichend zu erfassen. Trennung und Abgeschlossenheit werden mit einer emotionalen Wucht erfahren, die durch Worte oft kaum oder nur unzureichend verändert werden können. Das Wissen darum ist mir immer gegenwärtig, und ich will nicht den Eindruck erwecken, dass durch die folgenden nachdenklichen Gedanken über den Tod dieses Betroffensein bereits aufgelöst werden könnte. Aber es könnte hilfreich sein, wenn unsere zeitgenössische Sicht auf den Tod in den Zusammenhängen verstanden wird, die uns Menschen aus der Natur und dem umgebenden Leben herausgelöst haben.

Im Mittelalter verstand sich der einzelne Mensch noch als zugehöriger Teil der Schöpfung, der sich über seinen Daseinszweck nicht Gedanken machen musste und sich »als Miniatur der großen Schöpfung auffassen (konnte) und wissen, dass er die Bestimmung der ganzen Welt in sich trug.«[88] Mit dem wildgewordenen, alles niedermähenden Tod während der Pest wurden die gewohnten Glaubenshaltungen und das Gottvertrauen verunsichert oder brachen zusammen. Das selbstverständliche Miteinander in der Bevölkerung löste sich auf, weil die Angst vor dem Erkranken und dem damit verbundenen unweigerlichen Tod sich in die Beziehungen zwischen Sterbende und Lebende und selbst zwischen die Lebenden untereinander einnistete – eine Erfahrung, die sich in der Coronapandemie für viele Menschen wiederholte.

Aus dieser Zeit der Pest und verstärkt durch die späteren Religionskriege reichen zwei Entwicklungen in unsere Zeit hinein. Zum einen schwand allmählich die Bedeutung Gottes, der über Jahrhunderte für die Menschen alles Leben und den Tod in seiner Hand hielt und zu dem man durch das Sterben in das ewige Leben überging. Zum andern wurde der Tod nun als eigenständige Macht begriffen, der das Leben endgültig enden ließ.

Mit auf den Menschen verkürzten Folgerungen bezüglich seiner Herkunft aus dem göttlichen Grund der Welt trugen die Kirchen auf ihre Weise zur Auflösung der großen Verbundenheit allen Lebens bei. Nicht unwesentlichen Anteil daran hatte es, dass die Bibel aus der Ursprache des Nahen Ostens, dem Semitisch-Aramäischen in den Rahmen der sehr anderen Weltsicht der griechisch-römischen Antike übertragen wurde. Nach deren Anschauung waren die Natur vom Menschen und beide vom Göttlichen getrennt.[89] Die biblische Aussage, wonach Himmel und Erde und alles, was auf Erden existierte von Gott gemacht und sehr gut war, wurde jetzt allein auf den Menschen ausgerichtet. Martin Luthers im Glaubensbekenntnis formulierter Satz: »Ich glaube, dass mich Gott geschaffen hat samt allen Kreaturen«, wies zwar noch auf den ursprünglichen Inhalt der Schöpfungsgeschichte hin. Aber die Theologen der folgenden Jahrhunderte sahen ihre Aufgabe darin, den Menschen aus seiner Mitkreatürlichkeit zur Natur herauszulösen. Der Begriff einer Schöpfung Gottes, in dem der Auftrag des Herrschens an den Menschen mit dem Auftrag ihrer Bewahrung und Verantwortung als Mitgeschöpflichkeit Gottes verstanden wird, die dem menschlichen Leben dient und dabei zugleich immer auf den Schöpfer rückverweist, wurde allmählich überführt in eine Sicht auf die Natur als ein materielles Gegenüber, für das der Auftrag Gottes galt, es sich untertan zu machen.

Mit dem Angriff des Menschen auf den Erhalt des Eigenlebens der Natur musste auch der dafür durch die Jahrhunderte hindurch in Anspruch genommene Auftraggeber und Mitstreiter, Gott, seine Geltung verlieren. Jetzt begriffen sich die Menschen als Gestalter ihrer Welt, die nach von ihnen festgestellten und beherrschbaren Gesetzen funktionierte. Schöpfung als umfassender Begriff, die durch »Himmel und Erde, Wind und Wasser, Pflanzen, Tiere und Menschen zusammen«[90] eine Einheit repräsentierte, wurde angesichts der anthropozentrischen Verengung zu einem unhaltbaren Weltbild. Mit dieser Entwicklung konnte der aus der Einheit der Schöpfung herausgefallene Mensch den Tod zwangsläufig nicht mehr als zugehörigen Teil des Lebens und als Anteil der göttlichen Schöpfung begreifen. Der Tod war Gegner des Menschen wie Gegner Gottes. In ihm war er nicht mehr aufgehoben, sondern ihm stand er als eigenständige Macht feindlich gegenüber. Ohne religiös-spirituelles Fundament bedeutete er für den modernen Menschen das Ende seines nur materiell verstandenen Lebens. So hatte der Mensch Grund genug alles gegen seinen Widersacher zu unternehmen, der sich am stärksten in der zwar lebensspendenden, aber zugleich vielfältig lebensbedrohlichen Natur zeigte. Sie galt es zu kontrollieren – ein Unterfangen, das Tod und Sterben dort auslöste. So hat es sich gegen ihn selbst gerichtet und als heillos erwiesen.

Die mechanistisch-naturwissenschaftliche Weltsicht, die sich seit dem 19. Jahrhundert mit ungeheurem Machtanspruch ausbreitete und heute die Anschauungen des Lebens dominiert, lieferte dazu einen gewaltigen Beitrag, die ursprünglich für die Menschen gegebene Einheit einer Schöpfung aufzulösen. Die materielle Betrachtung der Wirklichkeit, ihr Nutzendenken in einer ständig verschwindenden Zeit hat so gegenüber der geistig-spirituellen Dimension die Oberhand gewonnen. »›Homo faber‹ hat eine schlagende Kombination im Auge: ihr (der Natur) Material und ihre Energie gepaart mit seiner Vernunft eröffnen ungeahnte Steigerungsmöglichkeiten. Steigerungen an Menge der Hervorbringungen und Tempo der Abläufe vor allem. Freilich lassen sich diese kühnen Pläne nur mit einer ›natura morte‹, mit einer toten Natur verwirklichen. Erst muss sie den Hirntod erleiden, auf Material und Energie reduziert sein, ehe er sie mit seiner Vernunft reanimieren kann.«[91]

Der »Hirntod«, die Abgrenzung der Natur aus dem Lebenszusammenhang der Menschen, wird durch die verkürzte technische Betrachtung des Lebens massiv vorangetrieben. Mit der von ihm vergegenständlichten und zur Benutzung freigegebenen Natur versucht der Mensch, sein genauso verstandenes Leben gegen den drohenden Tod zu wappnen. Die Begegnung mit ihr, die sich als Dürren und Überschwemmungen, als

Feuer, Stürme und in vielen unkalkulierbaren Gefahren zeigt, ist Anlass, sie mit noch mehr technisch vermittelter Macht beherrschen zu wollen. Nicht sehen oder für sehr unwahrscheinlich will er es halten, dass die technologisch ermöglichten Großprojekte dem Tod neue Hintertüren geöffnet haben, die im Krieg als Atomwaffen, Bomben und anderen Vernichtungsmittel zum Einsatz bereit sind, im zivilen Alltag als Unfälle der Atomindustrie in Tschernobyl, Fukushima sich zeigen oder bei Ölbohrungen im Meer Leben in ungeheurem Ausmaß vernichtet haben. Zuletzt hat die immer weiter zurückgedrängte »Natur« als Viruspandemie die Menschen auf die Folgen ihrer Überheblichkeit hingewiesen.

Die Natur, wo sie nicht als dem menschlichen Nutzen unterzuordnendes »Ding« seinem Beherrscher zu dienen hat, hat einen Eigenwert »an sich« bestenfalls noch dort erhalten, wo sie für dessen Erholung nützlich ist. Der Eigenwert einer Pflanze, eines Insekts, eines Tieres, einer Landschaft, der Natur an sich, der sich mit Fürsorge, gar Freude an deren Schönheit und Dasein verbindet, ist für den modernen Menschen kaum mehr zu erleben, da in seine Betrachtungen üblicherweise die Frage nach dem persönlichen Nutzen oder Gewinn einfließt. Nur in der Liebe, dem tiefsten menschlichen Gefühl seiner Zuneigung und Verbundenheit, und in der »Schönheit«, die »wesenhaft eine Seinsart, eine Existenzweise« ist, » ein Drang, der aus dem Inneren der Seienden oder des Seins quillt, wie eine nie versiegende Quelle, die sich – weit mehr als eine anonyme und isolierte Gestalt – als eine strahlende und alles verbindende Anwesenheit offenbart«[92], wird dem Menschen der Hauch einer großen Einheit noch spürbar.

Die Medizin schloss sich der mechanistisch-naturwissenschaftlich begrenzten Sicht auf den Menschen an. Er wurde zu ihrem »Gegenstand« des Wissens. »Die Vorherrschaft von Methodik und Experiment bewirkte (und verstärkte) den Zerfall des kohärenten Bildes, das sich die Menschen von der Natur machten. Die Wissenschaften spalteten sich in unzählige Unterabteilungen, die sich daraufhin selbstständig machten, eine jede enorme Menge von Spezialisten hervorbringend. Der Wald schrumpfte zu einem Baum, aus den Bäumen wurden Zweige, aus den Zweigen Zellen und schließlich Zellkerne, Atome. Je mehr man vom einzelnen wusste, desto oberflächlicher wurde das Bild von der Natur als einem babylonischen Netz unzähliger Querverbindungen. Das Lebewesen wurde eine zusammengepfuschte, aus vielen Bestandteilen mechanisch konstruierte Maschine. War zuerst der Verbrennungsmotor das Modell, so ist es jetzt der Computer.«[93]

Diese beständig vorangetriebene Materialisierung von Mensch und Natur gaukelt den Menschen von Seiten der medizinischen Wissenschaft vor, ihre durch eine Krankheit bedrohte Körpermaschine beliebig reparieren und dem Tod entfliehen zu können. Das ist auch die Haltung, in der Patienten medizinische Maßnahmen erwarten und annehmen.

In der Verkürzung einer solchen Sicht auf das Leben ist der »tiefgreifende Wandel in unserem Verständnis der Wirklichkeit auch heute noch, fast 100 Jahre nach den bahnbrechenden Arbeiten von Max Planck und Albert Einstein, in unserer Gesellschaft und ihren Wissenschaften kaum philosophisch und erkenntnistheoretisch nachvollzogen worden«,[94] stellt Hans-Peter Dürr, der langjährige Wegbegleiter des Nobelpreisträgers für Physik Werner Heisenberg fest. Es sei überfällig, dass wir erkennen, dass das Fundament unserer Wirklichkeit eben nicht etwas Materielles, sondern etwas Spirituelles sei, das gar nicht begreifbar ist. Daher ist für ihn der Ausdruck Fundament falsch, »denn »Fundament« ist an die Vorstellung von »Substanz« gebunden. Besser sollte man sagen: im Grunde unserer Wirklichkeit ist kein Fundament, sondern eine Quelle, etwas Lebendiges.«[95]

Der Mensch als Organlieferant

Im Hinblick auf diese Materialisierung des Menschen und seine Einstellung zum Tod lässt sich erklären, dass bei potentiell tödlichen Erkrankungen statt einer bisherigen freiwilligen Organspende aufgrund des dennoch fortbestehenden Mangels an bedürftigen Organen von einer »moralischen Pflicht« zur Beseitigung dieser Knappheit die Rede ist. Jeder Sterbende wird modernem Denken gemäß als potentielles Ersatzteillager begriffen. Reicht das bisher freiwillige Geschenk von einzelnen Menschen als eine echte Spende nicht aus, muss dieses Lager erschlossen werden. Die Nichtbeschäftigung der Menschen mit dem Sterben und dem Tod macht die gewünschten Organe am leichtesten zugänglich. Dann kann per Gesetz jeder Sterbende, der in seinem Leben bisher keinen Widerspruch gegen eine Organentnahme geäußert hat und seine Angehörigen während seines Sterbens für eine Organspende überzeugt worden sind, für diesen Zweck zur Verfügung stehen. Mit dem Begriff des Hirntodes behaupten die Mediziner, das Sterben eines Menschen begriffen zu haben. Er erlaubt, eine Person in einem Vorgang, der in seiner vollständigen Dimension zwangsläufig einer bloßen naturwissenschaftlichen Sicht verschlossen ist, als letztlich bereits für tot erklären zu können.

So werden in Zukunft die Ängste und die Notwendigkeit, sich mit dem möglichen Tod als Folge einer schweren, schicksalhaften Erkrankung zu beschäftigen, auf eine Gegenseite treffen, wo eine »moralische Pflicht« den Organspender einem verlängerten Sterben unter der Kontrolle von Intensivstationen ausliefert. Leben, das mit dem Tod verbunden ist, ist und bleibt für »moderne« Menschen nicht akzeptabel. Schlimmstenfalls befugt sich die Politik wie in der Zeit der Pandemie zu einer gerechtfertigten Notwendigkeit einer Organentnahme, »bestenfalls« besteht für den Tod erst im hohen Alter ein Einverständnis. Beim Scheitern einer Therapie für Schwerkranke bleibt Ärzten und Patienten dann die Hoffnung, dass zukünftige, noch detailreichere Forschungen das Dilemma des Todes beheben – zumindest für eine weitere Zeitspanne.

Die Öffnung für die Wahrheit von Sterben und Tod

Jeder schwere Unfall, jede schwere Krankheit sind ein heftiger Fingerzeig des Lebens, dass wir Menschen in einen Kreislauf des Lebens eingebunden sind, dem der Tod zugehörig ist. Auch hier noch können wir uns diesem Grundproblem des Lebens entziehen, auch wenn es klüger ist, ihm ins Gesicht zu schauen. Das tat die Psychologieprofessorin Anne-Marie Tausch, als sie mit 54 Jahren die Diagnose eines metastasierenden Mammakarzinoms erhielt. »Ich wurde durch meine Krankheit damit konfrontiert, mich mit meinem Sterben auseinanderzusetzen.« Diese Auseinandersetzung, die sie in Selbstgesprächen, Gesprächen mit anderen und mit der Hilfe von Büchern intensiv vornahm, wurde auch in ihrer Familie geführt, die sich innerlich darauf vorbereitete, die Ehefrau und Mutter gehen zu lassen. Das Ergebnis dieser Bemühungen, sich auf das Sterben und den Tod, der drei Jahre später eintrat, einzulassen, benannte die Kranke so: »Die Auseinandersetzung mit dem Sterben führte mich hin zum Leben.«[96]

Ein Kranker, der seine Antwort auf die – unabhängig von jeder Krankheit – bestehende Tatsache gefunden hat, dass er einmal sterben muss, kann auch eine neue Klarheit für seine Entscheidungen finden, wie ein ihm gemäßer, sinnvoll und akzeptabel erscheinender therapeutischer Weg sein sollte. Vielleicht kann er sogar zu einer Leichtigkeit kommen, eine Therapie zu unterlassen, weil sie sich der eigenen Vorstellung von Leben und Sterben als nicht dienlich erweist. So tat es Peter Noll, der Professor für Strafrecht und Gesetzgebungslehre, der als Nichtchrist ein Buch über die Aussagen Jesu im Verhältnis zu den Normen der Rechtswissenschaft geschrieben hatte. Er starb rund zehn Monate nach der Diagnose Blasenkrebs, nachdem er die vorgeschlagene medizinische Behandlung, die Harnblase zu entnehmen und sich bestrahlen zu lassen, abgelehnt hatte. Für ihn gehörte Freiheit und Selbstbestimmung unabdingbar zum Leben eines aufgeklärten Menschen. »Ich will nicht in die chirurgisch-urologisch-radiologische Maschine hineinkommen, weil ich dann Stück um Stück meiner Freiheit verliere. Mit Hoffnungen, die zusehends kleiner werden, wird mein Wille gebrochen, und am Schluss lande ich dann doch in dem bekannten Sterbezimmer, um welche alle einen großen Bogen machen.« An anderer Stelle seines Buches »Diktate über Sterben und Tod« schreibt er: »Der Lebenszwang darf einfach nicht so stark sein, dass du all dies über dich ergehen lässt. Der Lebenswille muss sich dem entgegensetzen.« Und: »›Hoffnung‹ scheint für die Ärzte jede Möglichkeit der Lebensverlängerung zu sein. Ich habe einen anderen Begriff von Hoffnung.«[97]

In einer von ihm selbst verfassten kurzen Predigt für die Trauerfeier erinnerte Peter Noll die Anwesenden an etwas Grundsätzliches: »Sie alle werden sterben, einige von ihnen sehr bald, andere viel später. Meine Erfahrung war die: Wir leben das Leben besser, wenn wir es so leben wie es ist, näm-lich befristet.« Eingedenk der Endlichkeit des eigenen Lebens stellte er dann fest: »Wir werden sorgfältiger umgehen mit der Zeit, sorgfältiger mit den anderen, liebevoller, wenn Sie so wollen, geduldiger – und vor allem freier. ... Die Zwänge der vermeintlichen Bedürfnisse, die Karriere, die Statussymbole, die gesellschaftlichen Zwänge, sie werden mehr und mehr gleichgültig.« Und er ergänzte am Ende: »Ich kann Ihnen sagen, weil ich es in den letzten Monaten erlebt habe, dass der Gedanke an den Tod das Leben wertvoller macht.«[98]

Wie wir mit Leben, Krankheit, Sterben und Tod umgehen, muss jeder für sich entscheiden können. Gelingt bei dieser inneren Debatte um die eigene Sterblichkeit eine Zustimmung und kann sie gelebt werden, kann Ruhe und Frieden bei dem Betroffenen und seinen Angehörigen einkehren. Es war eines der schweren Vergehen der Politik der Kontaktbeschränkungen während der Coronapandemie, dass sie mit festen Regelungen individuelle Sterbewünsche nicht mehr erfüllen ließ.

Christlicher Glaube und Tod

Die Auseinandersetzung um die Bedeutung des Todes findet sich in allen großen Religionen der Welt. In Europa sind es die christlichen Kirchen und die häufig von ihrer Basis ausgehen-den Philosophen, die eine Antwort darauf zu geben suchten, Antworten, die in der modernen pluralistischen Welt bereichert worden sind durch ein muslimisches und buddhistisches Ver-ständnis. Mit dem Tod und der Frage, ob danach »alles aus« ist, verbindet sich die Frage, woher man gekommen ist als man geboren wurde. Ist Geburt und das Erstaunliche eines neuen, unbekannten Lebens nur die Folge der banalen Verschmelzung einer Eizelle und eines Samens? Weitere Fragen müssten angeschlossen werden: Woher kamen meine Eltern, meine Großeltern und schließlich: Woher kommt das Leben?

Buddhistische Meister stellen Menschen, die um eine Belehrung bitten, gern die einfache Frage: Glaubst du an ein Leben nach dem Tod? Sie fragen dies, weil sie wissen, dass Menschen, die an ein Weiterleben glauben, einen entschiedenen Sinn für Verantwortung und für den Erhalt und die Förderung des Lebens haben.[99] Menschen, die diesen Glauben nicht haben, für die ihr Leben das einzige und letzte Ereignis ist, gewinnen den Sinn ihres Daseins leicht in den verkürzten Angeboten, die Wirtschaft und Werbung mit dem Konsum der Welt als anzuhäufende Güter und vorzuweisende Erlebnisse bereithalten. So hat die Verdrängung des Todes unsere Erde zur Ausplünderung freigegeben. Sie erlaubt, dass wir die Erfüllung immer weiter ausufernder Eigeninteressen zum wichtigsten Maß erheben, um in der Folge von einem »guten« Leben sprechen zu können. Dann vielleicht ist es eine Krankheit, der Tod eines geliebten Menschen oder Tieres, die erneut die Frage aufwerfen, ob damit das Leben ausreichend verstanden und die Antwort hilfreich für uns ist.

Meine Sicht auf das Leben und den Tod kann angesichts so vieler möglicher Antworten nur eine persönliche Antwort sein, eine Antwort, die noch immer offen ist für Erweiterungen. Bestenfalls kann sie Anregungen zum eigenen Nachdenken darüber geben, woher wir kommen und wohin wir gehen. Ich bin überzeugt, dass das Leben mit einer guten Antwort sich reicher zeigt und leichter und dankbarer auftun wird.

Offener für die Fragen nach unserer Herkunft und unserem Lebensziel wird, wer zugestehen kann, dass die Erklärung des Lebens aus materiellen, physikalischen Zufällen »höchst unplausibel« (Thomas Nagel) und fragwürdig ist. Dann stellt sich die Frage, woher dieser Lebensimpuls kommt, der in einem ungeheuren Ausmaß die Erde erfüllt, der uns leben lässt und das Leben mit jeder Samenlegung und jeder Geburt erneuert. Ist mit diesem Lebensimpuls aber nicht der Tod verbunden, der dem neuen Leben erst ermöglicht, sich entfalten zu können? Zu welcher Folgerungen führt die Erkenntnis der Quantenphysik und jedes tiefen Nachdenkens: Alles Existierende ist miteinander verbunden, wo ist da ein Anfang oder ein Ende? Wenn es dabei ein großes, alle erfassendes Bewusstsein gibt: Wo stehe ich in dieser gemeinsamen geistigen Wachheit? Was ist der Lebensgrund, gibt es einen Schöpfer, einen Ursprung, wie kann ich mich zu diesem großen Geheimnis verhalten?

Jeder, der sich den Fragen stellt, muss hierauf seine eigene Antwort suchen. Bei dieser Antwort kann es sich nicht um einen Beweis eines Verursachers dieses Ursprungs gehen. Er würde ihn in die Verfügungsgewalt der Menschen geben.

Die Religionen der Welt, in Europa jahrhundertelang das Christentum, können bei einer offenen Suche noch immer helfen. Eine gute Antwort kann sich von der Angst erlösen, die auftaucht, wenn das Göttliche von der Natur und vom Menschen durch den Tod abgetrennt wird. Sie wird die Furcht hinter sich lassen, die mit dem alten Bild einer Hölle, die Einsamkeit und Schrecken erwarten lässt, gesteigert wird. Damit wurden Menschen zu einem Glauben gezwungen. Solch ein Glaube, der die Angst als Grundlage hat, macht nicht froh. Frei macht erst ein Glaube, der auf Vertrauen beruht, Vertrauen, das sich beim Menschen auf das Vertrauen anderer Menschen bezieht. Dieses Vertrauen ermöglicht im Ursprung des Christentums ein Mensch, der als Sohn Gottes und Christus, der die Welt durchdringt, von der christlichen Religion begriffen wird, der aber auch allein aufgrund seiner vollständigen Verbundenheit mit Gott so bezeichnet und als für die Menschen sichtbares

Antlitz Gottes verstanden werden kann. Jesus, sein Leben, sein Tod und seine Auferstehung – Auferstehung als Verbleib in Gott – hätten als tiefgehende Befreiung erfahren werden können, das den Gläubigen als »die Heilszusage des Neuen Testaments an die gesamte Kreaturwelt« aus seiner anthropozentrischen Verengung befreit.[100]

Der Hinweis aber aller »Dinge« auf Gott, der allem, jeder Pflanze, jedem Tier, jedem Insekt und jedem Menschen Anteil an seiner Wirklichkeit in der Welt gibt, wie es Werner Heisenberg zum Ausdruck bringt, wenn er sagt, »dass Gott in der Welt und im Ich anwesend ist«,[101] war und ist vielen Theologen zu groß und zu eingreifend in die gewohnte Lebenssicht. Diese Schau auf die Welt würde die Macht des Menschen einschränken, der damit die Mitgeschöpflichkeit allen Lebens zu beachten und zu bewahren hätte. So ist das Leben Jesu als Erlöser der Welt auf das Heil für die gläubigen Menschen begrenzt worden: Der Gläubige wird an der Auferstehung Christi teilhaben und kehrt mit ihm in die Gemeinschaft der Schöpfung und des Lebens zurück. Er glaubt, dass »auch das Leibliche Schöpfung Gottes ist, die zum L e b e n bestimmt ist und nicht zum Tode.«[102] Dieser Glaube an die Auferstehung ist zugleich ein Glaube und eine Hoffnung, die über die Begrenzungen hinausgeht, die uns durch das materielle Wissen unserer Zeit als gewiss vorgegeben werden.

Schon dieser – reduzierte – Glaube, der die beständige und durch nichts auflösbare Verbundenheit einer ganzheitlichen Schöpfung in erster Linie auf die Verbundenheit von Mensch und Gott begrenzt und die Schädigung der Mitwelt nicht als Schädigung und Verlust des göttlichen Ausdrucks verstehen mag, kann das Problem des Todes hilfreich lösen oder wenigstens mildern. Der Glaube, dass der eigene schwere Weg in Krankheit und Not in unaufhörlicher Verbundenheit mit Gott erfolgt und über den Tod hinaus bestehen bleibt, hilft diesen Weg zu gehen.

Nicht notwendig oder eine offene Frage darf die kirchliche Überzeugung bleiben, dass der Tod dieses von Gottverbundenheit erfüllten Menschen als Opferung durch Gott zur Erlösung der Menschen von der ihr Leben ständig begleitenden Schuld verstanden werden muss. Ein solches Opfer, das aus einem archaischen Denken der Menschheit stammt, kann für diesen alles Leben schaffenden und erhaltenden Grund keine Voraussetzung sein, der von Jesus als liebevoller Gott bezeugt wird, um dadurch Sünden als die Absonderung von ihm durch liebloses, unbarmherziges Verhalten erst vergeben zu können.

Von weit größerer Bedeutung erscheint die Vertrauensbeziehung von Jesus, die ihn den Tod am Kreuz annehmen lässt. Weil er dieses Vertrauen und seine Verbundenheit mit Gott nicht aufgeben kann, ließe sich so sein Einverständnis zu diesem Weg als Hingabe oder »Opferung seines menschlichen Lebenswillens« verstehen. In all dem ist für den Gläubigen das Verständnis begründet, ihn auch als Gottes Sohn zu bezeichnen. Eine solche Verbundenheit zum Urgrund des Lebens erlaubt, alles, das darin ist, als Gottes Kind, als Geschenk Gottes zu verstehen.

Wie in diesem Tod am Kreuz sichtbar wird, leidet nach christlichem Verständnis Gott selbst mit den Leidenden mit. »Denn er ist im Leiden und Sterben Jesu gegenwärtig. Er lässt solches Leiden zu, weil er dem menschlichen Willen und auch den von ihm selbst geschaffenen Ordnungen der Natur eine freie Entfaltung zubilligt. Aber er verlässt uns nicht in unserem Leiden.«[103] Dieser Beistand wird immer dann spürbar, wenn sich mitfühlende Menschen Kranken, Leidenden, Ausgegrenzten – und ich erweitere: allen leidensfähigen Wesen – zuwenden und ihnen Verständnis schenken. Hierin wird, ob bewusst

oder unbewusst, die Anwesenheit Gottes im Menschen erfahrbar.

Auferstehung und, anders gesagt, Leben in die Rückkehr
der Verbundenheit mit Gott ist die Antwort Gottes auf das
große Lebensthema des Todes und auf diesen Glauben. Sie ist
die Verheißung, dass das Leben auch in die Todeswelt eintritt
und diese überschreitet. Das Leben ist stärker als der Tod. Der
Gläubige verbindet diese Rückkehr mit dem Ankommen in
einem erlösten Dasein, das von Liebe erfüllt ist. Dies ist der
tiefe Grund, dass Lebende und Verstorbene in Verbundenheit
bleiben können. Sie reicht in einer neuen Weise weiter, als es
das erfahrene Leben möglich gemacht hat. Gott ist damit
»zentral-identisch mit Verheißung des Lebens«, eine Verheißung, die über die Kirchen hinausgeht und ausdrücklich unabhängig von ihrem Glauben allen Menschen gilt.

In der großen Relativierung des leiblichen Todes gewinnt
der Gläubige aus der immer vorhandenen Gemeinschaft mit
Gott und/oder mit seinem Sohn Jesus Christus eine große Frei-
heit für sein Leben. Alle Angst wird vertrieben, das Gefühl der
Bedrohung durch den Tod verbannt.[104] Der Theologe Jürgen
Moltmann hat dies so ausgedrückt: »Mit den Mechanismen der
Angst und der Sorge wird man immer am Boden gehalten.
Freiheit beginnt dort, wo man plötzlich keine Furcht mehr hat.
Dass mit dem Tod alles aus sei, und darum dieses Leben, wie
immer es auch sei, alles wäre, ist wohl der härteste Pfeiler aller
Herrschaftsideologien.«[105]

Immer wieder habe ich sehr beeindruckende Menschen
erlebt, die mit großer Gläubigkeit im Wissen um ihren Tod
gelassen oder sogar freudig Abschied genommen haben und
hinübergegangen sind, eine Hilfe für die, die bei ihnen waren
und sie liebevoll betreut hatten. Die Gewissheit auf eine große
Annahme und Geborgenheit »in Gott«, »bei Jesus«, die

Freude, mit dem Tod auf vertraute und fürsorgliche Angehörige und Freunde zu treffen, ließ die Sterbenden den Tod annehmen. Sie erinnerten in ihrem Glauben an den Barockdichter Barthold Hinrich Brockes, der, undenkbar für einen modernen Menschen, in einer »Anleitung zum vergnügten und gelassenen Sterben« die Todeskrankheit loben konnte. Sie bot den Weg des Übergangs zu Gott an, »damit du sterbest, weil du sterblich, und weil das Sterben deine Pflicht ... dass du sonder Murren sodann die Seele von dir lassest«, ganz im Vertrauen auf den, »der alles wohl ermißt, und der für alle sorgt.«[106] Brockes ist sanft und friedlich an den Folgen einer Lungenentzündung gestorben.

Spirituelle Antworten als mögliche Hilfe auf die Tatsache des Todes

So wie für religiöse Menschen die Antworten, die ihre Religion auf das Problem des Todes gibt, ausreichend und hilfreich ist, kann für andere insbesondere das Verhalten entschiedener religiöser Vertreter abschreckend sein und sie religiöse Antworten ablehnen lassen. Dies geschieht umso stärker, je mehr definitive Aussagen über den »korrekten«, »richtigen« Glauben und entsprechendes Verhalten gegenüber Gott oder diesem immer vorhandenen Lebensgrund gemacht werden. Mit der dabei unumgänglich verengten Benennung dieses »ihres« Gottes wird dieser auch in Besitz genommen und über ihn verfügt – Gott wird von den Experten gewusst und damit verborgen. »Das« Wissen, wer und wie dieser Gott sei, und wie »der richtige Glaube« auszusehen habe, führt dazu, sich und ihn gegen andere Menschen und Religionen abzugrenzen, ja diese als ungenügend oder falsch zu bezeichnen. Dann wird die Möglichkeit einer Annäherung und Verbindung zu diesem Urgrund des Lebens durch jeden Menschen auf die Gefolgschaft derer begrenzt, die die gewonnenen »Erkenntnisse« der jeweiligen Glaubensgemeinschaft vertreten.

Fundamentalistischen Religionsvertretern fehlt wie dogmatischen Naturwissenschaftlern die Demut, um die Begrenztheit ihres Wissens und ihrer Ansichten einzugestehen. Beide meinen, dass sie die Welt in ihrem Urgrund erklären können. Im Fall der Glaubensfanatiker wird diesem Lebensgrund verunmöglicht, größer zu sein, als es ihr Denken erlaubt. Ihr beschränktes Gottesbild beschränkt auch die Güte ihres Gottes auf die Menschen, die sich zugehörig zu dieser Religion bekennen und den von den religiösen Führern aufgestellten Regeln folgen. In ihrem Geist ist eine fundamentale Angst vor einem richtenden und strafenden Gott immer anwesend. Sie werden, wenn sie nicht die Freiheit einer allumfassenden Liebe Gottes erfahren, die so allerdings auch den »Sündern«, den Menschen in und außerhalb »falscher« Religionen zukommt, in ihre enge Welt begrenzt. Ist für den Gläubigen im Angesicht eines liebenden Gottes Verurteilung, Strafe, gar Hölle bedeutungslos geworden, sind fundamentalistische Fanatiker getrieben, die Wahrheit ihrer religiösen Auffassung mit solchen Begriffen durch Ausgrenzung, Intoleranz und Unbarmherzigkeit gegenüber Andersdenkenden herzustellen. Ihre Angst vor der Nichtannahme durch ihren Gott kann sie so weit treiben, dass sie ihr Bild von ihm mit Gewalt durchsetzen wollen. Um ihren unbarmherzigen Gott zu versöhnen, verdrängen sie ihre eigene Höllenfurcht und lassen eine Ahnung davon in ihren Gewalttaten aufleuchten.[107]

Diese Erbarmungslosigkeit im Namen einer Religion war es, dass nach den islamistischen Terroranschlägen im Jahr 2015 in Paris auf die Redaktion der Satirezeitschrift »Charlie Hebdo« und auf einen jüdischen Supermarkt der Dalai Lama sagen konnte: »Ich denke an manchen Tagen, dass es besser wäre, wenn wir keine Religionen mehr hätten. Alle Religionen und alle Heiligen Schriften bergen ein Gewaltpotential in sich. Deshalb brauchen wir eine säkulare Ethik jenseits aller Religionen. Warum? Weil zum Überleben der Menschheit das Bewusstsein des Gemeinsamen wichtiger ist als das ständige Hervorheben des Trennenden.«[108]

Mit der Enge oder Weite der Aussagen über den Lebensgrund wird der Gläubige in ein enges oder weites Leben geführt. Glaubt er an Gott als den Lebensspender, zu dem alle Menschen in einer persönlichen, liebevollen Beziehung sein können, so fühlen, wissen spirituelle Menschen, dass ihr Leben kein beliebiger Zufall sein kann. Ohne sich auf eine religiöse Grundierung der Kirchen festlegen zu wollen, verstehen sie sich in einer großen Verbundenheit mit dem Urgrund allen Lebens und mit allem Leben. Die Erkenntnisse der Quantenphysik können sie in diesem ihrem innersten Wissen bestärken.

So können sich religiöse Menschen, die an Gott als ihren Lebensspender glauben, aus dem sie kommen und der zu ihnen wie allen Menschen in einer persönlichen, liebevollen Beziehung steht, und spirituelle Menschen begegnen. Beiden ist das Bewusstsein gemeinsam, dass sie aus dieser Verbundenheit und Zugehörigkeit, die als liebevolles Bezogensein die Grundlage der Welt ist und sie durchdringt, unmöglich herausfallen können. Beiden erlaubt diese Verbundenheit, mit diesem Lebensgrund, wie mit jeder Person ihrer Lebensgeschichte, überall und jederzeit in Beziehung zu gehen. In solcher Schau auf das Leben und unsere Erde sind und bleiben wir alle, auch wenn wir es nicht sehen, Weltbürger.

Menschen, die ihr Leben wie alles Leben in einem großen Zusammenhang verstehen, finden sich in der Gemeinschaft religiös, spirituell, philosophisch und dichterisch Suchender und ihren Zeugnissen durch die Jahrhunderte in ihren und fremden Kulturen.

»Tausend Menschen, tausend Thiere und tausend andere Geschöpfe sterben eben den Augenblick, da ihr sterbet«, schrieb der französische Philosoph Michel de Montaigne schon im 16. Jahrhundert. So konnte er auch sagen: »Wer die Menschen sterben lehrte, der lehrte sie leben.« Goethe ordnete den Tod als einen kreativen Impuls des Lebens ein, indem er über die Natur sagte: »Leben ist ihre schönste Erfindung, und der Tod ist ihr Kunstgriff, viel Leben zu haben.«[109]

Hermann Hesse war verwundert, wie sehr sich die Menschen dieser vor ihren Augen sich ausbreitenden Wirklichkeit der Vergänglichkeit verschließen. In seiner kleinen Betrachtung »Im Garten«, die ich im Garten des ihm gewidmeten Museums Gaienhofen fand, beschreibt er, wie sich aus den Garten- und Küchenabfällen eines Jahres durch ihren Zerfall guter Kompost für das Frühjahr bildet, der im Garten aus dem Faulen, Verwesen des Vorjahres »mit Macht in neuen, schönen Gestalten« wiederkehrt. Er schreibt: »Und der ganze, einfache und sichere Kreislauf, der dem Menschen so viel und schwer zu denken gibt und an dem alle Religionen ahnungsvoll verehrend deuten, geht in jedem kleinen Gärtchen so still und rasch und deutlich vor sich. Kein Sommer, der sich nicht vom Tode des vorigen nährt. Und kein Gewächs, das nicht ebenso still und sicher zur Erde wird, wie es aus Erde zur Pflanze wird. In meinem kleinen Garten säe ich mit froher Frühlingserwartung Bohnen und Salat, Reseden und Kressen und dünge sie mit den Resten ihrer Vorgänger, denke an diese zurück und an die kommenden Pflanzengeschlechter voraus. Wie jedermann nehme ich diesen wohlgeordneten Kreislauf hin als eine selbstverständliche und im Grunde innig schöne Sache; und nur zuweilen kommt es mir im Säen und Ernten für Augenblicke in den Sinn, wie merkwürdig es doch ist, dass von allen Geschöpfen der Erde nur allein wir Menschen an diesem Lauf der Dinge etwas auszusetzen haben und mit der Unsterblichkeit aller Dinge nicht zufrieden sind, sondern für uns eine persönliche, eigene, besondere haben wollen.«[110]

Die Wirklichkeit, die jeder finden kann, wenn er sich der Frage nach dem Lebensgrund öffnet, ist das verbundene Leben jedes Einzelnen mit allem Leben, die Einheit allen Lebens, in dem das eigene Sein enthalten ist und fortwirkt.

Ein vielleicht einfach erscheinendes Beispiel, das Brot als alltäglicher Lebensbestandteil, kann diese Verbundenheit sichtbar machen. Wir sind gewohnt, das Essen des Brotes als selbstverständlich anzunehmen, nachdem wir es mit dem Tausch eines Geldwertes in der Bäckerei gekauft haben. Das Geld ist für uns die Basis der Übernahme, und damit ist die Sache erledigt. Was für eine Verkürzung der Sicht, was für eine Verkürzung des Lebens! Brot ohne Mehl ist nicht denkbar, und so sollte doch der Beginn der Herstellung des Brotes wenigstens noch mit den Getreidekörnern zusammengebracht werden, die in die Erde ausgebracht werden müssen. Sie aber bedürfen der Bauern, die die Äcker durch Pflügen, Eggen und schließlich Aussäen vorbereiten, wobei sie Traktoren und Pflugscharen benötigen, die wiederum von Menschen unter Zuhilfenahme von Maschinen in entsprechenden Unternehmen hergestellt wurden. Die in den Boden eingebrachten Körner müssen dann, indem sie Keime treiben, ihre Gestalt verlieren, sich wandeln, müssen Triebe bilden, Wurzeln schlagen, wachsen. Nur wenn die Erde gut, das Bodenleben reichhaltig ist, Regen und Sonne im richtigen Maß zusammenwirken, und das Getreide weder durch Trockenheit verdorrt noch durch Überschwemmung ausgerissen wird, bilden sich Ähren, die, goldbraun und reif geworden, geerntet werden. Wie sehr wird dies in Zeiten von

Hitze und fehlendem Regen deutlich! Wieder bedarf es dazu Menschen, die Mähdrescher bedienen können, bis die Körner in Silos gelagert werden. Während ein Teil für die Aussaat im nächsten Jahr zur Seite genommen wird, werden die übrigen schließlich zur Mühle transportiert. In der Mühle werden diese millionenfachen Getreidekörner zu Mehl vermahlen. Bei all diesen Vorgängen sind Transportmittel und -wege erforderlich, ist die Arbeit anderer Menschen und von ihnen fabrizierter Maschinen anwesend, deren Materialien, Millionen Jahre alte Einlagerungen von Erzen in der Erde, über mühsame Prozesse aus der Erde geholt werden, über deren zerstörerische und krankmachende Abläufe in fremden Ländern wir möglichst nicht viel wissen wollen. Der Bäcker wird es dann sein, der den Teig herstellt, wobei er Mehl Wasser, Salz und Hefe benötigt, um dann den Laib in den Ofen schieben zu können. Dieser, nicht von ihm selbst gebaut, und durch Strom versorgt, über dessen Herstellung und Lieferung hier nicht nachgedacht werden soll, backt jetzt endgültig das Brot, das anschließend oft durch Transporter in die Verkaufsstellen gebracht und uns – gegen Geld – von einer Verkäuferin gereicht wird.

Dieses Nachdenken wäre weiter zu treiben, wenn die Frage gestellt wird, woher das ursprünglich ausgesäte Getreide gestammt hat – und so weiter.

Brot gelangt aus einem umfassenden Lebenszusammenhang zu uns und wird, daraus kommend, von uns einverleibt, die wir diese unablässige Verbundenheit nicht sehen. Da wir sie nicht wahrnehmen, würdigen wir sie auch nicht: Die Arbeit der vielen früher und jetzt lebenden Menschen in diesem Vorgang und das letztlich unverdiente Geschenk, das nicht durch Geld erschaffen werden kann. Es ist ein Geschenk, das aus der Existenz unserer Erde herrührt, die uns in ihren Materialien, im gelingenden Wetter, im fruchtbaren Boden und in Sonne, Wind und Wasser versorgt. Jahr für Jahr sind wir auf diesen Prozess angewiesen, der sich über Milliarden von Jahren entwickelt hat und der selbst verbunden ist mit dem gesamten Universum. »Genau genommen trägt jeder von uns ein Stück Universum in sich. Wir Menschen bestehen aus Elementen, die von Sternen in gewaltigen Explosionen ins All geschleudert wurden – wir bestehen zu 92% aus Sternenstaub.«[111]

In uns selbst, in jedem Lebewesen begegnet uns dieser Lebenszusammenhang mit allem, was diese Erde und das Universum ausmacht, immerzu. Er ist in jedem Gegenstand, in jeder Pflanze, in jedem Lebewesen und in jedem Menschen anwesend. Aus ihm ist es unmöglich herauszufallen.

Alles Leben resultiert aus vorangegangenem Leben. Alles Leben bietet die Grundlage für folgendes Leben. Jedes Gespräch, jeder literarische Ausdruck, jeder digitale Ausdruck, der aufgenommen wird, hat einen Ursprung, der nicht allein von einer Person stammt, da auch deren Geist von der Reaktion anderer auf die Lebenswirklichkeit durchdrungen ist. Jeder Mensch wird eine persönliche Haltung einnehmen, die geprägt ist von elterlichen Wertmaßstäben und deren Erleben durch das Kind, von gesellschaftlichen Normen und von den Erfahrungen, die er mit ihrer Mitwelt im Laufe des Lebens gemacht hat, von Zurückweisung, Unverständnis, gar Hass oder von erfahrener Liebe, Zuneigung und Verständnis. Daraus formt jeder von uns seine bewusste oder unbewusste Antwort aus dem Maß an Klarheit über sich und seine gegenwärtige Situation. Diese Antwort und diese Bewusstheit hängen auch davon ab, ob eine Person eine religiöse oder spirituelle Sicht in ihr Leben integriert und damit auch eine entsprechende Verbindung in einen Bereich hat, der die Erd- und Zeitbefangenheit des Menschen auflöst und das Existieren der Welt aus einem unerklärlichen Zufall in ein sinnvolles Geschehen verwandelt.

Erkennt man diese Verwobenheit des Lebens an, das sich materiell manifestiert, von grenzenlosem Bewusstsein und immerwährendem, uns nicht vollständig sich erschließendem Dasein durchdrungen ist und beständig auf einen großen spirituellen Zusammenhang verweist, und erkennt man dieses Eingewobensein auch für sein eigenes Leben an, in dem man als »materieller« Körper, als geistiges Bewusstsein, als emotionaler und religiös-spiritueller Mensch anwesend ist, muss man sich fragen, wieso mit dem Übergang des »materiellen« Körpers beim Tod zurück in seine materiellen Bestandteile nicht auch ein Übergang, ein Fortbestehen seines mit dieser Materie verbundenen, sie durchdringenden geistig-seelischen Wesens in das eine umfassende Sein dieses Urgrunds erfolgen sollte. (Ich habe materiell in diesem Fall in Anführungszeichen gesetzt, weil ich damit eine aus meiner Sicht nicht erlaubte Auftrennung des Menschen vollziehe.) Diese Frage nach der Bedeutung des Todes begleitet als religiöses und spirituelles Suchen und Reden von Gott, dem Göttlichen, dem Unaussprechbaren und namenlosen großen Geheimnis die Geschichte der Menschheit. Das christliche Verständnis der Auferstehung ist in solcher Schau auf das Leben eine Antwort.

In dieses grenzenlose Verbundensein fügt sich auch eine andere Betrachtung unseres Verständnisses von der Zeit ein. In unserer materialisierten Weltsicht ist Zeitlichkeit, die sich in der Geschichtlichkeit des Menschen quasi bestätigt, als die Menschen bestimmende und sie besiegende Macht immer anwesend. Deren Infragestellung – als Ausdruck einer immerwährenden Verbundenheit – durch einen Quantenphysiker wie Werner Heisenberg, der bezüglich Raum und Zeit feststellt »Diese Anschauungsformen mögen zu der Spezies Mensch gehören, aber nicht zu der Welt unabhängig vom Menschen«[112], ist im Bewusstsein des modernen Menschen nicht anwesend.

Wenn C. F. von Weizsäcker es für »zulässig« hält »zu fragen, woher denn diese ›geschichtlichen‹ Züge der Zeit im subjektiven Erleben kommen, wenn sie in der Natur an sich gar nicht existieren«, weiß er zugleich, »dass die Sonderrolle der Zeit aus der objektiven Naturbeschreibung nicht zu eliminieren (ist); sie ist also wenigstens in allen heute existierenden Darstellungen der Physik enthalten.« Damit ist »ein Verständnis von Zeit als ›Ablauf‹ (wie) der möglichen, noch beeinflussbaren und ungewissen oder nur naturgesetzlich vorhersagbaren Zukunft in der ganzen Physik stillschweigend vorausgesetzt«.[113] In dieser apriorischen Grenzziehung mit dem Begriff der Zeit findet sich die Begründung, dass die meisten Wissenschaftler wie selbstverständlich von einem zeitlichen Ursprung des kosmischen Geschehens ausgehen.

In einer so erfahrenen »Zeit als Ablauf« muss der Tod ein Ende bedeuten. Der spirituelle Mensch aber fragt, ob die Arbeitskonstrukte, die sich gegenüber der materiellen Wirklichkeit als sehr effektiv erweisen, auch für ein Verständnis für die größere Wirklichkeit einer Welt geeignet sind, wo diese Selbstverständlichkeiten von Raum und Zeit keine Geltung mehr haben.

Scheinbar im Tod vergangen bleiben der Mensch und alles Geschöpfliche als Ausdruck des Ewigen in der Zeit in der immerwährenden Verbundenheit weiterhin Teil des großen Lebensreigens. Religiös gesehen fällt der Mensch mit seinem Tod in die Fülle des großen, unendlichen Lebens in Gott als seinen Urgrund zurück, das ihn während seines irdischen Lebens meist unentdeckt begleitet hat. Hier wird dann das Wort von Jesus verständlich, wenn er auf die Frage der Pharisäer, wann das Reich Gottes komme, sagt: »Das Reich Gottes kommt nicht so, dass man es an äußeren Zeichen erkennen könnte. Man kann auch nicht sagen: Seht, hier ist es! Oder: dort ist es! Denn: das Reich Gottes ist mitten unter euch.« In einer solchen Verbundenheit weitet sich unser Leben über unsere als zeitlich erlebte Gegenwart hinaus auf. In dieser Sicht auf das Leben leben kein Mensch und kein Geschöpf verloren und sterben sie nicht verloren.

Folgerungen für ein Leben in Verbundenheit und ewigem Sein

Eine derartige Sicht auf die Einheit des gesamten Daseins darf sich in Übereinstimmung mit dem Weltbild sehen, das Philosophen gewonnen haben und das die Quantenphysik bestimmt. Mit dem Satz, »die Wirklichkeit basiert auf der Unauftrennbarkeit der Schöpfung«, hat Hans-Peter Dürr sie aus den Erkenntnissen der Quantenphysik zusammengefasst.[114] Jeder Mensch als körperliches, geistiges, emotionales und spirituelles Wesen ist und bleibt durch und durch mit dem Gesamtorganismus Erde als ein hineingewobener geheimnisvoller Mikrokosmos verbunden, den die gleichen Eigenschaften durchdringen. Wenn wir die Erde an unserem Wohnort verschmutzen, beschädigen wir im selben Augenblick ihren gesamten Organismus. Wenn wir die Verschmutzung, gar Zerstörung, von uns weg in ferne Länder auslagern, führt dies zwangsläufig auch zur Beschädigung unseres Lebensgrundes vor Ort. Es besteht keine Möglichkeit, uns aus dieser bestehenden Einheit zu lösen.

Eine Ahnung davon wird heute für die Menschheit in der alle erfassenden Klimaänderung spürbar. Sie betrifft alle und es kann keinen dauerhaften Gewinner geben. Auf gleiche Weise sind auf der medizinischen Seite viele Krankheiten und Krebserkrankungen Hinweise auf grundsätzliche, gesellschaftliche Fehlentwicklungen, die sich in Armut und übermäßigem Reichtum, in immer mehr beschleunigten Arbeitsabläufen und Stress, in Fehl- oder Überernährung, in Schadstoffbelastungen der Luft, des Bodens oder des Wassers und im Lärm des Alltags zeigen. Keine der Erkrankungen lässt sich daher auf einen oder wenige begrenzte fehlerhafte physikalisch-chemische oder biologische Abläufe zurückführen.

Wie diese Verbundenheit uns in den destruktiven Auswirkungen unseres Tuns erreicht, wirkt sie allerdings genauso in unseren heilsamen Handlungen. Albert Schweitzer brachte dies mit folgenden Worten zum Ausdruck: Der Mensch »kommt in ein geistiges Verhältnis zur Welt dadurch, dass er sein Leben nicht für sich lebt, sondern sich mit allem Leben, das in seinen Bereich kommt, eins weiß, dessen Schicksal in sich erlebt, ihm, so viel er nur immer kann, Hilfe bringt und solche durch ihn vollbrachte Förderung und Errettung von Leben als das tiefste Glück, dessen er teilhaftig werden kann, empfindet.«[115]

Wenn wir das Leben in seiner Lebendigkeit und Eigenart achten und fördern, fördern wir die Gesundung des Lebens auf unserer Erde. Wenn wir die Lebensgrundlagen in unserer Stadt, an unserem Ort, in unserer Region, in unserer Arbeit wie in unserer Freizeit heilen und schützen, tragen wir zur Heilung unseres Planeten Erde bei.

»Niemand übersieht die Möglichkeiten des Menschseins, immer ist
dem Menschen noch mehr und anderes möglich, als irgendjemand
erwartet hatte. Der Mensch ist unvollendet und unvollendbar und
immer noch offen in die Zukunft. … Die Bedeutung der zahllosen
kleinen Handlungen, jedes freien Entschlusses und jeder Verwirklichung der einzelnen Menschen ist unabsehbar.«

Karl Jaspers

Die immer gegenwärtige Chance zum freien Menschsein

Jeder Mensch ist ein Mikroorganismus im Makroorganismus
Erde, der wiederum eingeordnet ist in ein seit unendlichen Zeiten existierendes Universum. Jedes menschliche Leben ist zum
einen in besondere Umstände gestellt, zum anderen mit Freiheit versehen, darauf ganz persönliche Antworten zu geben.
Jedes Leben ist daher immer auch geistiger und spiritueller
Ausdruck der Person auf die vorhandene materielle Situation.

Das Leben der bundesrepublikanischen Gesellschaft ist in
der materiellen Struktur von Industrien und Arbeitsverhältnis-
sen, vom Verkehr und der für ihn geschaffenen Infrastruktur an
Straßen, Schienen, Parkplätzen, von Wohnungen und der
Gestaltung der Städte und Dörfer, vom Verhältnis der Ge-
schlechter bis in die sozialen Schichtungen hinein Ausdruck
und Hinweis auf ihre geistige und spirituelle Verfasstheit.

Wie in den vorausgegangenen Ausführungen nüchtern
gezeigt, ist diese Gesellschaft in ihrem tiefen Grund als krank
zu bezeichnen. Dies wird allein im Ausmaß an medizinisch
benannten Krankheiten offensichtlich, die die Bevölkerung
belasten.

Das tatsächliche Ausmaß an Krankheit ist wie bei einem Krebskranken, der von seiner Krankheit nichts weiß, erst sichtbar, wenn alles Leben und die Lebensgrundlagen als Ausdruck eines dem Leben dienenden oder es bedrohenden und zerstörenden Lebens in den Blick genommen werden. Dann werden der weltweite Rückgang an bewirtschaftbaren Böden und die Verschlechterung ihrer Qualität, werden die Schadstoffbelastungen der Luft und des Wassers, das durch Raubbau und Dürre knapper wird, werden der Verlust an Tier- und Pflanzenarten und ihrer Vielfalt und werden weltweite Armut, Kriege ebenso wie Klimaveränderungen als Krankheitssymptome begreifbar. Sie beruhen darauf, dass die bundesrepublikanische Gesellschaft als Teil der westlichen Weltgemeinschaft sich einem Krebsgeschwür ähnlich isoliert und scheinbar unverbunden mit allem Leben und den gesamten natürlichen Lebensgrundlagen dieser Erde verhält.

Wenn die Zielsetzung der Gesundung ist, allen Menschen dieser Erde ein gesundes und gutes Leben zu ermöglichen, wird der Zustand der Erkrankung an der Antwort auf die Frage erkennbar, ob durch die eigene wie bundesrepublikanische Lebensverfasstheit damit die Lebensgrundlagen anderer Gesellschaften erhalten oder verbessert, oder gar den unseren unter den gleichen destruktiven Vorgehensweisen angeglichen werden sollen. Erst wenn der Einzelne und schließlich eine Gesellschaft in ihrer strukturellen Organisation die Lebensverhältnisse auf den Erhalt und die Gesundung der Erde in ihrer Ganzheit hin wandeln, kann sich Gesundung ereignen.

Seit dem Aufbruch der Jugend im Jahr 2018 im Zusammenhang des bewegenden Klimastreiks von Greta Thunberg entwickelt sich ein Bewusstsein für diese umfassende Krankheit. Dabei bin ich mir nicht im Klaren, ob es aus einer Angst um die eigenen gegenwärtigen Lebensumstände geschieht, die mit möglichst wenigen Veränderungen letztlich erhalten werden soll, oder aus der grundsätzlichen Verantwortung für alles Leben auf dieser Erde. Nur in der Erkenntnis, dass alles Leben dieser Erde und alles, was die Existenz des Planeten ausmacht, miteinander verbunden sind, erhält die Ausrichtung des eigenen Lebens auf gesunde, gerechte und solidarische Lebensweise einen starken Sinn.

Die Bedeutung einer jungen Frau wie Greta Thunberg konnte erst dadurch so groß werden, weil viele Schülerinnen und Schüler, schließlich weltweit, sich mit ihr einig fühlten, ihre eigene Zukunft selbst bestimmen zu wollen – und dafür auch etwas zu tun. Indem sich unter anderem Eltern, Großeltern, Lehrer und Wissenschaftler mit ihnen solidarisierten, wurde daraus eine Bewegung, die die politischen Handlungsträger aus einer Jahrzehnte währenden Lethargie und aus lobbyistischen Bindungen an wirtschaftliche Machtträger riss und zu ersten Gesetzeskonsequenzen veranlasste.

Die Zeit zum Erkennen der Krankheit, die diesen Erdball erfasst hat, ist da. Das Bewusstsein für die Verantwortung für ihn in seiner Gesamtheit und Einzigartigkeit wächst. Jetzt gilt es, die krankmachenden Strukturen, die Ausdruck unserer fixierten Geisteshaltungen sind, zu Gunsten des Gesamtwohls und Erhalts allen Lebens aufzulösen. Findet diese Veränderung nicht im Bewusstsein der Verbundenheit statt, die Nachhaltigkeit für alle eine Zivilisation erhaltenden Strukturen anzielt, kann nicht von Erkenntnis gesprochen werden. Dann hält die Angst vor Veränderung die Gesellschaft in ihrer destruktiven Ausrichtung gefangen und die Krankheiten, die die Gesellschaft treffen, werden noch heftiger zutage treten.

Der Ukrainekrieg hat das schwelende Ausmaß an Furcht vor Veränderung in der deutschen Bevölkerung offengelegt. Die Unsicherheiten, die in den Veränderungen der Natur und ihrer Witterung als allmählich breit anerkanntes Problem die Menschen erfasst hat, wurden jetzt durch einen nicht mehr in Europa erwarteten Krieg übertroffen. Die Antwort fiel entsprechend der strukturellen Verfasstheit unsere Gesellschaft aus und war materieller Art, indem der Verteidigungsetat auf wenigstens zwei Prozent des Bruttosozialprodukts an Geldausgaben erhöht und mit Hilfe eines Sondervermögens in Höhe von 100 Milliarden Euro für das Militär weiter aufgestockt wird. Das zunehmende Gefühl der Unsicherheit soll durch eine weiter gesteigerte Abschreckung mit Kampfflugzeugen, die Atomwaffen tragen können, und einer Rüstung, die den Weltraum erfasst, beruhigt werden. Dabei entspricht dies einer Sicherheit, die die Bereitschaft zum Völkermord wie dem Mord an der eigenen Bevölkerung einsetzt, um die verunsicherte Freiheit zu verteidigen. Gegenüber diesem ungeheuren Sicherheitsbedürfnis hat der zu schützende Einzelne keine Möglichkeit, sich ihr zu entziehen, auch wenn er eine solche Sicherung nicht will. Er ist seit Jahrzehnten einer militärisch verfassten Vernunft ausgeliefert – die Stationierung von Atomwaffen in Deutschland stand noch unter keiner Regierung zur Disposition.

Auch hier wären Fragen zu stellen: Für die Sicherheit welcher Form des Lebens wird ein so hoher Einsatz als gerechtfertigt angesehen? Und: welche (Macht-)Verhältnisse sollen damit gesichert werden? Warum stand und steht der Einsatz dieser Gelder zum Erhalt der Lebensgrundlagen, zur Bekämpfung von Armut, Konfliktvorbeugung und etwa gegen die Klimaerhitzung nicht zur Debatte?

Zur Strategie, die Freiheit mit Waffen zu verteidigen, hatte auch die ukrainische Regierung angesichts des Überfalls auf das Land durch die Putinsche Armee gegriffen – wer will rechten? Aber die kostbare Freiheit des Volkes wird mit Tod, Leid, dem Auseinanderreißen von Familien und der Zerstörung von Lebensräumen von Menschen bezahlt, die einen solchen Weg zwangsweise gehen. Nicht kann es um die Rechtfertigung eines kriegerischen Überfalls und gewalttätigen Missbrauchs der Macht gehen! Aber *die Frage nach dem Wert des Lebens als Wert jeden einzelnen Lebens ist zu stellen. Dafür braucht es die Antwort der Betroffenen selbst!* Die Antwort kann auch die Anerkennung einer Situation sein, die der Einzelne nicht sofort verändern kann, die aber eine Freiheit behält, aus ihr einen Weg der Veränderung zu suchen. So kann auch die Annahme einer unabänderlichen Krankheit den Einzelnen in seine Freiheit zurückversetzen und Ausdruck einer Gesundheit sein, die die materielle Krankheit übersteigt.

Ein Weg, der die Freiheit der Gesellschaft erhalten will, bis zur Bereitschaft, *alles* Leben dafür einzusetzen, ist die spezifische Antwort der politischen Vertreter einer Gesellschaft, die eine panische Angst vor der Veränderung *ihrer* Lebensverhältnisse hat. Tiefer gegründet steht dahinter eine ungeheure Angst vor dem Tod, eine Angst, die bereits im Umgang mit der Coronapandemie sichtbar geworden ist.

Eine vollständige, beliebige Freiheit des Einzelnen kann es nicht geben. Sie ist beschränkt darin, die Freiheit des anderen so zu wahren, dass er seine Würde behält, beschränkt darüber hinaus durch die Bewahrung der Lebensgrundlagen und schließlich eingeengt innerhalb der bestehenden Strukturen. Innerhalb der strukturell herrschenden Grenzziehungen aber ist jeder Einzelne gefragt und kann sich einbringen. Jeder Schritt, der ihn darüber hinausführt, ist wichtig. Er zeitigt im Netz der Gemeinschaft einen gesundmachenden Impuls. Getragen vom Bewusstsein, dass jeder von uns zwar in die materielle Situation seiner Zeit eingebunden ist, wissen wir zugleich, dass »der Mensch Freiheit ist« (Karl Jaspers). »Sehe ich ihn aber in seiner Freiheit, so sehe ich ihn in seiner Würde. Jeder einzelne und ich selber sind unersetzbar, stehen gemeinschaftlich unter hohen Ansprüchen.«[116] Dabei bleibe uns stets bewusst, so Karl Jaspers, dass wir uns nicht selbst geschaffen haben, sondern durch etwas in der Welt sind, dass wir nicht sind. Auf dieses, was der Philosoph als Transzendenz (auf einer anderen Grundlage als die Kirchen auch als Gott) benennt, können wir Menschen uns beziehen – in eben unserer Freiheit. So können wir, während wir unserer Endlichkeit bewusst sind, »im Endlichen Teil an der Unendlichkeit« gewinnen.[117] Diese, den Menschen auszeichnende Freiheit, die sich in der Gewährung des Maßes an Freiheit der anderen widerspiegelt, gibt ihm ständig die Möglichkeit, das Gute zu wollen – immer wieder in den Grenzen, die sich auftun.

Wird der Mensch nicht als begreifbarer Gegenstand, als Objekt und gleichgültiges Exemplar der Gattung Mensch begriffen, wird auch die Zukunft offen: »Niemand übersieht die Möglichkeiten des Menschseins, immer ist dem Menschen noch mehr und anderes möglich, als irgendjemand erwartet hatte. Der Mensch ist unvollendet und unvollendbar und immer noch offen in die Zukunft. Es gibt keinen totalen Menschen und wird ihn nie geben.

Daher gibt es zwei Weisen, die Zukunft des Menschseins zu denken. Entweder sehe ich es als ein Geschehen, wie das eines Naturobjekts, und entwerfe Wahrscheinlichkeiten. Oder ich entwerfe Situationen, die sich ergeben werden, ohne zu wissen, wie der Mensch auf sie antworten, wie er in ihnen aus seiner Spontaneität zu sich kommen wird.

Im ersten Falle erwarte ich ein zwingend Notwendiges, das ich grundsätzlich wissen könnte, wenn auch nicht weiß. Im zweiten Falle kommt die Zukunft nicht kausal notwendig als das Geschehen des Seienden, sondern durch das, was jetzt aus

Freiheit getan und gelebt wird. Die Bedeutung der zahllosen kleinen Handlungen, jedes freien Entschlusses und jeder Verwirklichung der einzelnen Menschen ist unabsehbar.«[118]

Je mehr Freiheit als großartiges Geschenk verspürt wird, die die Möglichkeit zur Entscheidungsfreiheit gibt, desto offener kann man sich den Fragen stellen, was das eigene Leben wie das Leben ringsum zu etwas Besonderen und Lebenswerten macht und wie jeder einzelne beitragen kann, diesem zum vollen Ausdruck zu verhelfen. Dies »eröffnet die Möglichkeit, in gemeinsam und kritisch geübter Disziplin auf jene axiomatischen Selbstverständlichkeiten zu verzichten, auf denen das Weltbild der Gegenwart zu ruhen scheint.«[119]

Eine der Selbstverständlichkeiten, die sich in der Zeit der Kontaktbeschränkungen während der Coronapandemie als Irrtum von großem Ausmaß erwiesen hat, war, dass Konsumgüter und materielle Bereicherung, die Beschränkung von Kontakten auf digitale Medien und der Übergang von der realen Welt in virtuelle Welten die grundlegenden Bedürfnisse nach Liebe, Freundschaft, Gemeinschaft, Sicherheit, Frieden oder sinnvoller Arbeit ausgleichen oder ersetzen könnten. Legt man die Frage nach der menschlichen Dimension von technischen Maßnahmen an, dürften sich andere Gewissheiten ebenfalls als krankmachende Irrtümer erweisen – die beständige Annahme, dass eine Beschleunigung der Lebens-, Arbeits- und Verkehrsabläufe eine größere und besser verfügbare Zeit für den Einzelnen bringt oder dass die Steigerung gewaltsamer Einsatzmittel die Sicherheit des eigenen Lebens steigern könne.

Im Wissen um unser aller Einbettung in eine die Lebensbedingungen auf der Erde zerstörenden Wirtschaftsweise, die den materiellen Gewinn – nicht nur der Kapitaleigner – vor die dauerhafte Bewahrung der Lebensgrundlagen und das Wohlergehen aller Menschen stellt, gilt: »Eine nachhaltige Gesellschaft braucht befreite Menschen. Die Wirtschaft kann (dann) entmystifiziert und vom anonymen Handlungszwang befreit werden; Personalität kann sich durchsetzen gegen die trendige Vermassung der Modellmechanismen und die Wirtschaft in die physische Realität zurückführen. ... Der sich eigenverantwortlich fühlende, wach gewordene Mensch, der dem Zeitgeist widerstehen kann und sich von der Projektion befreit, wird seine eigenen, von ihm sinnhaft erfahrbaren Lebensgrundlagen nicht zerstören.«[120] *Sich seiner Freiheit bewusst, wird jeder klarsichtig gewordene Mensch, unabhängig seiner verantwortungsvollen Position, überlegen, wie seine gute Antwort aussehen kann.*

Mit der Unterscheidung zwischen »Haben oder Sein« (Erich Fromm), der Unterscheidung zwischen einer Existenz, wo sich entweder alles um den Besitz von Dingen einschließlich von Personen handelt oder um eine Lebensform, in der man in diesem Sinne nichts hat und begehrt, »sondern voller Freude ist, seine Fähigkeiten produktiv nutzt und eins mit der Welt ist«[121], wird dann das eigene Leben eine neue Ausrichtung erhalten. Sie geht dann über das eigene Leben auf alles Leben hin und entdeckt in jedem Leben seinen Sinn und Eigenwert. Beziehe ich mich zurück auf Martin Buber, so treten wir ein in eine Beziehung zum Leben als Du, das unseren Blick öffnet auf »das ewige Du hin«, das ständig anwesend ist. Dieses aus seiner Beschränkung auf sich erlöste und auf alles Leben sich dankbar und verantwortungsvoll bezogene Dasein schenkt eine völlig ungewohnte Freude und Leichtigkeit, trotz der Grenzen, die die gegenwärtigen Verhältnisse immer wieder setzen.

»Anfang, stetig sich wiederholender Anfang des Denkens ist, dass der Mensch sein Sein nicht einfach als etwas Gegebenes hinnimmt, sondern es als etwas unergründlich Geheimnisvolles erlebt. Lebensbejahung ist die geistige Tat, in der er aufhört dahinzuleben und anfängt, sich seinem Leben mit Ehrfurcht hinzugeben, um es auf seinen wahren Wert zu bringen. Lebensbejahung ist Vertiefung, Verinnerlichung und Steigerung des Willens zum Leben.
Zugleich erlebt der denkend gewordene Mensch die Nötigung, allem Willen zum Leben die gleiche Ehrfurcht vor dem Leben entgegenzubringen wie dem eigenen. Er erlebt das andere Leben in dem seinen.

Albert Schweitzer

Gesundung durch das Wiederfinden der Verbindung zur Natur in der Nahrung

Im Bereich der Ernährung, der Bewegung und der Ordnung seines Lebens wie in den eigenen Wertvorstellungen bringt jeder sich zum Ausdruck. Wie er damit Einfluss auf die eigene Gesundheit nimmt, trägt er auch zur Gesundung oder Beibehaltung des Krankheitszustands des Lebens im Allgemeinen bei. Versteht man sich als freier Mensch, so sind jedem damit Instrumente in die Hand gegeben, selbstbestimmt gesund und gut zu leben. Da wir ohne Essen und Trinken nicht bestehen können, liegt die Basis eines solchen Lebens in der Ernährung.

Gesunde Kohlenhydrate

Lebenswichtige Hauptnährstoffe und zentrale Energieträger sind die Kohlenhydrate. Sie werden während der Verdauung in

Einfachzucker wie Glucose und Fructose übergeführt. In der Nahrung, die die Natur uns liefert, sind sie überwiegend als Stärke und meistens im Verbund mit Vitaminen, Spurenelementen, Mineralstoffen und Ballaststoffen, die auch als Faserstoffe bezeichnet werden, vorhanden.

Je naturbelassener Kohlenhydrate bleiben, umso mehr können sie ihre essentiellen Nährstoffe für unsere Gesundheit anbieten. Sie werden dann als vollwertige Nahrungsmittel bezeichnet. Da der Körper diese zum größten Teil nicht selber herstellen kann, müssen sie über die Nahrung zugeführt werden.

Getreide und seine Produkte wie Brot oder Teigwaren, Kartoffeln, Gemüse, Salat und Obst, Milch und Milchprodukte sind die wichtigsten Kohlenhydratlieferanten. Davon sind Gemüse und Obst die Nahrungsmittel, die in Deutschland viel zu wenig gegessen werden.

Je bunter und vielfältiger diese Nahrungsmittel sind, desto reichhaltiger ist die Versorgung mit den Nährstoffen. Dunkelgrüne Blattgemüse wie Spinat und Mangold sowie Salate gehören neben gelbem, orangenem, rotem Gemüse und Früchten wie Karotten, Rote Bete, Aprikosen und Pfirsiche auf den Tisch. Getreidekeime, Vollkornerzeugnisse, ob als Haferflocken oder Vollkornreis sollten genauso wenig fehlen wie unser Grundnahrungsmittel, die Kartoffel. Auch sie enthält viele Vitamine und Mineralstoffe. Kohlpflanzen, Erbsen, Bohnen und Linsen bieten diese Nährstoffe an, aber auch Gewürze und Kräuter, die zum Würzen oder als Tee gebraucht werden. Kakaoprodukte und die wertvollen Nüsse, Quellen für Vitamin E, B-Vitamine, Folsäure und anderes sollten auf dem Speiseplan stehen.

»Ein Apfel am Tag hält den Doktor ab« – dieser englische Leitspruch sagt etwas über die volkskundliche Einschätzung einer Frucht aus, die im Herbst häufig achtlos unter den Bäumen liegt und verfault. Aber wer möchte etwa die Beeren missen, deren Wert sehr unterschätzt wird. Ich bin dankbar, dass mir im Sommer die Beerensträucher ihre Früchte anbieten und im Garten alte Obstbäume stehen, die Äpfel, Birnen und Pflaumen schenken. Die Früchte am Morgen ins frisch zubereitete Müsli gegeben, sind ein Genuss und guter Start in den Tag.

Je erntefrischer Obst und Gemüse gegessen werden, desto vitaminreicher sind sie. Besonders Krebskranke sollten auf die Reife und Frische dieser Lebensmittel achten. Für ihre längere Lagerung ist dunkle, kühle Aufbewahrung oder, so möglich und gewollt, Tiefgefrieren eine gute Weise, vitaminabbauende Vorgänge zu verzögern oder auszuschließen. Kurze Kochzeiten, Garen, Dämpfen und Dünsten sind Zubereitungsweisen, bei denen der Nährstoffreichtum besser gewahrt wird als durch langes Kochen.

Diese Ernährung mit einem geringen Maß an Eiern und Milch und ihren Produkten ergänzt, reicht in der Regel für eine gute Versorgung mit Kohlenhydraten. So lässt sich sagen: Wer vollwertige, wenig industriell verarbeitete Nahrungsmittel isst und dabei auf ihre Verträglichkeit achtet, tut Gutes für seine Gesundheit!

Bei einer Ernährung, die ausdrücklich reichlich Gemüse und Obst enthält, ist bei allen Ernährungsweisen, ob unter maßvollem Gebrauch tierischer Lebensmittel oder bei vegetarischer oder veganer Ernährung, kein gesundheitsbeeinträchtigender Mangel zu erwarten. Besondere Situationen können allerdings die Zufuhr kritischer Nährstoffe wie Eisen und Kalzium, Jod oder Zink erforderlich machen. Dazu gehört auch Selen, dessen Versorgung aufgrund der Überdüngung der Böden und ihrer erhöhten Schadstoffbelastung als grenzwertig angesehen wird: »Deutschland ist ein ausgesprochenes Selenmangelgebiet.«[122]

Da die langsame Freisetzung des Zuckers aus Vollkornprodukten für einen kontinuierlichen Blutzuckerspiegel sorgt, bleibt eine Überlastung der Bauchspeicheldrüse durch überhöhte Insulinspiegel aus und es verringert sich das Risiko, an Diabetes mellitus zu erkranken. Die gesunde Darmflora wird gestärkt, das Gefäßsystem wird vor Verhärtung geschützt, die Körperabwehr wird verbessert. Die seelische Verfassung, die durch das Auf und Ab an Nahrungsüberschüssen oft sich in Müdigkeit und Leistungstief äußert, kann ausgeglichener werden. Eine ballaststoffreiche Ernährung trägt also wesentlich zu einem gesünderen, von Ernährungskrankheiten seltener betroffenen Leben bei! Die individuelle Verträglichkeit ist die Orientierungshilfe, wie ballaststoffreich oder -arm, wie grob oder fein die Verarbeitung der Nahrungsmittel am besten verträglich ist.

Krankmachender Zucker

Bei dem Wunsch, eine für sich stimmige Ernährung zu finden, muss sich jeder im Klaren sein, dass wir ständig mit Nahrungsprodukten konfrontiert und diese beworben werden, bei denen es nicht um ihren gesundheitlichen Wert, sondern um das Interesse der Produzenten an der Vermarktung geht. Industrieller Lobbyismus, der gern mit »Expertenaussagen« wirbt, soll die Ernährung in die von dort gewünschte Richtung lenken.

Als besonders unheilvoll hat sich dabei eine Kampagne erwiesen, die von der amerikanischen Zuckerindustrie gefördert wurde. Sie suchte den Fettanteil der Ernährung zurückzudrängen, um im Gegenzug diesen durch industriell erzeugten Zucker zu ersetzen.[123] Als dann Mitte der 1960er Jahre deutlich wurde, dass durch den überhöhten Zuckerverbrauch das Schlaganfall- und Herzinfarktrisiko steigt, wurden die Zuckerlobbyisten neuerlich aktiv. Mit viel Geld gelang es ihnen, dass Wissenschaftler der Harvard School of Public Health den Zucker als wesentlichen Risikofaktor für die Verfettung der Gefäße ausschlossen und demgegenüber Cholesterin und den Konsum gesättigter Fettsäuren dafür vorrangig verantwortlich machten.[124] Fettarme Kost wurde zum Mantra der medizinischen Fachgesellschaften, ein Mantra, das sich bis heute festgesetzt hat. Damit konnte von der Nahrungsmittelindustrie die Praxis fortgesetzt werden, bei der Verarbeitung von Mehl- oder Milchprodukten und in Getränken weiter Zucker zuzuführen. Zucker ist das Lockmittel für die Kundengewinnung geworden.

Alle Kohlenhydrate, wie Stärke- oder Weißmehle, die schnell aus den Nahrungsmitteln freigesetzt werden, wirken in gleicher Weise. Ihrer Vitamine, Mineralien und Ballaststoffe beraubt, sind sie wie Zucker zu bewerten, die darüber hinaus für ihre Verwertung dem Körper seine deponierten Vitamine und Mineralien entziehen. Viele chronische Krankheiten, nicht nur Diabetes mellitus oder Übergewicht, sind wesentlich durch den überhöhten, oft unbemerkten Zuckerkonsum bedingt. Bei Krebskranken kommt zu der dadurch begünstigten Übersäuerung des Organismus und der Einschränkung der Regulationsfähigkeit ein weiteres Problem dazu. Aufgrund des ständig erhöhten Blutzuckerspiegels wird eine gesteigerte Insulinausschüttung bewirkt, um den Blutzucker zu senken. Da aber Insulin und ihm verwandte Stoffe auch wachstumsstimulierende Eigenschaften haben, kann dies zu verstärkter Krebsentstehung und zum Tumorwachstum beitragen.[125] Die Einschränkung der Zuckerzufuhr wird deswegen für Patienten umso dringlicher, je übergewichtiger sie sind, unabhängig davon, ob sie an Krebs erkrankt sind.

Die gesundheitsschädigende Wirkung des hohen Zuckerkonsums ist so auffällig, dass die WHO an alle Staaten appelliert, durch eine Steuer auf Zucker den Verbrauch einzudämmen. Maximal fünf Prozent der täglichen Kalorienzufuhr in Zuckerform seien empfehlenswert – in Deutschland liegt dieser Wert bei rund 15 Prozent. Bei zuckergesüßten Getränken hat Deutschland mit mehr als 80 Litern pro Jahr einen der höchsten Pro-Kopf-Verbräuche in der europäischen Staatengemeinschaft. In Kilogramm ausgedrückt liegt der jährliche Verbrauch pro Person bei 32 Kilogramm Zucker.[126]

Mit einer Zuckersteuer würde die wohl wesentlichste Quelle von Übergewicht, Diabetes mellitus und Herzerkrankungen schwächer sprudeln. Die dadurch erhaltenen Einnahmen könnten der Behandlung der Erkrankten und der Prävention zugeführt und damit die Zuckerindustrie an den von ihr ausgelösten Krankheiten in die Verantwortung einbezogen werden. Im gleichen Sinn könnte die Beendigung von Subventionen für den Zuckerrübenanbau helfen, die Agrarproduktion neu auszurichten.[127]

Eiweiß, der Überkonsum von Fleisch und Fisch und gesunde Alternativen

Für die tägliche Erneuerung von Millionen Zellen im Körper benötigen wir die Aminosäuren des Eiweißes als Grundbausteine. Fleisch, Fisch, Eier und ihre Erzeugnisse, gefolgt von Geflügel sind mit Milch die Hauptlieferanten zur Deckung des Eiweißbedarfs in Deutschland. Sie machen den teuersten Anteil der Lebensmittelkosten aus.

Unter Einschluss des Verlustes bei der Produktion werden bei einem durchschnittlichen Gesamtverbrauch von 90 Kilogramm pro Person etwa 60 Kilogramm Fleisch und Wurstwaren je Bundesbürger/in pro Jahr verzehrt. Diese Zahl würde, wenn man die rund sieben Millionen Vegetarier in Deutschland, diejenigen, die sich vegan ernähren und die miteingeschlossenen Kinder bis zwölf Jahren berücksichtigen wollte, noch drastischer ausfallen. In Deutschland besteht eine eindeutige Eiweißüberernährung!

Folgt man den Ernährungsregeln der Deutschen Gesellschaft für Ernährung, würden etwa 15 bis 30 Kilo Fleisch pro Person und Jahr ausreichend sein, um den Eiweißbedarf zu decken. Auf den Alltag übertragen ist dies mit zwei bis drei kleinen Mahlzeiten von insgesamt 300 bis maximal 600 Gramm Fleisch in der Woche zu erreichen. Diese Eiweißversorgung will die Gesellschaft ergänzt sehen durch tägliche Milchprodukte und den Verzehr von Fisch ein bis zweimal pro Woche.

Das Abbauprodukt des Eiweißes, egal ob es mit der Nahrung zugeführt wird oder etwa bei Krebskranken bei der Zerstörung von körpereigenen Zellen durch die Chemotherapie entsteht, ist die Harnsäure. Eiweiße sind also Säurebildner. Mit einer übermäßigen Säureanflutung bei ständigem Genuss von Fleisch, Wurst und anderem ist der Organismus gezwungen, für eine Neutralisierung zu sorgen. Ein Weg dabei ist, mit Hilfe von Mineralien die Säuren als Salze abzulagern – im Bindegewebe, in den Gefäßen wie in den Muskeln und den Gelenken. »Rheumatische Schmerzen« sind ein Hinweis und finden in übermäßiger Eiweißzufuhr oft eine Erklärung.[128] Bestärkt wird diese Sicht durch Ergebnisse Schweizer Forscher, wonach »Menschen, die häufig Wurstwaren und andere Arten von verarbeitetem Fleisch essen, ein signifikant höheres Risiko haben, an Herz- und Kreislauf-Erkrankungen oder Krebs zu sterben.« Nach ihren Feststellungen müssen »ausgesprochene Fleischliebhaber ... sogar mit einer Verdoppelung des Sterberisikos rechnen.« Sie weisen außerdem darauf hin, dass durch Salzen, Pökeln, Grillen und Räuchern krebserregende Stoffe wie Nitrosamine entstehen können.[129] Insbesondere Schweinefleisch gilt bei chronisch entzündlichen Krankheiten wie für Krebskranke als wenig empfehlenswert, weil es mit der Arachidonsäure eine Säure enthält, die entzündungssteigernd wirkt.

Neben der in der Bevölkerung verhältnismäßig stark vorhandenen Lactoseunverträglichkeit, die für wenigstens 15 Prozent der Bevölkerung eine Unverträglichkeit von Milch und ihren Produkten bedeutet, sollten auch die Folgen der Milch- und der Fleischerzeugung für die Mitwelt nicht übersehen werden. Wird das Fleisch aus konventioneller Tierhaltung bezogen, muss davon ausgegangen werden, dass die Tiere mit Kraftfutter gemästet worden sind. Neben Getreide sind Ölschrote die nächstwichtigen Komponenten dieses Futters. Darunter macht Sojaschrot mit rund zwei Dritteln den größten Anteil aus. Soja wird vor allem in riesigen Monokulturen in Argentinien, Brasilien und den USA angebaut, in der Regel als gentechnisch veränderte Pflanze. Während in Europa gentechnisch veränderte Sojabohnen nicht für den Anbau zugelassen sind, dürfen sie als Sojaschrot im Tierfutter landen. Über 21 Millionen Tonnen Sojaschrot werden jährlich von der EU importiert.[130]

Um diese riesigen Mengen an Tierfutter produzieren zu können, wird ein ungeheures Maß an Land verbraucht. »Für kein anderes Konsumgut der Welt wird so viel Land benötigt wie für die Herstellung von Fleisch und Milch. Obwohl nur 17 Prozent des Kalorienbedarfs der Menschheit von Tieren stammt, benötigen sie 77 Prozent des globalen Agrarlandes. ... Jedes Jahr wird die Ackerfläche für den Futtermittelanbau größer. Für Soja lag sie 1997 bei 67 Millionen Hektar, inzwischen sind es 120 Millionen.«[131]

Ungekennzeichnet landet dieses Produkt über das Schrot auch im Fleisch, es wird als Pflanzenöl in Margarinen, Mayonnaise oder in Kosmetika verwendet, ist in Suppen, Backwaren, Kakaogetränken, Schokoladen und vielen anderen Produkten zu finden. Ungekennzeichnet erreichen den Verbraucher diese gentechnisch veränderten Waren, vor denen er sich geschützt sehen will, in der alltäglichen Nahrung. Auf die Kennzeichnungspflicht gentechnisch veränderter Produkte zu verzichten, ist gesundheitspolitisch betrachtet ein Skandal.[132] Er weitet sich aus, wenn der für die Erzeugung von Fleisch erforderliche Energieeinsatz der Sojaproduktion, seines Transports nach Europa einschließlich der Treibhausgasemissionen und Umweltzerstörungen in den Landwirtschaftsregionen berücksichtigt wird. Wie weit Tofu als Fleischersatz, Sojamilch und Sojasoßen notwendige Nahrungsmittel sein sollen, muss sich daher jeder fragen. In Deutschland ist mehr als die Hälfte der von der Landwirtschaft verursachten Emissionen auf die Tierhaltung zurückzuführen. Die geringfügige Einschränkung des Fleischverbrauchs um nur ein Fünftel »würde so viel weniger Klimagase bedeuten wie die Stilllegung des Braunkohlekraftwerks Weisweiler, des viertgrößten deutschen CO_2-Emittenten.«[133]

Was bei der Betrachtung für Fleisch als Eiweißspender gilt, lässt sich auf Fisch übertragen. Sein Verzehr wird von der Deutschen Gesellschaft für Ernährung insbesondere wegen des Gehalts an essentiellen Fettsäuren zur ergänzenden Deckung des Eiweißbedarfs empfohlen. Nebensächlich dabei ist, dass es insbesondere durch den gestiegenen Konsum aus den Industrienationen und Schwellenländern zur Bedrohung der weltweiten Fischbestände und der Fischerei als Lebensgrundlage und Haupterwerbszweig der Menschen in vielen Meeranrainerländern gekommen ist.[134]

»Aquakultur« – als Antwort auf die gestiegene Nachfrage – »als Massentierhaltung unter Wasser ist ein ökologisches Desaster. Die Fische verletzen sich, werden krank und schneller von Parasiten befallen. Um dem entgegenzuwirken, werden weitflächig Antibiotika und Chemikalien eingesetzt, die das Wasser verunreinigen.«[135] Nur bei ökologischem Betrieb wie in der Karpfen- und Forellenzucht gelten Aquakulturen als akzeptabel.

Eiweiß (oder protein)-reiche Ernährung mittels Fleisch wird von den Ernährungswissenschaftlern damit gerechtfertigt, dass sie für den Organismus zum Einen als Energielieferant und andererseits als Lieferant von Eiweißbausteinen, den Aminosäuren, nötig sei. Für die Erfüllung des ersten Zwecks dienen allerdings auch Kohlenhydrate und Fette.

Bei der Versorgung mit den Eiweißbausteinen sind die sogenannten essentiellen Aminosäuren besonders wichtig, die der Organismus im Unterschied zu allen anderen Aminosäuren nicht selbst herstellen kann. Sie werden aber nicht nur durch tierische Eiweiße geliefert, wie lange von der Ernährungswissenschaft angenommen, sondern finden sich auch in pflanzlicher Nahrung. Anders wäre auch nicht zu erklären, wie rein pflanzenfressende Tiere, etwa Schafe, Kühe oder Pferde ihre Muskulatur aufbauen und zugleich Milch mit kräftigem Eiweißgehalt für ihre Nachkommen bilden können. Allein aus dieser Lebenswirklichkeit wird klar, dass durch eine vegetarische, also Milch- und Eiprodukte verwendende, oder vegane Ernährung, die auch darauf verzichtet, eine ausreichende Eiweißversorgung möglich ist.[136]

Weder Fleisch noch Fisch sind daher als Eiweißträger für die menschliche Ernährung zwingend nötig. Eine Basisversorgung aus dem Eiweiß von Vollgetreide, Gemüse und Kartoffeln, aus Milch und seinen Produkten wie Quark, Käse und dergleichen, sowie Eiern ist absolut ausreichend.[137] Zu diesem Ergebnis ist auch die Vegetarierstudie des Robert-Koch-Instituts aus dem Jahr 2016 gekommen. Ein Nährstoffmangel war bei Vegetariern nicht häufiger vorhanden als bei Menschen, die nicht vegetarisch leben.

Auch bei Veganern, die alle tierischen Produkte meiden, neben Fleisch und Fisch also auch Milch, Eier und Honig, war eine gesunde Nährstoffbalance festzustellen. Sie haben als Alternative zur Milch einige pflanzliche Produkte wie Soja-, Hafer-, Erbsenmilch zur Verfügung. »Trotzdem sollten Menschen mit einer veganen Ernährung auf eine ausreichende Versorgung mit den kritischen Nährstoffen, insbesondere Vitamin B12, durch eine Einnahme von Nahrungsergänzungsmitteln oder den Verzehr angereicherter Lebensmittel achten.« Außerdem ist der Kalziumhaushalt zu kontrollieren, um gesundheitliche Schäden zu vermeiden.[138]

Die gesundheitlichen Vorteile einer veganen und vegetarischen Ernährung werden dabei nicht nur in dem hohen Anteil pflanzlicher Lebensmittel begründet gesehen, sondern gerade auch im Verzicht auf Fleisch und tierische Produkte. Da diese Nahrungsmittel übersäuernd wirken und damit bei einem Übermaß an Verzehr chronische Krankheiten befördern, sind diese Ernährungsweisen auch etwa bei Krankheiten des Herz-Kreislauf-Systems, Diabetes mellitus, chronischen Schmerzen des Bewegungsapparates oder Krebs noch äußerst hilfreich.[139] Jeder hat die Mittel für sich zur Verfügung.

Allein gesundheitliche Gründe können es sein, die zur Einschränkung oder zum Verzicht auf tierische Produkte motivieren. Der Ukrainekrieg mit dem Wegfall von Getreideexporten machte deutlich, wie mit allein einer dreißigprozentigen Einschränkung der Schweinefleischproduktion eine Ackerfläche von einer Million Hektar frei würde. Statt für tierisches Kraftfutter könnten fünf Millionen Tonnen Getreide angebaut werden.[140]

Unabhängig von solchen sachlichen Gründen sind es ethisch-moralische Gründe, die zum Verzicht auf Fleisch führen. Für mich war es die Beschäftigung mit Albert Schweitzers Leben und Denken, die mich vor Jahren zu diesem nicht leichten Entschluss gebracht haben. In seinem Buch »Aus meinem Leben und Denken« beschreibt er, wie er monatelang suchte, »die Weltanschauung, in der der universelle und der ethische Fortschrittswille miteinander begründet und miteinander verbunden sind«, zu finden. Auf einer längeren Fahrt auf dem Fluss Ogowe, immer auf sein Problem konzentriert, stand plötzlich das Wort »Ehrfurcht vor dem Leben« vor ihm – »der Pfad im Dickicht hatte nachgegeben«. Für Albert Schweitzer bestand der große Fehler aller bisherigen Ethik darin, »dass sie es nur mit dem Verhalten des Menschen zum Menschen zu tun zu haben glaubte. In Wirklichkeit aber handelt es sich darum, wie er sich zur Welt und allem Leben, das in seinen Bereich tritt, verhält.«[141]

Ich war auf eine Erweiterung des in der Regel auf den Menschen ausgerichteten und beschränkten Ethos gestoßen, die sich jetzt auf alles Leben bezog. Seine Umsetzung verlangte mir allerdings einiges ab, dem Fleisch zu essen eine schmackhafte Gewohnheit war. Im Laufe der Jahre hat sich die Entscheidung für mich als bereichernd und richtig erwiesen. Heute ist es ein angenehmer Nebeneffekt, dass ich überzeugt bin, damit auch eine gesündere Lebensweise gewählt zu haben. Eine zusätzliche Bestätigung ist mir das Bewusstsein, dass ich mich, der weiterhin mitverantwortlich für viele Probleme auf dieser Erde ist, mit meiner Ernährung einen kleinen hilfreichen Beitrag mache. Daraus ergibt sich kein Grund, mich moralisch zu überheben – zu sehr bleibe ich weiter eingebunden in die zerstörerischen Strukturen unserer Zivilisation. Einiger und zufriedener mit mir geworden zu sein, ist dennoch bereits eine ausreichend gute Folge.

Auch wenn Fleisch für die Eiweißernährung grundsätzlich betrachtet nicht erforderlich wäre, sehe ich, dass bei den meisten Menschen das Bedürfnis danach vorhanden ist. Das Essen von Fleisch gehört zur Geschichte des Menschen. Die Herstellung von veganen Fleisch- und Wurstersatzprodukten bestätigt, dass auch vielen Veganern es schwerfällt, sich von diesem Bedürfnis zu verabschieden. Als Vegetarier bin ich dankbar, dass ich mäßig Milchprodukte und Eier zur Verfügung habe. Auch wenn ich um ihre grundsätzliche Problematik in Bezug auf die potentielle Belastung der üblichen Futterproduktion, von Böden und Grundwasser einschließlich der Energiethematik sehe, sind sie mir kein Problem, wenn sie aus ökologischer und artgerechter Tierhaltung stammen.

Mit Energiebilanzen ein Essen zu berechnen, in das auch der Energieaufwand eines künstlichen Fleischprodukts einzubeziehen wäre, erscheint mir freudlos. Es nimmt dem Leben von seiner Schönheit. Für die persönliche Energiebilanz dürfte für die meisten Menschen ihre Ernährung letztlich nicht entscheidend sein, wenn sie mit ihren anderen Formen des Konsums oder ihres PKW-Verkehrs verglichen wird. Aber in der Summe erweist sich das Übermaß an Fleischverzehr als verheerend. Jeder, der Wert auf Fürsorge für seine Gesundheit legt und sich für seine Mitwelt, die Tiere und die Erde, verantwortlich fühlt, kann sich aus dem Übermaß seines Verbrauchs an tierischen Nahrungsmitteln lösen. Dann wird es darum gehen, für sich ein neues Maß zu finden, das den Reichtum der Natur erhält und die Tiere befreit von Fleischproduzenten zu Mitgeschöpfen mit ihrem Recht auf gutes Leben. Dazu zähle ich auch die Tiere, die aus Gründen des Naturschutzes, des Schutzes von jungem Wald oder frisch gepflanzten Bäumen erlegt werden. Wenn ein Jäger seine Tätigkeit als ein Heger der Natur begreift, begreife ich ihn als einen verantwortlich Handelnden. Dann hat er sich ausgeklinkt aus dem Konsumnetz und dessen vielfältigen destruktiven Konsequenzen.

Eine gesetzliche Kennzeichnungspflicht für alle tierischen Lebensmittel, aus der die Form der Tierhaltung hervorgeht, wäre eine Hilfe für die Verbraucher bei ihrer Kaufentscheidung. Sie wird bisher durch die Gesetzgebung nicht eingefordert, weil die Großproduzenten von Fleisch – nicht die Betriebe einer artgerechten Tierhaltung – getroffen werden könnten.

Die Ernährung mit Fett

Über viele Jahre beherrschte die Ernährungsberatung die Frage, wie viel Fett zu essen noch als gesundheitsdienlich gelten konnte und welcher Art diese Fette zu sein hatten. Die sogenannten gesättigten Fettsäuren, die als tierische Fette in Fleisch, in Milch und Eiern vorhanden sind, wurden hochgradig problematisiert. Diese Ansicht verstärkten Studien, die aus dem Fettverbrauch insbesondere an gesättigten Fettsäuren in sieben Ländern einen Zusammenhang zwischen den Cholesterinwerten und der Herzinfarktrate herstellten. Wären andere Länder verglichen worden, hätte sich dieser Zusammenhang aufgelöst und Gegenteiliges hätte sich zeigen können: »Je mehr (gesättigte) Fette, umso geringer die Herzinfarktrate!«[142]

Demgegenüber wurde die Ernährung mit ungesättigten Fettsäuren, etwa durch pflanzliche Öle, favorisiert. So kam es zum Aufschwung von *industriell hergestellten Pflanzenmagarinen*. Heute weiß man, dass die durch die Fertigung darin enthaltenen Transfettsäuren gefäßschädigend sind und zu vielen Herzinfarkten beigetragen haben. In Pommes, Keksen und anderen Fertigprodukten stecken sie noch immer.[143]

Inzwischen wird auch von der Deutschen Gesellschaft für Ernährung (DGE) anerkannt, dass gesättigte Fettsäuren kein erhöhtes Risiko für Herzinfarkte und Schlaganfälle darstellen. Fett insbesondere von Tieren aus biologischer Haltung, Milchfett und Eier haben dadurch eine Rehabilitation erfahren, die von kritischen Ernährungswissenschaftlern seit langem eingefordert wurde.[144] Sie sind für die Aufnahme lebenswichtiger Vitamine notwendig. Als Energieträger tragen sie wesentlich zu unserer Sättigung bei. Nicht zuletzt verbessern sie den Geschmack der Speisen, weil sie Aromen anderer Lebensmittel aufnehmen und sie so unserer Wahrnehmung erst übermitteln. So tragen Fette erst zum Wohlgefühl des Essens bei, um das es ganz wesentlich geht. Krebspatienten, die aufgrund ihrer Erkrankung Gewicht verloren haben, benötigen ausdrücklich den Energieträger Fett vermehrt.

Einer Leitlinie der amerikanischen Fachgesellschaft, keine Obergrenze beim Fettanteil in der Ernährung zu geben, hat sich die DGE bisher nicht angeschlossen. Ihren vormaligen Richtwert von 30 Prozent Fett als Anteil der gesamten Energiezufuhr führt sie aber in ihren Regeln einer gesunden Ernährung nicht mehr auf.

Für einen ausgewogenen Verzehr an Fetten bedarf es unbedingt aber der Pflanzenfette. Sie liefern ungesättigte Fettsäuren, die der Organismus vor allem als Bestandteil seiner Zellmembranen benötigt, wo sie für deren Durchlässigkeit und

Regulationsfähigkeit wichtig sind. Dies ist ein Grund, weshalb die genannten Transfettsäuren, die als Fremdstrukturen in die Zellen eingebaut werden, nichts in der Nahrung zu suchen haben. Es gibt Hinweise, dass sie zu einem deutlich erhöhten Brustkrebsrisiko bei Frauen beitragen.[145] Diese, bei der industriellen Härtung von Pflanzenölen entstehenden Fette finden sich vor allem in Margarinen und bei der starken Erhitzung von Pflanzenölen etwa zum Braten und Frittieren. Dafür sind tierische Fette oder Butterschmalz geeignet oder es können, von pflanzlicher Seite, Kokos- oder Palmölfett aus biologischem Anbau – bei dann dort zu diskutierender Problematik – verwendet werden.

Bei tierischen Lebensmitteln sind ungesättigte Fettsäuren laut Ernährungswissenschaftlern vor allem in fettreichem Fisch, in geringerem Maß aber auch in Eiern und Fleisch von Weidetieren vorhanden. Bezüglich ihres Anteils im Fleisch führt der Ernährungswissenschaftler Nicolas Worm dazu aus: »Der zunehmende Einsatz von Getreide in der Tiermast hat im Laufe der letzten Jahrzehnte die Omega-3-Fettsäuren aus Geflügel, Eiern und Rindfleisch verdrängt. Enthielt Hühnerfleisch in den 1970er Jahren noch 170 Milligramm Omega-3-Fette pro 100 Gramm, sind es heute nur noch 25 Milligramm. Das ist ein Rückgang um 85 Prozent. Biohühner schneiden nicht viel besser ab, sofern sie ebenfalls mit Getreide gefüttert werden. Da nicht alle Menschen Fisch mögen und angesichts der Überfischung der Meere brauchen wir dringend alternative und nachhaltige Omega-3-Quellen. Pflanzenöle, Nüsse und Algen sind eine Möglichkeit dazu.«[146] Bei pflanzlicher Ernährung ist das Leinöl in den Vordergrund zu stellen, aber auch Raps-, Hanf- und Walnussöl gehören zu den Omega-3-reichen Lebensmitteln. Im Essen Krebskranker – wie Gesunder – sollten sie als Zutaten etwa zu Quark oder Jogurt nicht fehlen.

Wenn auf Fleisch nicht verzichtet werden soll oder kann, gewinnt die Art der Tierhaltung erneut eine wichtige Wertigkeit.

Eine Verteufelung des Fetts ist jedenfalls bei solcher, den Tieren gerecht werdender Haltung, nicht mehr angebracht. Die Verringerung des überhöhten Verbrauchs an Zucker und Weißmehlprodukten dient unserer Gesundheit viel mehr.

Getränke

Wasser, das Grundnahrungsmittel des Menschen, ohne das er nicht lange leben kann, mit dem allein er aber wochenlang ohne alle weiteren Lebensmittel zu überleben vermag, ist das gesündeste Getränk. Das am meisten missachtete Lebensmittel mit der größten Qualität ist unser Trinkwasser. Von allen Getränken am besten kontrolliert, ist es klug, es als Hauptgetränk des Tages zu nutzen.

Dieses essentielle Element wird nicht mehr als Lebensmittel gewürdigt, sondern im Haushalt im großen Maßstab gleichgültig verschwendet. Weit über 100 Liter am Tag werden durchschnittlich pro Person für Waschen, Geschirrspülen, Toilettennutzung verbraucht. In riesigen Mengen wird es für die industriellen Produktionsabläufe, für die Säuberung von Autos und die Kühlung von Heiz- und Atomkraftwerken benutzt. Würde eine wirkliche Erkenntnis über den Wert des Wassers in unserer Gesellschaft bestehen, wäre der Einsatz für seine Qualität, ob als Grundwasser oder Wasser der Bäche und Flüsse, ein elementares Anliegen. Statt über Fernwasserversorgungen noch wasserreicher Gebiete würden wir uns für den Erhalt unseres Trinkwassers vor Ort einsetzen. Wir würden seinen Verbrauch einzuschränken suchen und darauf achten, dass es nicht mehr verschmutzt wird, belastet durch gleichgültigen Umgang mit den Böden, den Pflanzen, den Insekten und Tieren. Der Dürresommer 2018 und die nachfolgenden heißen und trockenen Jahre lassen noch immer nur unzureichend eine Ahnung für seinen Wert aufkeimen.

Mit purem Wasser als Lebensmittel oder mit den Kräutern der Natur zubereitetem Wasser werden wir unmittelbar mit dem Lebensgrund der Erde verbunden. Mit Zucker, Aromen versetzt oder in alkoholischen Getränken scheinbar aufgewertet, werden wir von dieser Verbindung abgelenkt. Dabei ist es egal, ob sie als Limonaden im Mantel bekannter Firmen oder als scheinbar gesunde, samtig weiche Fruchtsäfte mit oft unglaublich hohen Zuckeranteilen angeboten werden. So verändert und im Übermaß getrunken ist Wasser zu einem Durst- und Krankmacher umgewandelt worden. Wasser, Tees und kalorienfreie oder kalorienarme Getränke sind ein gutes Fundament, um unseren Durst zu stillen. Wir tun gut daran, die gern beschworene Heilkraft des Wassers nicht nur, wenn wir krank geworden sind, sondern stets und wieder mehr zu nutzen. Trinken wir morgens ein oder zwei Glas Wasser vor dem Frühstück, sorgen wir für eine gute Durchblutung unseres Körpers, stärken unser Immunsystem und werden mit einer guten Konzentration und größeren Leistungsfähigkeit im Tag belohnt.

Kaffee, aus dem Reichtum an Getränken nicht wegzudenken, zugleich Stimulanz bei erschöpfender Arbeit, hat seinen Platz, wenn damit Genuss und Erholung verbunden ist. Die Verbindung mit einem Glas Wasser ist eine gute Ergänzung. Wird der Gebrauch aber exzessiv, werden zwar der dahinterstehende Stress und die drohende Erschöpfung übertüncht, aber dafür kommt die ansäuernde Wirkung des Kaffees zum Tragen.

Alkohol ist gleich den Zuckern ein Dickmacher, wenn er oft oder gar regelmäßig getrunken wird. Je süßer die Alkoholsorten sind, desto mehr Zucker ist von den Herstellern zur Animation beigemischt worden. Alkoholische Mixgetränke sind besonders heimtückisch darin, hohe Alkoholgehalte zu verdecken.

Alkohol ist nicht nur ein Kalorienträger, der den Fettabbau hemmt und den -aufbau fördert. Er ist auch ein Lösungsmittel, das Schadstoffe vermehrt aus dem Darm resorbieren lässt. Das mag zusätzlich dazu beitragen, dass mit erhöhtem Alkoholkonsum Leberkrankheiten, Herz-Kreislauf-Krankheiten und eine große Zahl von Krebserkrankungen vermehrt auftreten. Sein Beitrag zu Unfällen, Verletzungen und Gewaltausbrüchen ist erheblich.[147]

Alkohol, regelmäßig genossen, ist ein Suchtauslöser. Diejenigen, die Alkohol als tägliches Getränk brauchen, sollten sich fragen, ob sie darauf verzichten können. Ist das nicht der Fall, ist die Freiheit für die Wahl der Getränke verloren gegangen – man ist alkoholsüchtig geworden. Nur wer sich dieser Tatsache stellt, die Sucht offen in seiner Familie, mit Freunden, mit Ärzten beredet und sich daraus lösen will, hat die Chance, sich seine Freiheit zurückzuerobern. Nicht wenige Menschen hat dies in ein ganz neues, hochwertiges Leben geführt.

Wer einen gesundheitsriskanten Konsum von Alkohol vermeiden will, ist so klug, Alkohol nicht oder nur gelegentlich als besonderes Geschmackselement für besondere Gelegenheiten zu trinken. Es gibt gute alkoholfreie Alternativen.

Der Einfluss unserer Ernährung auf das Ganze der Erde

Mit dem Bemühen, eine für die eigene Gesundheit hilfreiche Ernährung zu finden, begibt man sich auf die Suche bei der Versorgung mit Lebensmitteln. Zugleich ist man sich bewusst um die damit verbundene Bedeutung und die Auswirkungen auf deren zugrundeliegende Herkunft, die Erzeugung und den erforderlichen Aufwand für Kühlung und Transport dieser Lebensmittel. Wer auf eine gesündere Ernährung Wert legt und dabei seinen Blick auf die Umwelt- und Klimaauswirkungen der Produktion, der Lagerung, der Verpackung und des Transports hat, der wird versuchen, biologische Lebensmittel, unverpackt oder mit einer die Umwelt möglichst nicht belastenden Verpackung versehen, einzukaufen. Ihr Bezug aus der jeweiligen Region, eine Anpassung der Ernährung am jahreszeitlichen Angebot der Nahrungsmittel hat Folgen: Dies trägt zur Entlastung der Umwelt von Schadstoffen bei und dient so dem Gesunden aller. Gerade weil es aus gesundheitlichen Gründen der gesamten Bevölkerung möglich sein sollte, ohne großen Aufwand zu diesen Nahrungsmitteln greifen zu können, ist die massive Ausweitung der ökologischen Landwirtschaft in der Bundesrepublik erforderlich.

Nie kann auf uns allein bezogen gut für die eigene Gesundheit gesorgt werden. Immer ist der Ausgangspunkt, die Entstehung und Heranbildung der Lebensmittel, eingeschlossen. Die Voraussetzung für eine hohe Qualität ist, dass die Basis ihrer Erzeugung bis hin zu ihrem Verbrauch gut ist, dass der Boden, auf dem die Pflanzen wachsen, von denen wir, aber auch die Tiere, die sich davon ernähren, leben, schadstofffrei und reich an Bodenleben und Nährstoffen ist. Die Gesundheit unserer Lebensgrundlagen erkennen wir an der dort vorhandenen Pflanzenvielfalt, an ihrem Artenreichtum an Insekten und Vögeln. Jeden Tag kommt mit unserem Essen unser Bewusstsein für die Bewahrung oder Förderung gesunder Lebensgrundlagen zum Ausdruck. Jeder, der sehen kann und handeln will, kann an der Umwandlung unserer gegenwärtigen Gesundheitsbedrohung hin zu einer Gesundheitsstärkung beitragen. Immer sollte bewusst sein, dass »die Verbraucher stets die wichtigste Rolle bei der Ausdehnung des Ökolandbaus gespielt und damit wesentlich dazu beigetragen (haben), dass sich der Biolandbau weiterentwickelt hat.«[148]

Das Ziel einer regionalen Versorgung mit Nahrungsmitteln

Die Coronapandemie und schließlich vielleicht noch mehr der Ukrainekrieg waren es, die darauf aufmerksam machten, dass mehr als die Hälfte der Lebensmittel in Deutschland importiert wird. Werden diese Zeiten als Menetekel verstanden, würde als Vorsorge gegenüber zukünftigen Katastrophen eine Folgerung sein, die Versorgung mit Lebensmitteln wieder aus der eigenen Landwirtschaft und insbesondere aus den Regionen der Menschen zu unterstützen. Unter einer regionalen Versorgung verstehe ich, dass die Rohstoffe aus der Region kommen, Verarbeitung und Vermarktung in der Region stattfinden, heimische Futtermittel verwandt werden und Gentechnikfreiheit besteht. Dabei sollte als mittel- und langfristiges Ziel, all dies ökologisch erzeugt werden.[149]

Eine der Konsequenzen wäre, dass in den Regionen wieder Verarbeitungsstrukturen für die produzierten Nahrungsmittel geschaffen werden. Beispielhaft muss der in den 90er Jahren mittels neuer Hygienevorschriften geförderte Niedergang der kommunalen Schlachthöfe zu Gunsten der jetzigen fünf großen, bundesweit agierenden Betriebe beendet werden. Der Skandal um Tönnies und die dortigen Schlacht- und Arbeitsbedingungen im Frühjahr 2020 haben verdeutlicht, wie solche Großstrukturen menschen- und tierunwürdige Folgen mit sich führen. Dazu gehört bei diesem Beispiel neben der Stärkung des Metzgerhandwerks die Förderung bestehender und wieder anzusiedelnder regionaler Schlachthöfe. Genossenschaftlich organisiert bringen sie die Wertschöpfung wieder in die Hände der Landwirte zurück. Die in Band 1 genannte Bäuerliche Erzeugergemeinschaft Schwäbisch Hall ist ein herausragendes Beispiel dafür, welch positive Auswirkungen eine funktionierende Wertschöpfungskette von landwirtschaftlichen Produkten für den Arbeitsmarkt und die Versorgung einer Region hat.

Es ist eine grundsätzliche, bisher nicht erfüllte Aufgabe aller Politik von der Bundes- bis hinunter zur kommunalen Ebene, die Haushaltsgelder zu Gunsten der Förderung der öffentlichen Güter einzusetzen. Mit der Stärkung regionaler Verarbeitungsstrukturen und regionaler Wertschöpfungsketten gehen die Verbesserung und der Erhalt der Lebensgrundlagen einher. Befriedigende Arbeitsmöglichkeiten werden die Folge sein.

Keiner von uns sollte seine Bedeutung für die Erfüllung dieser Zielsetzung geringschätzen: Die Haltung jedes einzelnen, bei dem das Kauf- und Konsumverhalten ein Ausdruck davon ist, nimmt Einfluss auf die Entwicklung! Vielfältig hat sich gezeigt, dass der klare Standpunkt einzelner, der Resonanz in einer Gemeinschaft gefunden hat, gesellschaftliche Veränderungen auslösen kann.

Der das Miteinander der Menschen schwächende Effekt der Kontaktbeschränkungen während der Coronapandemie hat gezeigt, welch einen heilsamen Impuls der Zusammenschluss zu einer Gemeinschaft schenkt. In der Teilnahme an gemeinschaftlichen Initiativen wie Solidarischer Landwirtschaft, Unverpackt-Läden oder Food Coops können Wünsche nach Veränderung als Alternativen noch wirkungsvoller werden.

Beim Kauf von importierten Lebensmitteln kann jeder dazu

beitrag, dass bei ihrer Erzeugung eine an den Gegebenheiten dieser Länder orientierte nachhaltige Landwirtschaft gefördert wird, die gleichzeitig eine sichere Ernährung für die Menschen dort herstellt und ihre Menschenrechte wahrt. Wir zeigen damit eine gesundheitspolitische Haltung, in der sich unsere Verbundenheit ausdrückt.

Die Kosten biologischer Nahrungsmittel

Die Tatsache, dass Bio-Lebensmittel in der Regel teurer als konventionell erzeugte sind, hält viele Menschen von einer Umstellung ihrer Ernährung ab. Eine Untersuchung des Öko-Instituts Freiburg hat demgegenüber gezeigt, dass für eine gesunde Ernährung mit weniger Fleisch, mehr Obst und Gemüse sowie mehr Vollwertprodukten und weniger Genussmitteln durch den Einkauf von Bio-Produkten »nur 3% höhere Kosten als bei einer ›durchschnittlichen Ernährung‹, die auf konventionell erzeugten Produkten basiert«, anfallen. Bei dieser Ernährung, die auf den Empfehlungen der Deutschen Gesellschaft für Ernährung mit rund 70% weniger Fleisch, dafür 30% mehr Milchprodukten als in der üblichen Durchschnittsernährung beruht, liegen die Mehrkosten pro Person im Jahr bei rund sieben Euro pro Monat. Würde man die gängige konventionelle Ernährung auf Bio umstellen, würden die Mehrkosten allerdings auf 31 Prozent im Jahr ansteigen.

Vor allem die Verringerung des Fleischkonsums – etwa durch Verteilung dieser geringeren Menge über die Woche – ist es, die die Kosten für die Verbraucher bei Umstellung auf ökologischen Nahrungsmittel reduziert, da »konventionell produziertes Fleisch im Vergleich zu Fleisch, das nach Richtlinien des biologischen Landbaus erzeugt wurde, extrem billig ist.«[150]

Dabei wird allerdings nicht berücksichtigt, so das Öko-Institut, »dass nicht-nachhaltige Anbau- und Tierhaltungsmethoden Kosten erzeugen können, die nicht im Lebensmittelpreis enthalten sind und von der Gesellschaft in den Produktionsländern getragen werden müssen.«[151] Es betrifft die Grund- und Trinkwasserbelastungen durch Nitrate und Pestizide, die Arten- und Landschaftsverluste, die Schädigung der Böden und ihre Erosion sowie den Verlust an landschaftlicher Vielfalt und Schönheit. Und es gilt für die Konsequenzen des ungesunden Ernährungsverhaltens in Deutschland, die neben den unmittelbaren Krankheitsfolgen für den einzelnen immer die gesamte Gesellschaft betreffen. Dies alles wird als Folge der gegenwärtigen Landwirtschaftsweise hingenommen. Schließlich bleibt die Frage, wann die Tatsache, »dass rund ein Fünftel des gesamten Treibhausgasausstoßes in Deutschland durch unsere Ernährung verursacht wird« und »hier vor allem die Produktion von tierischen Lebensmitteln zu Buche schlägt«, uns zu einem anderen Umgang mit dem Essen führt.[152] Die politische Antwort kann nur heißen, dem Lobbyismus der industriellen konventionellen Landwirtschaft den gewohnten Platz zu nehmen!

Fraglos muss jeder auf dem Hintergrund seiner persönlichen finanziellen Situation in den Spielräumen, die einem gegeben sind, die für sich gesündeste Ernährungsweise suchen. Sich in diesen Grenzen daran zu orientieren, dass der Kauf von Lebensmitteln eine die Natur erhaltende und sie fördernde Zielsetzung hat, ist befriedigend. Immer aber ist zu sehen, dass die Qualität der Nahrungsmittel ein zwar wichtiges Element für eine gesunde Lebensweise ist, aber bei weitem nicht das alleinige. Der Großteil der Weltbevölkerung ist von unserer Versorgung mit Lebensmitteln weit entfernt.

Dennoch soll die Frage bleiben, wie sehr das Kostenargument dazu dient, keine Änderung in der Lebensweise vornehmen zu wollen? Wenn die Ausgaben für die Ernährung im Laufe des vergangenen Jahrhunderts von der Hälfte des dazu benötigten Einkommens auf heute etwas über ein Zehntel geschrumpft sind und heute den Ausgaben für ein Verkehrsmittel gleichkommen, bringen wir damit auch die abgenommene Wertschätzung unserer Nahrungsmittel – und der Landwirte – gegenüber der Aufwertung von Konsumgütern zum Ausdruck.

Die Frage, die sich eine Gesellschaft, die sich jeder stellen muss, ist: Welche Wertigkeit wollen wir der Ernährung als einer Grundlage für eine gute Gesundheit – »das höchste Gut« – einräumen?

Verträglichkeit der Nahrung, Genießen, Freude am Essen und Dankbarkeit

Bei all diesen Empfehlungen für gesunde Ernährung sollen Aspekte bewusst am Ende der Ausführungen stehen, die aus meinem Verständnis von größter Wichtigkeit sind: die Verträglichkeit der Nahrung, die Freude am Essen und die Dankbarkeit dafür.

Gesunde Ernährung muss sich immer messen an ihrer Verträglichkeit für den Esser. Eine noch so gesundheitsbewusste, an Empfehlungen bekanntester Ernährungsexperten ausgerichtete Ernährung – etwa vollwertig, gemüse- und obstreich, biologisch erzeugt, eine sogenannt mediterrane Ernährung –, die aber als Begleitphänomen Blähungen, Durchfälle, Verstopfungen, Bauchschmerzen oder Unwohlsein mit sich bringt, ist in gewissen Anteilen falsch, ohne dass deswegen schon von einer Nahrungsmittelunverträglichkeit oder einer Lebensmittelallergie auszugehen ist. Vielleicht hat man zu schnell auf die neue Form der Ernährung umgestellt und die Verdauungsleistung reicht für vollwertige Getreideprodukte oder das Ausmaß an Rohkost nicht aus. Vielleicht wäre eine Mischung aus bisheriger (Weißmehl-)Ernährung und langsamer Erhöhung des Gemüse- und/oder Obstanteils angebrachter. Vielleicht ist man selber noch immer im Stress-Modus, nach dem Motto: Gesunde Ernährung ja, aber schnell muss gegessen sein, da noch Wichtigeres zu erledigen ist.

Wenn man isst, sollte es aber nichts Wichtigeres in diesem Augenblick als das Essen geben. Im Essen schenkt sich Natur in ihren Lebens-Mitteln, damit das Leben des Essers gut ist und gut bleibt. Dafür sollte oder will man – als bewusster Mensch – Zeit haben: Zeit für die Vorbereitung, Zeit für die Zubereitung des Essens, Zeit für das Essen selber. Nicht Arbeit findet jetzt statt, auch nicht Ablenkung vom Ereignis Essen durch Smartphone, Laptop, Fernsehen oder Zeitungen, sondern ein wohltuendes Ereignis: das Frühstück, Mittag- oder Abendessen.

Die Verfügung über die Qualität des Essens haben wir aus der Hand gegeben, wenn Fertiggerichte regelmäßig die Ernährung bestimmen. Denaturierte Lebensmittel, wozu insbesondere die Fertiggerichte gehören, sind Nahrungsmittel, die vor allem durch chemische oder physikalische Veränderung in ihrer natürlichen Struktur zerstört worden sind. Sie nehmen in Deutschland bereits fast die Hälfte der Ernährung ein. Hier liefern Industrieunternehmen mit schönen Bildern ein Essen, dessen Qualität vom Verbraucher nicht beurteilbar ist. Wenn überhöhte Zucker- und Salzanteile, Transfette, gentechnisch veränderte Back- und Fleischwaren und Zusatzstoffe zur Konservierung oder als Geschmacksverstärker häufig ungekennzeichnet enthalten sind, wenn Fertigsoßen und -suppen den Geschmack bestimmen, wird die Freiheit des Verbrauchers vordergründig. Sie wird darauf beschränkt, aus der Vielzahl der Angebote ein Produkt auszusuchen.

Für den modernen Menschen, der »keine Zeit« hat, wo »alles schnell gehen muss«, sind diese Fertiggerichte Hilfen Aber als schneller Esser bleibt er ein Getriebener. Er wird möglicherweise zum Vielesser und überernährt sich. Er bleibt der Triebkraft dieser Gesellschaft, dem Konsum als Ausdruck käuflicher Lebensqualität verhaftet, der ihn von Defiziten bei der Erfüllung wichtigerer Lebenswünsche ablenkt. Dann bleibt nur zu wünschen, dass er wenigstens weiß, was er isst.

Eine andere, größere Freiheit gewinnen wir, wenn die Nahrungsmittel in ihrer Zusammensetzung und in überlegter Qualität von uns zubereitet werden und unser Geschmack sich nicht an vorgefertigten Gewürzmischungen ausrichtet. Essen bietet dann einen Abschnitt im Tag, in dem man wieder ein Gefühl für Selbstbestimmung bekommen kann, die überall dort bedroht ist, wo autoritäre Arbeitsverhältnisse oder Maschinen den Rhythmus der Arbeit und die Handlungsabläufe bestimmen.

Für diejenigen von uns, die ihr Essen bewusst zubereiten, bietet sich damit auch eine Chance zur Stress-Entlastung: Langsames Leben ist eine gute Voraussetzung für bewusstes Leben.

Mit der eigenständigen Zubereitung der Mahlzeit ereignet sich ein neuer, hand-greiflicher Kontakt zur Nahrung, der auch ein Kontakt zur Natur ist, die diese Lebensmittel liefert. Wenn man vom Bewusstsein erfüllt ist, dass man mit jedem Bissen seiner Mahlzeit ein Geschenk des gesamten gegenwärtigen Lebens erhält, wird man »gemütlich« essen. Dann kann sich etwas Neues ereignen, was man oft so nicht kennt – Genuss stellt sich wieder ein, »das Leben schmeckt einem«. Die sorgfältige Zusammenstellung der Mahlzeit, überlegtes Zugreifen und ausgiebiges Kauen und Schmecken sind die Essenzen des

Genießens. Und wenn richtig ist, dass 50 Prozent der Verdauung im Mund geschieht, wird allein dadurch das Essen auch verträglicher.

Wer aufmerksam, langsam und genießerisch isst, muss nicht mehr viel essen, weil er bemerken wird, wann er satt ist. Bei einem genießenden Essen rückt sogar die Qualität der Nahrungsmittel bei ihrer Erzeugung in den Hintergrund. Für mich ist für die Gesundheit bei der in Deutschland trotz allen Infragestellungen hohen Qualität der Nahrungsmittel das dankbare, genießende Essen am bedeutsamsten. Freude am Essen und seine Verträglichkeit gehören zusammen. Wer die Freude spürt, die ihm das Essen schenkt, wird wie von selbst ein Gefühl von Dankbarkeit entwickeln. Ein Kranker, der sich an seinem Essen freut und es dankbar zu sich nimmt, ist gesünder als ein gleichgültiger Esser.

Die Zeit geschlossener Gaststätten und fehlender Feiern während der Coronapandemie rückte ins Licht, welche Lebensqualität uns bei diesem fehlenden genießenden Essen in einer guten Gemeinschaft genommen worden ist. In solchen Situationen dürfen Fragen, wie gesund und ob man sich gerade richtig ernährt, sehr in den Hintergrund treten! Das Fest am Abend, die Feier bei Freunden als eine bewusst gewählte Gelegenheit, wo die Ausnahme genossen wird, ist dann auch ein Ausdruck unserer Freiheit. Nicht nur beim Essen, auch auf anderen Feldern, sind wir nicht bis ins kleinste Detail für das Schicksal unserer Erde verantwortlich. Prosaisch gesprochen, gönnt sie uns Freude für unsere Anteilnahme an ihrem Wohlergehen.

Gesundung durch das Wiederfinden eigenständiger Bewegung

Jedem Menschen ist mit der Ernährung die Möglichkeit gegeben, sein Leben im Bewusstsein des Verbundenseins mit der Welt in die Hand zu nehmen und für eine gute Basis der eigenen Gesundheit zu sorgen. Bewegung als regelmäßige körperliche Aktivität ist eine weitere entscheidende Hilfe, um gesundheitliche Belastungen, die weit über falsche Ernährung hinausgehen, ausgleichen zu können.

Unsere Gesellschaft bezeichnet sich als mobile Gesellschaft. Das ist sie nur, wenn man die mit Verkehrsmitteln zurückgelegten Kilometer als Maßstab heranzieht. Richtet man die Aufmerksamkeit auf eine Mobilität als körperliche Bewegung beim Laufen, Arbeiten oder Radfahren, so ist die Gesellschaft eine immobile. Durchschnittlich vier bis fünf Stunden konsumiert der moderne Bundesdeutsche in seiner Freizeit Fernsehprogramme oder ein digitales Medium. Auch wenn Medienkonsum übersetzt Medien-Verbrauch bedeutet, verbrauchen sich Medien nicht, »aber sie verbrauchen uns: sie stehlen unserer Zeit. Sie dominieren unseren Rhythmus. Der Medienverbraucher ist ein von Medien Verbrauchter.«[153] Davor hatten Verkehrsmittel diesen Konsumenten zur Arbeit und wieder nach Hause gebracht. Seine meisten Arbeiten geschehen an einem klar umrissenen Arbeitsplatz – passiv und bewegungsarm werden die Tage verlebt.

Dieser Bewegungsmangel wurde durch die Kontaktbeschränkungen während der Coronapandemie auf die Generation der Kinder und Jugendlichen ausgeweitet, zu deren Eigenart die Lust auf Bewegung gehört. Aus vorsorglicher

Angst vor der Virusinfektion wurden sie in ihrem Bewegungs-
drang und ihrer Neigung, Sport zu treiben in und außerhalb der
Schulen unverhältnismäßig eingeschränkt. Obwohl frühzeitig
klar war, dass im Freien eine Übertragung des Virus praktisch
keine Rolle spielte, wurde der Freizeitsport in der Gemeinschaft und in den Vereinen strikt selbst dann noch untersagt, als
man durch Schnelltestung das Risiko auf ein Minimum hätte
begrenzen können. Bei den Kindern wurden Schulsport und
das Herumtollen in den Pausen auf ein Stehen im Abstand
reduziert. So ersetzte das Spiel an der Konsole das Spielen und
den Sport mit Freunden und Freundinnen. Auf Bewegung als
wesentlicher Beitrag zur Erhaltung der Gesundheit konnte verzichtet werden. Ob und wieweit diese über Monate zur Immobilität verurteilten und so neuen Krankheitsimpulsen aus-
gesetzten Kinder und Jugendlichen zur Freude an der
Bewegung zurückfinden, lässt sich nur hoffen.

Aus der Passivmentalität zur Rückeroberung
von Freiheit und Vitalität

Es ist verständlich, dass man von erschöpfender Arbeit nach
Hause gekommen erst einmal die Ruhe sucht. Aber wenn wir
dann, auch nach einem im vorgenannten Sinn genussvollen
Essen, uns von den Anreizen aus Unterhaltung und Ablenkung
fangen lassen, rutschen wir endgültig in eine träge Verfassung.
Auf Dauer macht es uns unzufrieden, am Leben nur medien-
vermittelt teilzunehmen. Verbundenheit mit dem Leben und
wieder mit uns selbst ereignet sich nur, wenn wir die Möglichkeit der Welterfahrungen nutzen, sobald wir aus den umzäun-
ten Bereichen von Haus, Verkehrsmitteln, Arbeitsplatz und vir-
tueller Welt herausgehen.

Erforderlich dazu ist, dass wir uns aus dieser Trägheit lösen. Verstehen wir uns endlich als freie Menschen, dann wollen wir mit einem klaren und lebendigen Selbstbewusstsein der Welt begegnen. Zu diesem Bewusstsein gehört, dass wir unsere Gefühle, Wünsche und die uns treibenden Gedanken sehen und unsere Freiheit ergreifen, indem wir fragen »Was ist mir wichtig, was will ich?« und es verbinden mit dem klaren Verständnis von »Das bin ich – und ich kann wollen!« Die Psychotherapeutin Ulla Pfluger-Heist stellt dazu die Frage: »Ist Ihnen bewusst, dass Sie mit Hilfe Ihres Willens Ihre Zukunft gestalten, dass Ihr Willen in nicht unerheblichem Maße dazu beitragen kann, wie Ihre eigene Zukunft aussehen wird? Denn der Wille ist die Kraft der Manifestation. Der Wille ist die Zukunftsfunktion.«[154]

Jeder, der Bewegung wieder vermehrt zum Teil seines Lebens macht, zeigt damit eine neugewonnene geistige Beweglichkeit. Vielleicht spürt er/sie plötzlich, dass er/sie »ein »lebendiges Subjekt« ist, das mit der Kraft ausgestattet ist, zu wählen, sich in Beziehung zu setzen und Veränderungen in seiner eigenen Persönlichkeit und in anderen Umständen zustande zu bringen. Diese Bewusstheit, dieses »Erwachen« und diese Vision neuer, ungenutzter Möglichkeiten für eine innere Erweiterung und für äußeres Handeln schenken ein neues Gefühl des Vertrauens, der Sicherheit, der Freude – ein Gefühl der »Ganzheit«.[155]

Um Leben als reichhaltiges Erlebnis, als Lebenspraxis in weiten Räumen und aus eigener Erfahrung finden zu können, braucht es Eigensinnigkeit und Widerstandsgeist – und die Lust auf ein selbstbestimmtes, mutiges, in die eigenen Hände genommenes Leben. Diese Lust auf Leben tut sich auf, wenn man hinaus geht in das unbekannte, einen ständig umfangendes Leben der Städte, Dörfer, der Wälder, Wiesen, der wechselnden Witterungen, von Sonne, grauem Tag und Regen. Dabei verbindet uns das bloße Gehen am stärksten mit unserer Umgebung. Zugleich gewinnen wir etwas Wesentliches zurück – wir sind frei geworden! Wir nehmen das Leben wieder mit allen unseren Sinnen wahr, wir schenken Begegnungen mit Menschen und der Natur wieder Aufmerksamkeit und erleben das täglich Neue in seiner Schönheit wie Verletzlichkeit. Wir spüren wieder, dass wir leben – und immer öfter empfinden wir, wie reich unser Leben ist. Dieses Empfinden kann sich auch beim Fahrradfahren ergeben. Man ist sich dabei bewusst, dass man gerade Fahrrad fährt und weiß, wo man gerade ist, in welchem besonderen Augenblick seines Lebens. Und erfüllend kann es sein, sich zu vergegenwärtigen, welch gute und schöne Antwort dieses Gehen, Radfahren auf das Problemthema unserer Zeit, die Veränderungen des Klimas, ist.

15 Minuten täglich sind es, die schon genügen, um einen gesundheitlichen Wert aus der Wiederaufnahme von Bewegung zu erhalten. Er wächst mit dem Ausmaß an weiterer Zeit, die man *sich* schenkt. 90 Minuten fortgesetzte Bewegung in der Woche, so wurde festgestellt, bringen bereits eine deutlich verlängerte Lebenserwartung. Den größten Gewinn haben die Menschen, die bisher körperlich inaktiv waren und jetzt zu leichtem oder moderatem körperlichen Training kommen.[156] Mit dem Ausmaß der sich für Bewegung gegönnten Zeit können die Anzahl der Tage, die man dafür verwendet, auch vermindert werden. Eine ausgiebige Wanderung am Wochenende würde ein ausreichendes Maß an Bewegung sein.

Jede Art der Bewegung ist förderlich. Ob Treppensteigen, Haus- oder Gartenarbeit, Spaziergang, Yoga, Gymnastik, Wandern, Skiwandern, Radfahren oder Schwimmen und, nicht zu vergessen, Tanzen – alles ist Fürsorge für sich. Auch die bei der Arbeit nötige Bewegung kann dabei einbezogen werden.

Schon diese einfachen Formen von Bewegung, regelmäßig vorgenommen, bringen eine deutliche Erhöhung der Lebenserwartung mit sich.

Die gewählte Bewegungsweise soll einem entsprechen, sie soll Freude machen. Laufen die einen gern in der Gruppe, entspannen sich die anderen besser, wenn sie allein, zu zweit oder mit einem Tier unterwegs sind. Die Verbindung mit einer Gemeinschaft kann hilfreich sein, sein Bewegungsprogramm nicht aufzugeben. Auch Schwangere tun sich und ihrem Kind nur Gutes, wenn sie sich bewegen. Die aufmerksame Körperwahrnehmung teilt mit, welches Ausmaß richtig ist.[157]

Der Gewinn dieser neuen Bewegtheit wird hoch sein. Voraussetzung dafür ist nur dieser kleine, klare Entschluss, eine bisherige Gewohnheit aufzugeben und sich aus der Immobilität des dauernden Sitzens wieder in die körperliche Bewegung zu bringen – Voraussetzung ist nur ein erster Schritt aus der Wohnung. Regelmäßig wieder in Bewegung gekommen, wird man nach wenigen Wochen spüren, wie die Vitalität und Lebenskraft steigen. Wer das Wohlgefühl gespürt hat, das er geschenkt bekommen hat, will die neue Lebensweise kaum mehr aufgeben. Ich kenne Menschen, die – manche sogar bei schlechtem Wetter – auch weite Wege zur Arbeit mit dem Fahrrad zurücklegen. Sie fühlen sich dabei wohler als zu der Zeit, in der sie das Auto benutzt haben. In der Stadt sind sie zudem oft schneller unterwegs als PKW-Fahrer. Nicht jeder hat das Glück wie ich, der seinen Arbeitsplatz zu Hause hatte. Heute versuche ich nahe Orte zu Fuß oder mit dem Rad zu erreichen. Weite Wege in unserer Mittelgebirgslandschaft lege ich möglichst mit dem E-Bike zurück. Auf dem Land lebend ist das Auto auch für mich ein noch zu oft verwendetes Verkehrsmittel. Ich wünschte mir, dass es einen dicht getakteten, nicht teuren öffentlichen Nahverkehr mit guter Anbindung in die Städte geben würde.

Ich weiß, dass unsere Lebenssituationen nicht immer erlauben, so zu handeln, wie wir es uns wünschen. Aber jeder Schritt in diese Richtung macht uns einiger mit uns selbst. Je mehr Menschen dem gängigen Verkehr eine Absage erteilen, desto stärker steigt der Druck auf die Politik zu einem nachhaltigen Wechsel!

Bewegung als sportliche Aktivität

Wer will und an regelmäßiger Bewegung immer mehr Freude gefunden hat, kann zu einem gemäßigten Freizeitsport übergehen. Um seine Grenzen nicht zu überschreiten braucht es ein aufmerksames Körpergefühl. Fitnessarmbänder, Puls- oder Schrittzähler halte ich für Accessoires, die davon ablenken. Bewegung wird so mit Leistung gekoppelt, die technisch zu kontrollieren ist. Für Sportler, auch Kranke mag das nützlich sein, aber für mich ist es eine Verbindung, die von dem Wohlgefühl und der Freude, mich körperlich zu spüren, wegbringen. Schlimmstenfalls lassen sie sich irgendwann von Krankenkassen oder Unternehmen benutzen, um das Gesundheitsverhalten von Menschen zu bewerten und gegebenenfalls gegen sie zu verwenden: Bewegung wird mit einer Wertung versehen, die sich finanziell auszahlt.

Laufen ohne Atemnot, Laufen, bei dem man sich noch unterhalten kann und der Puls noch deutlich unter 100 liegt, ist ein Laufen, das als sogenannt aerobes Training gesundheitlich optimal ist. Es lässt einen nach dem Training nicht mit Muskelkrämpfen und müde, sondern erholt und geistig wach zurück. Dieses Training reichert das Blut mit Sauerstoff an und erlaubt, Fette und Zucker zur benötigten Energiegewinnung zu verbrauchen.

Aerobes Training kann auch zur Gewichtsabnahme genützt werden. Aber hier will ich innehalten, um bei dem Reflex, Übergewicht ist schlecht, Normgewicht ist gut, ein großes Fragezeichen zu setzen. Bei manchen chronischen Krankheiten erweist sich Übergewicht prognostisch sogar als Überlebensvorteil. Starkes Übergewicht wird als ein Risikofaktor für viele Krankheiten dann vor allem bedeutsam, wenn kein Ausgleich durch körperliche Aktivität von den Betroffenen vorgenommen wird. Der Leiter des Zentrums für Gesundheit an der Sporthochschule Köln, Professor Ingo Froboese stellt dazu fest: »Lieber etwas moppelig und fit als schlank und nicht fit. Wir wissen mittlerweile, dass etwas mehr Gewicht und eine gute Fitness eine lange Lebensdauer garantieren.[158]

Nicht die Waage, sondern die körperliche Fitness ist für Schlanke wie für Übergewichtige das adäquate Hilfsmittel, die Gesundheit zu fördern! Der Ernährungswissenschaftler Nikolai Worm sagt: »Wenn Dicke trainieren, haben sie eine vergleichbar niedrige beziehungsweise sogar eine deutlich niedrigere Sterblichkeit im Vergleich zu Schlanken, die nicht trainieren.«[159]

Unnötigerweise, nämlich nur, weil sie sich an einem anonymen Schlankheitsideal ausrichten, schämen sich viele Übergewichtige ihres Körpers und unterlassen es dann, sich zu belasten. Wenn der langsame Beginn über einen Spaziergang mit der Zeit allmählich zu schnellem Gehen gesteigert wird, wird es nicht lange dauern, bis die Atemnot schwindet und die Leistungsfähigkeit steigt. Dann wird das Körpergefühl besser und die Zufriedenheit mit sich wächst. Unterschiedliche körperliche Konstitutionen gehören nun einmal zum Leben.

Vor allem das Ausdauertraining wirkt sich besonders segensreich aus. Bereits der tägliche Gang oder die Fahrt mit dem Rad zur Arbeit und nach Hause haben diese erquickende, gesundheitsfördernde Wirkung. Aquajogging, Bewegungstraining im Wasser, Wandern, Joggen als nicht an Leistungen orientierter Dauerlauf, Walken als flottes Gehen, Skiwandern und -langlauf im Winter sind gute Formen, wo nicht Leistungen, sondern die Freude an der Bewegung den Antrieb geben. Bei körperlicher Betätigung wird nicht nur die Fitness gesteigert, sondern sehr das eigene Wohlgefühl gehoben und die Gesundheit weiter gestärkt.

Wird Sport in einer Gruppe oder in einem Verein ausgeübt, kann das das Gefühl von Zufriedenheit und Identität weiter heben. Ein starkes Gemeinschaftsgefühl lässt sich genauso in allen handwerklichen Bereichen und in allen Tätigkeiten finden, wo wir uns musisch oder künstlerisch zum Ausdruck bringen. Auch hier können wir uns beglückt und einig mit uns erleben.

Das Leben öffnet sich in einer neuen Fülle, wenn wir in die Welt hineingehen und uns mit unserer Person einbringen.

Bewegung als Schutz vor und Hilfe bei Krankheiten

Der konstante Stress der modernen Beschleunigungsgesellschaft bringt die Menschen in eine nervöse Übererregung, die zu Herzfrequenz- und Blutdrucksteigerungen, Muskelanspannung und erhöhtem Energieverbrauch führt. Nervöses und reizbares Befinden sind für die Umgebung wahrnehmbare Begleiterscheinungen, Erschöpfung und Schlafstörungen häufige Folgen für die Gestressten. Laut dem Gesundheitsreport der Deutschen Krankenkasse 2018 kommt über ein Viertel der Erwachsenen am Wochenanfang unerholt in die Arbeit; am Ende der Arbeitswoche sei ein weiteres Viertel von Menschen dazugekommen, die es nicht schaffen, sich zu regenerieren.[160]

Wenn wir auf unser Körpergefühl achten und uns nicht dem gesellschaftlich geforderten Leistungszwang ausliefern, ist Bewegung das billigste und beste Medikament zum Schutz vor und als Hilfe bei Krankheiten.

Bewegungsfreudige Menschen sind ausgeglichener, zufriedener und fühlen sich geistig leistungsfähiger. Depressionen, Erschöpfungssymptome und Burn-out sind bei ihnen selten. Sie stärken auch ihr Abwehrsystem. In einer Stellungnahme zur Auswirkung von regelmäßiger Bewegung auf die Körperabwehr kommt der Sportmediziner Holger Gabriel zu folgendem Schluss: »Die regelmäßige, den persönlichen Umständen unter besonderer Berücksichtigung des Alters, angemessene körperliche Aktivität führt zu einer Stärkung der Immunfunktionen. Regelmäßige körperliche Aktivität wirkt antiinflammatorisch (antientzündlich) und ist die einzige nachhaltige Verhaltensweise und gegenüber Medikamenten konkurrenzlos, um Folgeerkrankungen der ›low-level-inflammation‹ – in der Regel stille, unbemerkte Entzündungen – vorzubeugen.«[161]

Eine durch vermehrte körperliche Anstrengung gewonnene Fitness verbessert den Gesundheitszustand. Der Leiter einer psychiatrischen Klinik, Ulrich Bartmann, der für seine Patienten das therapeutische Joggen einführte, schreibt: »Auch wenn wir vor Stresssituationen nicht weglaufen können, ermöglicht uns die Bewegung doch ein schnelles Wiederherstellen des physiologischen Gleichgewichts. Die freigesetzten Energien laufen nicht ins Leere (wie Vollgas bei einem stehenden Rennwagen), sondern werden gewissermaßen körperlich so abgearbeitet, wie es von Natur aus vorgesehen ist. Ein Lauf nach einem stressreichen Tag gibt unserem Körper also die Möglichkeit, die durch das erhöhte Energieniveau geschaffene Spannung abzureagieren.«[162] Zugleich entwickelt sich vermutlich durch den Übergang zu einem ausgeglichenen autonomen Nervensystem mit einer niedrigen Pulsfrequenz und einem normgerechten Blutdruck eine größere Gelassenheit im Alltag. Man regt sich nicht so schnell auf und kann mit Belastungen besser umgehen.[163]

Laufanfänger spüren schon nach wenigen Wochen regelmäßiger Bewegung, wie sich ihr Leben zum Wohlgefühl hin bessert. Für meinen ärztlichen Alltag war mir das Joggen zwei- bis dreimal in der Woche, gerne am Morgen vor besonders arbeitsintensiven Tagen, eine große Hilfe, um mit klarem Kopf an die Arbeit zu gehen.

Für die, die sich am Abend sportlich bewegen, etwa mit leichtem Dauerlauf oder einer Radtour, kann sich anfangs eine Wachheit vor dem Schlafen ergeben, bis sie an diese neue Gewohnheit angepasst sind. Für alle leichteren Bewegungsweisen wird der Effekt in einem besseren Einschlafen und erholtem Schlaf liegen.

Übermäßiges Training mit extrem langen Belastungen oder folgender Erschöpfung ist zu vermeiden, da es die Abwehrlage schwächt. Zur Fürsorge gehört, dass man bei Fieber, grippalen Infekten oder anderen akuten Krankheiten sich eine Pause gönnt – Regeneration wird dann durch Ruhe geschenkt. Nach dieser Auszeit kann mit allmählicher Steigerung des Bewegungsausmaßes zur alten Gewohnheit zurückgekehrt werden.

Bei Diabetikern kann durch moderates Bewegungstraining eine Verminderung der Gesamtsterblichkeit um etwa 40 Prozent erreicht und die Todesfolge an Herz-Kreislauferkrankungen um etwa die Hälfte gemindert werden.[164] Auch die Durchblutung der Gefäße wird verbessert, was selbst noch Patienten mit arterieller Verschlusskrankheit die Operation ersparen kann. So ist es nicht verwunderlich, dass die Kranken durch

Bewegungstraining das Risiko für Gefäßerkrankungen – wie ihre Mortalität – stark herabsetzen können.[165] Präventiv, als Vorsorge betrieben, kann »allein durch körperliche Aktivität die Manifestation eines (typischen Erwachsenen) Typ-2-Diabetes bis zu 69% reduziert werden.«[166] Dieser Erfolg wächst mit dem Ausmaß der Bewegung.

So wie der Zuckerstoffwechsel durch vermehrte Bewegung verbessert wird, erfolgt dies auch beim Fettstoffwechsel. Erneut besser als jedes Medikament, erhöht gesteigerte Fitness die herzschützende Cholesterinfraktion.

Altersdemenz, und die schwere Form davon, Alzheimer, fürchten viele Menschen. Auf Medikamente zu setzen, die dagegen vorbeugen, ist passives Zuwarten ohne Aussicht auf Erfolg – es wird zu diesem Zweck keine Arznei geben. Dagegen »reduziert regelmäßige Bewegung das Risiko für jegliche Demenzerkrankung um 22%. Für Morbus Alzheimer, der häufigsten Demenzform, beträgt die Risikoreduktion 34 Prozent, für die vaskuläre (gefäßbedingte) Demenz 31 Prozent und für leichte Kognitions(Wahrnehmungs)-einbußen 47 Prozent.«[167] Der Grund dafür liegt vermutlich in der besseren Sauerstoffversorgung des Gehirns durch die Bewegung.

Für die Entwicklung der Gelenkarthrose ist mangelnde Bewegung neben deutlichem Übergewicht eine wichtige Ursache. Die Durchblutung des Knorpels und die Produktion der Gelenkflüssigkeit werden vorrangig durch Bewegung gesteuert. Viele Operationen wären zu umgehen oder um Jahre hinauszuzögern, wenn regelmäßig mehr gelaufen würde. Auch würden viele Menschen unter weniger Rückenschmerzen leiden, da die Rückenmuskulatur durch Laufen gestärkt und besser durchblutet wird.

Bewegung und der Gewinn von Zufriedenheit

So richtig es ist, Gehen in Beziehung zur Gesundheit zu bringen, stellt der alleinige Bezug darauf wieder eine Verkürzung dar. Für mich ist das Gehen hinaus ins Freie, in die Straßen seiner Stadt, seines Dorfes, das Gehen hinaus in die Natur immer der Gang in einen besonderen Tag gewesen. Er hat mich in Kontakt gebracht mit der täglich anderen Witterung, mit dem sonnigen Tag, der lauen oder warmen Luft, dem Nieselregen oder den tropfenden Bäumen, mit kalter Luft und Schneetreiben, die ich auf meinem Gesicht, am Körper spürte. Er hat mich zu Gesprächen mit Menschen geführt, hat mir unvergessliche Erlebnisse mit Tieren beschert. Ich habe Jahr für Jahr die Saat austreibende Äcker und abgeerntete Felder erlebt, habe grün verarmte und blühende Wiesen genauso gesehen wie seltene Blumen und eifrige Insekten und Schmetterlinge. Ich habe den Gang an Bächen und Flüssen genossen und unbekannte Wälder kennengelernt. Ich habe viele Geräusche sowie die Stille dahinter gehört. Ich habe durch den Gang hinaus aus dem Haus ein sehr reichhaltiges Leben kennengelernt. Daran erfreue ich mich noch immer.

Der wichtigste gesundheitliche Impuls bleibt daher die Freude, die wir durch den Weg in die Natur und das neu gefundene gute Körpergefühl geschenkt bekommen. Die bewusst vorgenommene Bewegung schafft eine neue Ahnung für ein Ich-Bewusstsein, das größer, weiträumiger ist als ein nur geistiges Bewusstsein über sich, das sich oft unsicher und zerrissen in einer von unterschiedlichsten Meinungen vorfindlichen Welt findet. Das Gespür, unser Leben wieder aktiv neu im Gehen zu gestalten und zu erfahren, schenkt Mut, auch in anderen Gebieten Neues anzustreben.

Gesundung durch das Wiederfinden
einer Lebensordnung

Auch in unserer Zeit bestätigt sich, was Sebastian Kneipp, kein Arzt, aber dennoch ein großer Mediziner, sagte: »Erst als ich Ordnung in die Seele meiner Patienten bekam, erreichte ich Heilung.« Kneipp brachte damit zum Ausdruck, dass bei aller unvermeidlichen Schwierigkeiten und Krisen des Lebens mit einer guten Lebensordnung dennoch ein gesundes und gutes Leben geführt werden konnte.

Von einer Ordnung im Tag und
einer Ordnung im Jahr

Es ist die Natur, die eine große Ordnung vorgegeben hat. Tag und Nacht wechseln sich ab, und die elliptische Fahrt der Erde um die Sonne hat die Jahreszeiten beschert, Voraussetzung allen Lebens.

Es ist sehr klug, wenn durch die Arbeit nicht anders aufgenötigt, dieser Rhythmus akzeptiert wird. Dann gibt man der Nacht den Schlaf und die Erholung und dem Tag Arbeit, Ruhe und den Genuss des Lebens.

Der Satz »Wie man einen Tag beginnt, so wird er«, hat seine fühlbare Richtigkeit. Wer spät und in Hektik zur Arbeit fährt, weiß, wie diese Unruhe fortdauert, die er oder die Kollegen mitbringen. Gut, wenn ein ruhender Pol zum Ausgleich da ist. Deshalb ist es richtig, sich für das Frühstück Zeit zu lassen. Wer sein Frühstück langsam und genussvoll zu essen versteht und weiß, dass er sich soeben ein persönliches Geschenk macht, beginnt einen guten Tag. Das ist die Basis und nicht, was aufgrund eines gesundheitsbewussten Denkens hastig und gleichgültig heruntergeschlungen wird.

Regelmäßige Zeiten auch für das Mittag- und Abendessen geben den Tagen eine Ordnung.

Ein Rhythmus der Mahlzeiten mit vier bis fünf Stunden Pause dazwischen scheint unserer Verdauung angepasst. Mit dieser Wertschätzung, die wir uns geben, verbinden sich Mahlzeiten mit Freude und Genuss des Lebens und werden gleichzeitig zu Zeiten des Stressabbaus und der Erholung! Diese Zeit des Genießens kann sich jeder für sich allein geben oder er kann sie in der Familie, mit Freunden, Freundinnen oder Kollegen, Kolleginnen zu einem Gemeinschaftserlebnis machen. Sie wird umso regenerativer, je mehr die guten Erlebnisse eines Tages in die Gespräche einfließen. Die kritischen, stark belastenden Themen sollten vorher oder spätestens vor dem Zubettgehen ausgesprochen sein. Die Frage, die bei der Klärung hilft, ob man einen Tag, einen Abend gut verbracht hat, lautet: Bin ich vor dem Schlafengehen entspannt oder erschöpft? Ist letzteres der Fall, gilt es in Fürsorge für mich, einen neuen Umgang mit meiner abendlichen Freizeit zu finden. Der Schlaf, Seismograf unserer seelischen und körperlichen Verfassung, wird mir sagen, ob ich einen guten Weg gefunden habe.

Allein zu spätes, zu reichliches und schweres Essen kann zu schlechtem Schlaf führen. Geschieht das zu oft, könnte auf Abendessen verzichtet werden – gesundheitlich betrachtet vermutlich keine schlechte Lösung. Sechs bis acht Stunden Schlafdauer ist jedem zu wünschen. Wer deutlich vor Mitternacht ins Bett geht, kann früher aufstehen. Wer früh und rechtzeitig aufsteht, kann den Morgen mit seiner Ruhe und Stille genießen.

Wenn Schlaf nicht gelingt, weil zwischenmenschliche Probleme bestehen, braucht es das vermittelnde Gespräch – das man selbst suchen muss! Oft schmerzhaft und von innerem Widerstand begleitet, ist es der Weg, der Klarheit herstellen kann und neue Aufbrüche erlaubt. Nicht selten hilft bereits das Gespräch mit Freunden. Bei Problemen auf der Arbeit kann es die Aussprache mit einem wertschätzenden Vorgesetzten oder dem Betriebsrat sein, wieder ein andermal hilft eine Person aus der Sozialhilfe. Wenn man sich ehrlich und offen zeigt, öffnet sich meist die Tür zu einem guten Gespräch. War der bisherige Weg vor Ort nicht ergiebig, braucht es manchmal auch den Beistand durch Psychologen oder Ärzte. Es ist ein Zeichen von Stärke, in einer Situation der Not Hilfe zu suchen.

Ein abgekapselter, sogenannt selbständiger Weg ohne Einbeziehung anderer Menschen drückt den Verlust unserer Verbundenheit und des Vertrauens zum umgebenden Leben aus.

Den Geist klären, im Kopf frei werden von den Belastungen des Tages, ist entspannend. Einige Fragen können vielleicht weiterhelfen: Verfüge ich frei über meine Zeit oder bin ich darin ein Getriebener? Ist es Selbstbestimmtheit oder ordne ich mich Unternehmensinteressen unter, wenn ich abends E-Mails abarbeite? Ist es gelingende Kommunikation oder Teilnahme an den herrschenden Gewohnheiten, wenn ich in die sozialen Netzwerke gehe, sitze und sitze und Nachrichten anschaue, beantworte, von Werbung gelockt oder genervt bin, und auf Kommentare reagiere? Wie geht es mir dabei? Ist es starkes Interesse und Förderung meiner Talente, wozu mir die digitalen Medien dienen oder der Versuch, meiner Langeweile zu entgehen? Wovor fliehe ich? Bin ich nach der Zeit im Internet erholt oder ausgelaugt und müde? Lasse ich mich beim Shoppen zum käuflichen Konsumenten für fremde Interessenten degradieren? Und was bedeutet mein Kauf für die Produzenten der Waren und für die Mitwelt? Wie wichtig ist mir noch der unmittelbare Kontakt zu anderen Menschen? Fühle ich mich einsam oder brauche ich bewusst das Alleinsein, weil es mich erholt? Wie wichtig ist mir der Gang in die Natur, was bedeutet mir das Buch, das meine Phantasie aufblühen lässt, die Musik, die Kreativität meiner Person? Sich darüber freuen, wenn Probleme gelöst wurden, überlegen, wenn etwas nicht so war, wie man es sich gewünscht hätte, wie es vielleicht ein anderes Mal besser sein könnte, lässt einen Tag gut abschließen.

So wie ein Tag seine natürliche Ordnung in den Tageszeiten hat, hat auch ein Jahr seine Ordnung. Sie zeigt sich im Frühjahr im Aufblühen der Natur und dem Hellerwerden der Tage. Es kommen die ersten Früchte und frisches Gemüse aus heimischem Anbau in die Läden und auf die Märkte. Dabei kann man dankbar sein, dass auch sehr viel frische Kost aus den wärmeren Gebieten der Erde zur Verfügung steht. Die Bereicherung unseres Essens durch Gemüse aus südlichen Ländern können wir, wenn es uns finanziell möglich ist, durch den Kauf aus ökologischem Anbau und fairer Produktion fördern. Ich selbst freue mich, wenn ich alte Obstsorten mit ihren individuellen Aromen von Bauern der Umgebung bekomme und es, im Keller eingelagert, auch noch Monate später genießen kann.

Auch im Sommer, wo immer mehr Gemüse und Obst reif wird, und in der Erntejahreszeit des Herbstes, bleiben wir im Jahresrhythmus, wenn die saisonalen Angebote, möglichst aus regionalem, möglichst aus ökologischem Anbau den Speiseplan bestimmen. Durch bewussten Einkauf, der nicht Verpackung, sondern Inhalt sucht, zeigen wir, dass wir uns als verantwortliche Menschen in einem großen Lebensverbund begreifen.

Der Winter mit seinen langen Nächten schenkt der Natur – und damit uns Menschen – Rückzug und Erholung. Die – immer seltener werdende – große Kälte, der reiche Niederschlag an Schnee und Regen, der die Wasservorräte der Natur füllt, ist die Voraussetzung für ein Gelingen des neuen Jahreskreises. Saisonales Denken wird uns mehr zu lagerfähigem Gemüse und Obst als zu frischen Salaten greifen lassen, wobei auch in dieser Zeit die Geschenke aus anderen Ländern für unsere Ernährung dankbar angenommen werden, wenn sie nicht dort die Lebensgrundlagen schädigen.

Licht, Luft und Wasser zur Stärkung der Lebenskraft

Wenn eine maßvolle, wohlschmeckende Ernährung und eine regelmäßige, den eigenen Wünschen entsprechende Bewegung auf natürliche Weise bereits die Abwehrkraft stärken, verbessern wir sie durch den Gewinn einer Ordnung im Alltag weiter.

Der Gang in die Natur kann auch als ein Gang ins Licht und als Genuss des Tages verstanden werden. Ein Tag will begriffen, er will geschmeckt, gerochen und mit allen Sinnen erfahren werden. Wir lösen uns damit von der selbstgewählten Beschränkung auf unterhaltsame oder angstbesetzte Betrachtung von Leben in unseren Wohnzimmern, wo wir zu passiven Empfängern dieser fremdbestimmten Ausschnitte geworden sind. Die Angebote für unser Leben liegen als eine Mischung aus Vertrautem und Fremdem vor unserer Haustür. Je vertrauter uns die Nähe wieder wird, desto leichter begegnen wir dem Neuen, Unbekannten, das sich in der Begegnung zu Vertrautem wandeln kann und unser Verständnis unseres Daseins zu größerem Lebensreichtum erweitert.

Sebastian Kneipp, der geniale Laienarzt, hat einen weiteren, von der Natur ständig angebotenen Weg gefunden, die Gesundheit zu kräftigen. Eine wichtige Ursache für Erkrankungen sah er in der ungenügenden Abhärtung des Körpers gegen kalte Außenreize wie Wind, Durchkühlung oder Nässe. Das war für ihn der Grund, das Immunsystem durch Anwendungen von kaltem Wasser nachhaltig zu stärken. Die dadurch erfolgte Harmonisierung der Durchblutung und des vegetativen Nervensystems wirken als ausgleichender Impuls auf den gesamten Organismus. Diese Wasseranwendungen kann jeder zu Hause machen. Dies geschieht durch Waschungen oder durch Güsse mit Hilfe der Duschbrause oder eines Gießrohres. Sie kann als Teilanwendung etwa ein Gesichtsguss, ein Unterarm- oder Armguss oder eine entsprechende Waschung sein. In gleicher Weise kann sie auf die Beine, den Unterkörper und als Vollguss auf den ganzen Körper angewandt werden.

Als Wechselguss von kaltem und warmem Wasser kommt auf den warmen Körper zuerst ein kurzer, etwa 20 Sekunden dauernder Kaltguss, dem sich ein angenehmes Aufwärmen mit Wasser anschließt, um dann erneut mit einem kurzen, kalten Guss den Vorgang zu beenden. Da kalte Anwendungen nur auf einen warmen Körperbereich kommen, müsste dieser, wenn er kalt ist, zuerst mit warmem Wasser aufgewärmt werden. Die Waschungen und Güsse werden immer herzfern, also links begonnen und symmetrisch durchgeführt.

Mein Vater zeigte mir solche Anwendungen, als er von einer Kur im Sebastianeum von Bad Wörishofen zurückkehrte. Als Jugendlicher neugierig und offen für alles, was meine Fitness verbesserte, übernahm ich die täglichen Wechselwaschungen und Güsse. Ihre erfrischende, wachmachende Wirkung, bei der ich nicht mehr frierend wie nach einer alleinigen warmen Anwendung im Bad stehe, möchte ich seither nicht mehr missen.

Mit diesen Wechselanwendungen des Wassers hat man erneut keines Arztes und keiner Arznei bedurft, um sich gesundheitlich zu kräftigen.

Innehalten als Teil des Wegs zur
seelischen Harmonie und zu innerem Frieden

Ein Mensch, der sich eine Ordnung für seine Tage gibt, ist klug. Frei ist ein Mensch, der weiß, wann und aus welchem Grund es lebensfreundlicher ist, diese Ordnung zu verlassen. Seine Gesundheit schädigen wird der, der keine Ordnung für sich gefunden hat, die ihm Wohlgefühl und Vitalität gibt.

Es ist unser eigenes Gespür, das Gefühl von erholter Kraft und ausgeglichenen Gefühlen, das uns zeigt, ob der derzeitige Weg stimmt oder geändert werden sollte. So ist der stärkste Pfeiler für ein gesundes Leben aber auf Dauer nicht in einer gesunden Ernährung, ausreichender Bewegung und einer klugen Tagesordnung zu finden, sondern in dem täglichen Bemühen um einen harmonischen seelischen Zustand.

Seelische Harmonie zu erlangen ist in einem Leben nicht leicht, das von Angst um den Arbeitsplatz, Angst vor Armut, Terror, Krieg und Umweltverschmutzung geprägt wird, wenn Krankheit, gar Leid einen trifft oder eine Viruspandemie Länder bis in ihre tiefsten wirtschaftlichen, sozialen und emotionalen Grundlagen schädigen kann. All dies führt zu Stress, der, dauerhaft vorhanden, uns schwächt und Erkrankungen begünstigt. Das wird verstärkt, wenn wir keine Möglichkeit sehen, diese Probleme anzugehen und in passives, resignatives und schließlich depressives Erleiden übergehen. Dann wächst die Gefahr, dass wir krank werden.

Eine wesentliche Voraussetzung für den Gewinn seelischer Harmonie ist, dass man seine gegenwärtige geistig-emotionalseelische Verfassung ehrlich betrachtet und sich ihrer bewusst wird. Haben wir hier Klarheit gewonnen, können wir auch nach guten Lösungen suchen.

Das Leitwort, das helfen kann, uns aus unserer Getriebenheit zu befreien, ist Innehalten. Innen sein und Halt machen kann man in jeder Lebenssituation, beim Frühstück, während eines Arbeitsvorgangs, in einem Gespräch wie bei einem Spaziergang. Es kann ein stilles Betrachten der Situation sein wie ein nach innen Schauen mit Fragen, welche Gedanken beschäftigen, welche Gefühle da sind, wie die seelische Gestimmtheit ist.

Innehalten, Halt in unserem Inneren finden, führt uns zu uns und macht uns zu bewussteren Personen. Je öfter im Tag man diese Rückkehr zu sich macht, desto hilfreicher erweist sie sich. Die gewonnene Klarheit erlaubt dann, eine Situation so zu gestalten, dass sie heilsam für uns und unsere Umgebung ist. In Situationen, wo wir bemerken, dass wir von unseren Emotionen getrieben sind und destruktiv zu werden drohen, kann das bedeuten, auf Worte und Handlungen zu verzichten, etwa ein Gespräch zu beenden oder eine Situation zu verlassen. Bei heftiger Emotion, einer starken seelischen Verletzung und innerer Klarheit kann aber auch ihr Ausdruck der bessere Weg sein. In Situationen, die uns berühren, freuen, in denen wir von ihrer Schönheit ergriffen sind oder weil ein Problem zu lösen oder eine leidvolle Gegebenheit es notwendig macht, hilft uns diese Klarheit, uns die stimmige Zeit zu geben.

Will man den mit dem Innehalten verbundenen Gewinn erhöhen, kann man es als Zeit der Meditation zum bewusst geübten Teil eines Tages machen. Dann gibt es kein Wollen, kein Müssen. Es gibt nur ein da sein.

Meditation als in der Regel beständige Konzentration auf den Atem, das Ein- und Ausatmen in unserem ganz eigenen, unbeeinflussten Rhythmus, verbindet uns zutiefst mit uns selbst. Alle Gedanken, Gefühle, die sich zeigen, werden wahrgenommen, gesehen – und zur Seite gelegt, um den Meditierenden auf dieses Dasein im Augenblick zurückzubringen.

Wenn alle Gedanken und Gefühle endlich nicht bewertet und akzeptiert auftreten dürfen und uns nicht mehr mit sich fortreißen, weil der Atem als beständiger Helfer uns fest im anwesenden Leben verankert hält, kann sich eine tiefe Akzeptanz für uns selbst aufbauen.

Wird diese Übung, im Sitzen in ruhiger Atmosphäre, zu einer Gewohnheit, lässt sie sich in jeder Lebenssituation herstellen. Dann genügt dieser Moment des Ein- und Ausatmens, um sich seiner Situation, seiner Gefühle, Gedanken, ihrem Niederschlag im körperlichen Befinden, der Örtlichkeit, der Stimmungen einer Menschengruppe klar zu werden. Dabei weiß der Meditierende, dass es sich um die eigene, nicht zwingend tatsächlich auch für andere genauso erfahrene und wahrgenommenen Situation handelt. So nimmt er sich in seiner Begrenztheit wahr, die anders ist als es seinem Idealbild entspricht. Sich darin anzuerkennen und zu akzeptieren, schenkt inneren Frieden und macht uns tolerant gegenüber unserer Mitwelt. Das bedeutet nicht, alles gut zu finden oder mit allem zufrieden zu sein. Immer können wir wählen, ob wir an unseren Wertmaßstäben orientiert eine bewusste Handlung setzen oder ob wir einer Situation einfach ihren Lauf lassen wollen – eine nicht selten sehr wohltuende Haltung. Unser Leben entspannt sich und wird gesünder.

Der langjährige Leiter einer Stressklinik, Jon Kabat-Zinn stellte allerdings fest, dass die meisten Patienten seiner Klinik nicht nur nach gesundheitlichen Verbesserungen suchten, sondern auch nach innerem Frieden. Nach seiner Erfahrung benötigt es aber dafür über die Meditation hinaus »eine Art persönlicher Vision, eine Vorstellung, die für einen selbst von allergrößtem Wert ist, etwa wie es wäre, wenn man die selbstgesteckten Beschränkungen aufgeben könnte, oder eine Vorstellung von Tatkraft, Gesundheit, tiefer Entspannung, Güte,

Frieden, Harmonie und Weisheit. Eine solche Vision trägt den Praktizierenden durch die unvermeidlichen Phasen der Unlust und verleiht der Praxis Kontinuität.«[168]

Auch wenn der Ursprung von Atemmeditationen in den großen religiösen Traditionen liegt, die sie als Mittel für ein vertieftes und sinnerfülltes Leben eingesetzt haben, ist dieser Weg auch jenseits einer religiös-spirituellen Praxis hilfreich. Die Atmung lässt sich für jeden Menschen nutzen, um Stress abzubauen, zur Ruhe und inneren Klarheit zu kommen.

Wer keinen Zugang zu solchen meditativen Übungsformen findet, wird allein durch das Innehalten, die bewusste Wahrnehmung einer Situation mit ihren geistig-emotionalen Inhalten sein Leben bereichern. Überrascht wird er feststellen, wie sich ganz neu die Errungenschaften der Kunst, der Dichtung, der Musik, der Architektur und die vielen anderen Ausprägungen menschlicher Kreativität öffnen. Aufmerksam geworden begegnen wir staunend der uns umgebenden unermesslichen Vielfalt der Natur. Dann stellt sich in der Verbundenheit mit der Geschichte vor uns gelebter Menschen und dem Reichtum der Natur die Frage, wie wir selbst mit dieser Hinterlassenschaft zum Erhalt oder deren weiterer Entwicklung für unsere Region, das Land und unsere Erde beitragen. Der Abschied aus einer Konsumwelt, die uns vorgaukelt, uns damit als Mensch zu verwirklichen, befreit uns. Er befreit uns davon, uns mit immer neuem Wohlstandsmüll ständig neu darstellen zu müssen.

Vom Druck des Kaufens befreit werden wir mit einer Zeit für das Leben beschenkt, das sich ständig um uns herum ereignet, und dem Gewinn einer Zeit für menschliches Miteinander. So öffnet sich unsere Seele zu weit über allen materiellen Dingen stehenden Bereichen des Daseins, überschreitet nationale Grenzen und wirkt an der humanitären Entwicklung der Menschheit mit.

Spielen

Der niederländische Kulturhistoriker Johan Huizinga sah den Ursprung der Kultur im Spiel. Spiel ist für ihn dicht mit Schönheit verbunden und er konnte von ihm sagen: »Es schmückt das Leben.«[169] Dieser Schmuck ist aus der Sphäre des materiellen Nutzens herausgenommen. Immer wieder kann er sich voller Überraschungen neu zeigen und uns damit eine Ahnung von der möglichen Leichtigkeit des Lebens schenken. Im Spielen vergessen wir für diese Zeit die Sorgen eines Tages und die bedrückenden Themen unserer Welt. Im Spiel genießen wir Gemeinschaft, ist Humor anwesend, können wir lachen, auch über uns, und uns freuen. Niederlagen sind keine ernsten, Gewinne nicht von großer Bedeutung.

Das Gefühl der Leichtigkeit, der Freude und der Entspannung gibt eine Antwort auf die Frage, ob ein Spiel uns als Erwachsene guttut. Lässt es uns erholt zurück und gibt uns Kraft, uns der Wirklichkeit unserer Arbeit zu stellen und die gesellschaftlichen Verhältnisse menschengerechter, würdiger und umweltverträglicher zu machen, hat es sich als wohltuend erwiesen. Das gilt auch für die Auswirkungen von Computerspielen.

Spielen ist die Weise, um die Eindrücke, Spannungen und Unsicherheiten der Tage verarbeiten zu können. »Spiel« als »die lustvolle, von Erhaltungssorge freie, also zweckfreie, aber sinnerfüllte Zeit« (Adolf Portmann) fiel während der Coronapandemie in Deutschland monatelang für Kinder und Jugendliche aus. Ich habe es als eine der schärfsten Verletzungen der Kinder in der Zeit der Coronapandemie empfunden, dass ihnen das Spiel mit Freunden und Freundinnen untersagt wurde. Dies geschah, obwohl frühzeitig festzustellen war, dass die Krankheitsverläufe bei ihnen eher mild und unspezifisch waren und Todesfälle praktisch nicht vorkamen.[170]

In den Spielen mit anderen Kindern lassen sich Rollen nachempfinden, macht es Spaß, herumzurennen, sich zu fangen oder mit dem Ball zu spielen. Kinder wollen sich mitteilen, brauchen Freunde. Das Spielen mit anderen bringt die Erfahrungen, zu gewinnen oder zu verlieren, sich zu behaupten und Rücksichtnahme zu lernen. »Um eine demokratische Grundhaltung zu erwerben, ist es notwendig, viele Erfahrungen bei Gruppenspielen gemacht zu haben.«[171]

Die von unserer Gesellschaft den Kindern bisher zugestandene knappe Zeit der Gemeinschaft, Freiheit, Freude und des Wachsens ihrer sozialen Fähigkeiten wurde anders als in Frankreich, Schweden oder der Schweiz durch die Schließung von Kindertagesstätten und Schulen eingeschränkt und erschwert. Das empathielose, verkürzte Verständnis von Gesundheit der Virologen und ihrer politischen Gefolgsleute setzte die Vermeidung eines Viruskontakts in die absolute Priorität gegenüber einer pädagogischen und gesundheitlichen Fürsorge. In einer Lebenszeit, wo Kinder und Jugendliche unbeschwert heranwachsen sollten, wurden sie emotionalisierte Teilnehmer einer gesellschaftlich furchtbesetzten Ausnahmesituation. Je jünger die Kinder waren, desto stärker wurden sie von den Kontaktbeschränkungen in ihrer gesunden Entwicklung betroffen.

Solche generalisierten Einschränkungen für Kinder hätten nicht vorkommen dürfen und dürfen nie wieder vorgenommen werden!

Die Heilwirkung von Freundschaften und guter Familie

Die größte Kraft für unser Leben schöpfen wir aus guten freundschaftlichen und familiären Beziehungen und aus gelingenden Partnerschaften.

Je älter ich geworden bin, desto mehr schätze ich den Wert von Freundschaften. Freundschaften können sich wandeln, so meine Erfahrung. Freundschaften aus der Kindheit und frühen Jugend, die diese leicht und freundlich gemacht haben, haben sich durch die Zeit der Trennung in der Ausbildung und durch die Ortsveränderungen aufgrund wechselnder Arbeitsstellen aufgelöst. Aber sie sind noch so anwesend, dass ich gerne die alten Orte aufsuche, weil ich dort leicht wieder in ein vertrautes Gespräch komme. Während meiner beruflichen Wechsel und dem schließlichen Ankommen an einem festen Wohnort haben sich neue Freundschaften gebildet. Manche sind Jahrzehnte alt, manche sind langsam und erst spät entstanden und sind noch dabei zu entstehen. Der tragende Grund dieser Freundschaften ist unser offenes Gespräch und auch eine zu vielen Zeitfragen oft ähnliche, bei weitem aber nicht immer gleiche Haltung. Auch die Unterschiede bezüglich mancher, vor allem politischer Fragen wie etwa dem politischen Umgang mit der Pandemie, sind kein Anlass, die Freundschaften in Frage zu stellen. Das über viele Jahre geübte und gewachsene Vertrauen kann nicht durch unterschiedlichen Umgang mit gerade aktuellen Streitfragen beseitigt werden. Die grundsätzlichen Werte, die die Würde der Menschen angehen, und die kritische Betrachtung der umweltpolitischen Lage sind oft ein gemeinsames Bindeglied.

Bei der letzten Umfrage im Jahr 2015 unter jungen Menschen in Deutschland im Alter zwischen zwölf und 25 Jahren war der Wunsch nach guten Freunden, die einen anerkennen, fast allen sogar wichtiger als der dann folgende Punkt, ein gutes Familienleben zu führen. Diese so geschätzte Anerkennung und Akzeptanz in Freundschaften schwindet nicht, wenn man mit manchen Gedanken, Einstellungen, Verhaltensäußerungen des Freundes, der Freundin nicht übereinstimmt und dies ausgedrückt wird. Freundschaften sind gut und tragen umso besser, wenn die Beziehungen offen, klar und von Wertschätzung geprägt sind. Gemeinsame Freude, gemeinsam getragene schwierige Lebenslagen machen sie aus. Die Qualität der Beziehungen ist von Bedeutung, nicht die Zahl der Freunde.

Die Aussage, dass Freundschaften eine größere Bedeutung als die Familien haben können, hat ihre Ursache vielleicht darin, dass Familienleben mit Erziehung gekoppelt ist und Konflikte unweigerlich Teil dieser Beziehung sind. Das gilt letztlich für jede länger während Gemeinschaft.

Thomas Gordon war es, der schon in den letzten Jahrzehnten des vorangegangenen Jahrhunderts Hinweise gab, wie Konflikte in den Familien zu lösen sein könnten. Voraussetzung dafür sei, dass »Eltern sich selbst als Menschen akzeptieren, der Kindern gegenüber sowohl positive wie negative Empfindungen hat. ... ›Wirkliche-Menschen‹ empfinden demgegenüber, was ein Kind tut, manchmal annehmend und manchmal nicht annehmend«, weil nicht alles an einem Kind, seinem Verhalten, seinem Charakter immer gefalle.[172] Für Gordon ist die Annahme eines Kindes die Basis für das Wichtigste, was es braucht: das Gefühl, geliebt zu sein. Diese Annahme ihm durch das Wort wie durch eine wortlose Geste, durch Zuhören wie durch ein Fragen nach seiner Gefühlssituation zu zeigen, stärke das Miteinander sehr. Dazu gehöre aber auch, ihm zu sagen, wo man es in seiner Persönlichkeit nicht annehmen kann, »falls es in einem bestimmten Moment etwas auf bestimmte Art tut oder sagt. Auf diese Weise wird das Kind lernen, Sie als offen und ehrlich zu empfinden, weil Sie *wirklich* sind.«[173]

Vielen Menschen, so mein Eindruck, fällt es aber leichter, ihre Gefühle nur über ihr Verhalten zu zeigen, als sie auszusprechen und die Gründe dafür zu nennen. Der als Aggression oder als Abweisung und Verzicht auf Zuwendungen geäußerte bloße Ärger, wenn man sich verletzt oder unverstanden fühlt, überlässt es dem Gegenüber, ob er das Benehmen richtig deutet. Wenn dann keine Fragen gestellt werden, die das Verhalten verstehen wollen, sind Missverständnisse unausweichlich. Sie gehören wohl zu den häufigsten Gründen für schlechte Beziehungen oder Zerwürfnisse.

Offenes, klares Sprechen über die eigenen Gefühle, ohne zu verletzen, und die klärende Frage, ob man den anderen richtig verstanden hat, geben Kindern – und Erwachsenen – eine starke Grundlage, sich als angenommene und geliebte Persönlichkeiten zu erfahren. Mit der Akzeptanz der schlichten Tatsache, dass Menschen unterschiedliche Persönlichkeiten mit unterschiedlichen Bedürfnissen und Werten sind, würden sich Konflikte oft entspannen und sich Lösungen für gute Wege auftun. Dadurch wird ein Schritt auf das hin getan, was viele Menschen suchen – sie fühlen sich ausgeglichener und zufriedener. Dann haben sich unsere sogenannten negativen Emotionen wie Ärger, Wut, Neid, Trauer als Helfer erwiesen, dass mehr Freude und Wohlgefühl entstehen können.

Gesundung geschieht, weil wir Verständnis und Mitgefühl für unsere Mitmenschen und die uns tragende Natur mit allen Lebewesen entwickeln. Wer sie in sein Leben integriert, hilft sich und allem. Ich bin überzeugt, dass eine Bildung, die vor allem Wert auf einen akzeptierenden Umgang mit unseren Gefühlen legt, gegenwärtig für den gesellschaftlichen Gesundheitszustand und Zusammenhalt weitaus wichtiger ist als das Erlernen eines frühzeitigen Umgangs mit digitalen Medien. (siehe dazu: Ganzheitliche Bildung)

Liebe, Berührung, Zärtlichkeit und Sexualität als Grundelemente des Lebens

Unser Geist, unsere Gefühle drücken sich immer körperlich aus. Selbst wenn wir sie zu verstecken suchen, kommen sie in unserer Sprechweise, unserem Gesichtsausdruck oder in unserer Körperhaltung zum Ausdruck. In gleicher Weise wird eine mitfühlende und liebevolle Beziehung in körperlichen Kontakten sicht- und spürbar – sie führt zu kleinen Berührungen, zum Schütteln der Hände, zu Schulterklopfen, zu Umarmungen.

Mit dem Verbot des körperlichen Kontakts zu uns begegnenden Menschen während der Coronapandemie wurde die uns wichtige soziale Nähe durch Distanz ersetzt. Abstand wurde zum Ausdruck von sozialer Einstellung und Nächstenliebe wurde zum Verzicht auf Begegnung und Besuch uminterpretiert. Die gewohnten menschlichen Einstellungen wurden in ihr Gegenteil verkehrt. Mit ihrem dahinterstehenden eingeschränkten Gesundheitsverständnis bemerkten die Verantwortlichen nicht, dass sie mit der Angst vor körperlicher und damit emotionaler Nähe die zentrale Basis der Gesundheit schwächten. Politik war übergriffig geworden und griff in bisher unvorstellbarem Ausmaß in das Miteinander grundlegender menschlicher Beziehungen ein. Das Überraschende war, dass die Ärzteschaft, das Pflegepersonal in den Heimen und viele Menschen bereit waren, ihre Grundüberzeugungen von Humanität aufzugeben. Das Einverständnis der betroffenen alten Menschen, Kranken, der Behinderten, oder der Kinder und Jugendlichen und ihrer Angehörigen für die Kontaktverbote wurde belanglos und interessierte nicht – ihre freie Entscheidung, ihr selbstgewählter Umgang durften keine Rolle mehr spielen. Einsamkeit, Ängste, die Ausbildung von neurotischem Verhalten, Depressionen, der Übergang in die Demenz und vorzeitiger Tod waren die Folgen.

Deutlicher als in dieser Zeit konnte nicht werden, dass technische Hilfsmittel nur als Krückstöcke taugten, die eine mitfühlende Anwesenheit, eine trostspendende Hand, eine liebevolle Berührung nicht ersetzen konnten. In eine von gegenseitiger Akzeptanz getragene Beziehung darf keine Politik und keine Person eingreifen – sie ist von den betroffenen Personen selbst zu regeln! Meine Freunde und ich haben uns das Händeschütteln und die Umarmung nicht nehmen lassen.

Eine besondere Gefühlsäußerung ist die Zärtlichkeit. Sie ist vor allem in warmherzigen, liebevollen Beziehungen möglich. »Zärtlichkeit, eine ursprüngliche auf keine anderen Bestrebungen zurückführbare Weise der Zuwendung«, kommt in dem »Urtypus der Zärtlichkeitsbeziehung«, dem Mutter-Kind-Verhältnis, darin zum Tragen, dass »das Kind in seinem Dasein bestätigt (wird), und es sich behütet fühlen (darf).« Zärtlichkeit ist eine sehr eigene Form der Hinwendung zum Anderen, die tiefe Verbundenheit und/oder Liebe ausdrückt. »Sie ist ja ein Tun, und sie ist ein Bedürfnis. Sie ist ein Tun, das sich in Liebkosungen äußert, in Berührungen, aber nicht darin allein, sondern auch in Sprache, im Ton und im Blick, ja selbst in Gedanken. Sie ist ein Bedürfnis, ein sehnsüchtiges Empfangen über berührte Haut, übers Gehör, übers Auge, ja selbst über das Wissen vom zärtlichen Gedenken des Andern.«[174]

Dort, wo wir zärtlich sein können, bringen wir tiefe Menschlichkeit und Verbundenheit zum Ausdruck. Zärtliche Gefühle können sich weit über menschliche Beziehungen hinaus auch auf alle Ausdrucksweisen der Natur, einschließlich der von Gegenständen erstrecken. Oft ist sie von einer Ergriffenheit über deren Schönheit begleitet. Wir können ein Tier streicheln und mit ihm uns verbunden fühlen. Wir können uns an einen Baum lehnen, ihn umarmen und tiefe Erfahrungen dabei machen. Wir können beim Gehen den Boden unter unseren Füßen spüren und in eine neue Beziehung zur Erde kommen. Solche Offenheit, solche Ergriffenheit wie das zärtliche Gefühl selbst bringen uns in Zusammenhang mit dem tiefsten Kern unserer Person – wir bekommen eine Wahrnehmung oder zumindest eine Ahnung von dem großen bestehenden Zusammenhang mit der Gesamtheit des Lebens geschenkt. Dieser Ort, wo wir Liebe wahrnehmen, lässt sich auch als die Seele eines Menschen verstehen.

Bei seinen Gedanken über das Glück hat der Philosoph Wilhelm Schmid darauf aufmerksam gemacht, dass jede Beziehung, die Menschen zueinander pflegen und die einen starken Zusammenhang stiftet, sie offenkundig mit Sinn erfülle.[175] Liebe gibt daher jeder unserer Beziehung, die davon geprägt wird, eine starke Erfahrung von Sinn für unser Leben. Weil ihr das Lebenswohl des Gegenübers von wesentlicher Bedeutung ist, kann sie die alltäglichen Probleme und Konflikte immer wieder in diesen tiefen, verbindenden Grund auflösen. In spiritueller, auf den Schöpfungsursprung ausgerichteter Verbundenheit kann Liebe schließlich alle Ebenen des Geschöpflichen überschreiten und sie dabei gleichzeitig durchdringen. Liebe ist eine Haltung, die sich allem Leben zugehörig versteht und sich in jedem Augenblick darum sorgt.[176] So verändert ein liebender Mensch auch seine Umgebung.

Die Äußerung der Zärtlichkeit geht daher weit über Sexualität hinaus. Dort wiederum kann sie eine besonders tiefe Verwirklichung finden. Ist Sexualität als manipulierende, machtausübende und gewalttätige Form Ausdruck des Verlusts von Menschlichkeit und zutiefst inhuman, wird diese intimste Beziehung der Menschen in gelingenden, wertschätzenden, liebevollen Partnerschaften ein großes gegenseitiges

Geschenk. Der Sexualforscher Volkmer Sigund hat dafür den schönen Satz gefunden: »Das Sexuelle ist die erste Poesie des Menschen.«[177] In einer Poesie kommen die Kreativität und die Schönheit der Beteiligten zum Tragen. Partnerschaften, in denen Vertrauen und gegenseitige Achtung für die nicht immer gleichlaufenden Wünsche bestehen, werden in ihrer Verbindung gestärkt, wenn sie sich gegenseitig diese Zeit größter Zärtlichkeit schenken, die sehr zur seelischen und damit auch gesundheitlichen Stabilität beiträgt.

Glücklicherweise hat die moderne Zeit der Aufklärung Sexualität selbstverständlicher gemacht. Wie der Nahrungstrieb ist sie ein Grundelement menschlichen Daseins. Wer seine Sexualität annimmt, ist mit sich einiger geworden und hat sich aus alten gesellschaftlichen Fesseln befreit. Auch hier gilt, dass wir den besten Grundstein für unsere Gesundheit damit legen, dass wir mit uns selbst freundschaftlich umgehen.

Heilwerden durch umfassende Beziehung

Wenn Bewusstsein die Welt durchdringt und alles miteinander verbunden ist, ist auch alles in ständigem Austausch. Dieser Austausch findet unbewusst mit den umgebenden Strukturen einer Stadt oder einer Landschaft, er findet auch mit den uns begegnenden Lebewesen statt. Ein Stadtteil, der sich nur aus hohen Häusern ohne Vorgärten und Gehwegen an den Seiten stark befahrener Straßen zeigt, hinterlässt einen anderen seelischen Eindruck als ein Stadtgebiet, wo eine verkehrsberuhigte Zone Kinder spielen lässt und uns erlaubt, zwischen Bäumen und vielem Grün an Tischen zu sitzen und uns mit anderen Personen zu unterhalten. Übermäßige Tageshitze verändert unser Befinden im Vergleich zu milder Wärme, Stürme lösen andere Gefühle aus wie ein Sommerregen. Und eine klein-strukturierte Landschaft mit vielen Hecken und Bäumen kann ein Wohlgefühl schenken, das monotone, großflächige Land-schaften nicht mehr geben können.

Kommunikation wird im menschlichen Miteinander vor-dergründig sehr auf Sprache bezogen, findet aber wie die Bei-spiele zeigen weit darüber hinaus statt. So können wir auch zur Natur in ihren vielfältigen Ausprägungen in Verbindung sein und für sie aus klarem Bewusstsein und mit klaren Wertmaß-stäben Verantwortung üben. Das Fenster, das Blumen trägt, der Balkon, auf dem es blüht, der Garten, der mit seiner Vielfalt an Gräsern, Pflanzen und Sträuchern Insekten und Vögel einlädt, stärken unsere Verbundenheit mit ihr. Diese wächst, wenn wir sie aus einer Gemeinschaft heraus wahrnehmen, die mit uns die gleiche Zielsetzung hat. Ihre Stärke wird umso größer sein, je mehr sie bei allem Tun immer wieder das ständig anwesende Gute und die Schönheit des Lebens feiert. Dann wächst auch die Zuversicht, dass der in dieser Zeit erforderliche Wandel gelingen wird.

So sehr uns dieses Miteinander in einer Gemeinschaft Gleichgesinnter gut tun wird, dürfen wir nicht den eigenen Anteil unseres Denkens und Verhaltens für ein Gelingen über-sehen. Zwar werden unsere Stimmungen wie unsere körper-liche Verfassung von der emotionalen Verfassung und deren Ausdruck bei den Menschen in unserer Umgebung beeinflusst, aber umgekehrt geschieht dies auch in gleicher Weise ihnen gegenüber durch unsere emotionale Gestimmtheit. Darauf macht der Psychologe Daniel Goleman ausdrücklich aufmerk-sam: »Die Neurowissenschaft hat herausgefunden, dass unser Gehirn als geselliges Organ konstruiert ist, das unweigerlich eine enge Verbindung mit dem Gehirn jeder Person aufnimmt, mit der wir es zu tun haben. ... Selbst ganz alltägliche Begegnungen wirken auf unser Gehirn ein und setzen Gefühle frei, wünschenswerte und weniger wünschenswerte. Je stärker wir einer Person emotional verbunden sind, desto stärker ist die gegenseitige Einwirkung.«[178] Diese in allen Begegnungen auftretenden Emotionen wirken auf den gesamten Körper: »Positive Beziehungen haben einen günstigen Einfluss auf unser Wohlbefinden, negative Beziehungen hingegen können wie ein langsam wirkendes Gift unseren Körper angreifen« und uns krank machen.[179] Beziehungen gewinnen so eine fundamentale Bedeutung, weil sie über unsere Lebensqualität entscheiden: »Die gegenseitige biologisch-somatische Beeinflussung von Menschen verweist auf eine neue Dimension der Idee eines guten Lebens: wir sollten uns so verhalten, dass wir allen, mit denen wir in Beziehung treten, selbst auf dieser subtilen Ebene (unserer geistigen, offenen, freundlichen Zuwendung – d. Verf.) Gutes tun.«[180]

Achtung und Respekt als Selbstverständlichkeiten gegenüber allem Begegnenden tragen zu einem guten Leben für beide Seiten bei. Dann ist man dem Grundprinzip des Sittlichen von Albert Schweitzer nahe, allem Leben die gleiche Ehrfurcht entgegenzubringen. In dieser Grundhaltung gilt als gut, Leben zu erhalten, Leben zu fördern und entwickelbares Leben auf seinen höchsten Wert zu bringen. Je selbstverständlicher dieser Grund-Satz zur Basis des Lebens wird, desto wahrscheinlicher wird, dass unsere Mitmenschen ihn auch uns gegenüber anlegen. Solches Miteinander achtet die freie Selbstbestimmung des anderen als Ausdruck der Würde.

Deutschland hat das Glück, dass die Verfassungsväter ihre humanistischen Folgerungen als Antwort auf die von der Nazidiktatur begangenen Unmenschlichkeiten in die Grundrechte des Grundgesetzes haben einfließen lassen. Sie sind für die Bürger und Bürgerinnen und die als Staat verfasste Gesellschaft Deutschlands verbindlich. Da, wo diese Mitwelt sich nicht oder nur eingeschränkt äußern kann, ob als Kind, behinderter Mensch, Flüchtling vor Krieg und Verfolgung, als schwer von einer Krankheit gezeichneter oder gar sterbender Mensch, aber auch als pflanzlich-tierisches Wesen, steht jeder in der Verantwortung, für ein bestmögliches Gelingen genau dieses Lebens zu sorgen. Dass dies bei vielen Kranken und Sterbenden während der Coronapandemie institutionell untersagt wurde, ist für ihre Angehörigen und Freunde ein Schmerz, der zurückgeblieben ist.

Die Förderung von Gerechtigkeit

Die Sorge für die Schwachen der Gesellschaft wie die Sorge für den Erhalt der Vielfalt der uns begleitenden Lebewesen auf dem Land und im Wasser und ihre Nahrungsgrundlage, dem Reichtum an unterschiedlichen Pflanzen, ist Ausdruck eines verbundenen, mitfühlenden und verantwortlichen Lebens. Zu dieser Verbundenheit gehören der Schutz und die Wiedergewinnung vielfältiger und abwechslungsreicher Landschaftsformen. So geht unsere Verantwortung über die unmittelbaren Kontakte zu unserer Mitwelt hinaus: Wir nehmen ständig Einfluss auf das uns umgebende Leben. Haben wir das Ziel einer nachhaltigen Entwicklung vor Augen, wie es bereits 1987 die Weltkommission für Umwelt und Entwicklung formulierte: »Nachhaltige Entwicklung ist eine Entwicklung, welche die heutigen Bedürfnisse zu decken vermag, ohne für künftige Generationen die Möglichkeiten zu schmälern, ihre eigenen Bedürfnisse zu decken«, dann müssen wir solche Verletzungen niedrig halten, weil sie gegen unser Empfinden von Gerechtigkeit und Solidarität gegenüber unsern Kindern und Enkeln verstoßen.

Mit der Begrenzung auf sie würden wir allerdings noch davon absehen, dass wir unsere Lebensverhältnisse auf Kosten von Milliarden Menschen weltweit und unseren wie ihren Lebensgrundlagen gebaut haben – und weiter auf ihre Kosten zu erhalten suchen. Wenn alle Menschen leben wollten wie in Deutschland, wären weit über fünf Erden notwendig. Gerechtes Handeln will sich aus dieser Ungerechtigkeit des Überkonsums an Energie und Rohstoffen lösen – und befreit sich vom Überfluss einer Wegwerfgesellschaft.

In ihrem Grund kann Gerechtigkeit erst begriffen und gelebt werden, wenn ein Mensch verstanden hat, dass sein Leben bisher nur durch die Mithilfe anderer Menschen und der beständigen Geschenke, die die Erde oder, religiös-spirituell erweitert, ihm der Schöpfungsgrund Gott macht, möglich ist. Geschenke, die es ihm erlauben, so zu leben wie er will. Wie er in dieser seiner Persönlichkeit akzeptiert sein will, lässt ein gerechter Mensch den Anderen und das Andere in seinem Anderssein und verhilft ihm zu dem, was er dabei als das ihm Zustehende braucht.[181] Auf diesem einfachen Gedanken, »dass einem Jeden das Seine zu geben sei«, gründete bereits Platon alle gerechte Ordnung in der Welt.[182]

Die Antwort auf die Frage, worum es sich bei dem jedem Menschen Zustehenden handeln könnte, muss zunächst von jedem selbst gegeben werden, allerdings mit der in seiner Antwort liegenden Konsequenz, dieses jedem Menschen zustehen zu wollen. Der mit dem Alternativen Nobelpreis ausgezeichnete chilenische Wirtschaftswissenschaftler Manfred Max-Neef hat in den 90er Jahren in Projekten mit Armen in Lateinamerika über eine Entwicklung nach menschlichem Maß solche Grundbedürfnisse genannt, die für jeden Menschen erfüllt sein müssten. Neben Nahrung, Kleidung, Wohnung und der Möglichkeit für seinen Lebensunterhalt selbst zu

sorgen nannte er gleichberechtigt auch immaterielle Bedürfnisse wie schmerz- und angstfreies Leben und den Wunsch
nach Zuneigung, Verständnis, Teilhabe, Muße und Kreativität.
Später seien in der Menschheitsentwicklung das Bedürfnis
nach Identität sowie der Wunsch nach Freiheit dazugekommen
und habe sich das Bedürfnis nach Transzendenz als ein univer-
selles Bedürfnis entwickelt.[183] Die Art der Befriedigung dieser
Bedürfnisse unterscheide sich entsprechend der geschichtlichen Situation und den andersartigen Verhältnisse der
Kulturen.

Spätestens mit unseren heutigen Erfahrungen von Arten-
schwund und Klimawandel müssen wir eine intakte, reiche und
vielfältige Natur und den Erhalt der klimatischen Verhältnisse
zu den Grundbedürfnissen der Menschen hinzusetzen.

Bereits vor 30 Jahren merkte Max-Neef kritisch an, dass
»die Geschwindigkeit von Produktion und Diversifizierung
der Produkte derart schnell« sei, »dass sie zu keiner Befriedigung irgendeines Bedürfnisses führen, sondern zum reinen
Selbstzweck werden.«[184] Hinterfragen wir diese Entwicklung
nicht und erklären weiter den Erwerb jedes neuen, »modernen« Produkts zu einem unserer wichtigen Lebensbedürfnisse,
werden wir nicht nur zwangsläufig die Sorge um unseren
Lebensunterhalt verschärfen. Damit verbunden werden wir die
Erfüllung obiger immaterieller Grundbedürfnisse zurückstel-
len müssen. So entlarven sich Konsumprodukte, während sie
genau das Gegenteil verkünden, durch ihre Auswirkung auf
Mensch und Mitwelt wie durch die weitere Schaffung von
Abhängigkeiten als Räuber unserer menschlichen Freiheit.

Ein freier und in seinem Mitgefühl bewusst gewordener
Mensch will daher Antworten bezüglich der Ursachen für die
unsere Zivilisation prägenden, sie erhaltenden wie sie zerstörenden Strukturen haben. Er will wissen, was die Zielsetzun-

gen und wie die Auswirkungen von technologischen Entwicklungen für uns und unsere Mitwelt sind. Er fragt bei den damit verbundenen neuen Konsum(-Verbrauchs!-)artikeln nach ihrer Konsequenz für das Ziel einer menschenwürdigen und nachhaltigen Zukunft. Er will beantwortet haben, ob durch diese Produkte menschliche Fertigkeiten und Freiheiten eingeschränkt oder erweitert werden, ob Abhängigkeiten von ihnen geschaffen oder aufgelöst werden. Er will wissen, ob die kreativen Fähigkeiten einer Person, einer Gruppe oder Gemeinschaft durch eine neue Technologie entfaltet und umweltgerecht eingesetzt werden können, ob soziales Miteinander gefördert oder beschränkt wird. Daher wird er fragen, ob bei einem Produktionsvorgang die manuelle Arbeit eines Menschen, die ihn über Jahrhunderte auszeichnende »handwerkliche« Tätigkeit überflüssig gemacht wird. Und er wird Auskunft haben wollen, wie weit die geistigen Fähigkeiten der Menschen, die ein weiteres Spezifikum unserer »Gattung« sind, durch die »bessere« Künstliche Intelligenz ersetzt werden.

Solche und mehr Fragen wird der seiner Verantwortung und Freiheit bewusste Mensch bei seinem Umgang mit der Mitwelt, bei den Veränderungen seiner Arbeit wie bei der Verwendung und dem Kauf von Konsumartikeln stellen. Immer aber bleibt ihm die Kernfrage, ob die Lebensgrundlagen Boden, Wasser und Luft geschwächt oder gestärkt werden, oder, kurzgefasst, ob durch die Produktion, die Anwendung und den Kauf der Produkte das Leben angegriffen oder freundlich gestaltet und erhalten wird. Sie werden auch sichtbar an der Förderung des Reichtums der Natur mit ihrer Vielfalt an Pflanzen und Lebewesen in unserer unmittelbaren Umgebung und dem Erhalt der uns umgebenden Lebensgrundlagen.

Alle Fragen und alle Antworten haben sich heute auf unseren gesamten Planeten zu beziehen. Die Wahrheit und Tragfähigkeit der Antworten hängen ab von unserem Mitgefühl, das Ausdruck unserer Verbundenheit mit unserer Mitwelt ist.

Mit der Wahrnehmung unserer persönlichen Aufgabe, zu einem bereits jetzt gelingenden und gerechteren Leben beizutragen, beeinflussen wir den gesamtgesellschaftlichen Weg einer strukturellen Neuausrichtung unserer Zivilisation im Sinne einer nachhaltigen und gerechten Lebensweise. Auf ein entsprechendes politisches Handeln durch jeden Einzelnen Einfluss zu nehmen, bleibt eine immerwährende Aufgabe. Ich vergesse nicht das kleine Gedicht, das mir Anfang der 80er Jahre der Dichter Erich Fried in eines seiner Bücher schrieb:

> »Wenn du willst,
> dass die Welt so bleibt,
> wie sie ist,
> willst du,
> dass sie nicht bleibt.«

Es hat für mich in den Krisen und bedrohten Schönheiten unserer Zeit seine Wahrheit behalten.

Von der Freude an der Verwirklichung kreativer Visionen und der Kraft der Gemeinschaft

Eine grundlegende Frage bleibt für jeden bestehen, der einen Weg in menschlicher Weise und kreativ gehen will: Lasse ich mich von außen steuern oder will ich mich nach meinen Vorstellungen von Humanität frei und schöpferisch entwickeln?

Erich Fromm betonte dazu, dass es beim kreativen Tätigsein »auf das Tätigsein als solches ankommt, auf den Prozess und nicht auf das Resultat.« Wenn »sich das Gewicht von der augenblicklichen Befriedigung, welche eine kreative Tätigkeit verleiht, auf den Wert des fertigen Produkts« verschiebe, »geht dem Menschen die einzige Befriedigung verloren, die ihn glücklich machen kann – das Augenblickserlebnis des Tätigseins«, weil er einem Phantom hinterherjagt, dass ihn enttäuschen wird, wenn er glaubt, es erreicht zu haben – »das trügerische Glück, genannt Erfolg.«[185] Erfolg macht uns abhängig von äußerer Bewertung. Damit droht der Freude am schöpferischen Tun die ständige Gefahr einer Ausgrenzung und Minderwertigkeit.

Freie, schöpferische Entwicklung lebt eine Vision einer guten Zukunft, in der Gerechtigkeit, Erhalt der Lebensgrundlagen mit ihrer Vielfalt an Lebewesen und mitfühlendes Verbundensein das Leben durchzieht, in das die eigenen Talente und Wünsche eingebracht werden. So ist jede Vision persönlich, auch wenn sie Grundpfeiler eines guten Lebens mit vielen anderen Menschen teilt. Diese Träume eines gelingenden und freundlichen Lebens benötigt unsere Gesellschaft dringend. Werden sie gelebt, schenken sie eine Freude, die beim Funktionieren in gängigen Tagesabläufen verschwunden war. Darüber hinaus teilt sie sich auch denen mit, die ihm begegnen.

Durchaus wird man sich seiner Grenzen im Klaren bleiben, innerhalb derer wir alle leben, aber jetzt macht es Spaß, sie auszuweiten. Unser Gefühl von Wirksamkeit wächst, wenn wir Gemeinschaften bilden, die gleiche Ziele haben. Vielfältig sind sie bereits lokal, regional und länderweit auf verschiedenen Ebenen für einen zukunftsfähigen gesellschaftlichen Wandel auf dem Weg – für die Beteiligten selbst ermutigend, für andere Impulsgeber und Zeugen dafür, dass eine lebensfreundliche Zivilisation möglich ist, die ihren Blickwinkel über sich hinaus auf alles Leben ausgedehnt hat.

Immer wieder werden uns Fragen begleiten, die vor allem

den Umgang mit unserer Mitwelt, unserer Art der Arbeit und die Benutzung von Konsumartikeln betreffen. Alle Umgangsformen dieser Zivilisation, von der Mobilität bis zu den herrschenden Vorstellungen des Erhalts von Frieden werden eine Antwort einfordern. Wir können eine neue Lebensweise wählen. Sie soll Ausdruck unserer gewonnenen Freiheit sein, die die gängigen Strukturen lebensfreundlich verändern will.

Rob Hopkins, der Begründer der weltweiten Transition-Bewegung, hält es dabei für wichtig, »dass wir uns mit Möglichkeiten auseinandersetzen und nicht Wahrscheinlichkeiten hinterherlaufen«, weil daraus sich eine ganz andere, eigene Stärke ergebe, als wenn man sich heute nur auf Klima-»Kipppunkte« und Katastrophenvoraussagen konzentriere. »Wenn wir uns auf Möglichkeiten konzentrieren, entwickeln wir Energien nicht nur in Bezug auf das, was wir schaffen könnten, sondern auch in Bezug auf die Rolle, die wir dabei spielen.«[186] Er ermunterte seine Studenten, sich Wohnhäuser, Stadtbilder fantasievoll neu vorzustellen, wie sie nachhaltig und menschenfreundlich sein könnten. Indem sie vor Ort anfängt, andere Lebensweisen im Sinn einer nachhaltigen Moderne auszuüben, regt die Transition-Bewegung an, zu diesem Prozess die dort lebenden Menschen für die »Welt der lokalen Möglichkeiten« einzuladen und sie zu ermutigen.

Leben in spiritueller Verbundenheit

Spirituelle Suche als Begleiterin
des menschlichen Lebens

Leben wird eng, wenn es nur auf sich bezogen gelebt wird. Leben wir unser Leben in einer Welt, die uns fremd gegenübersteht, erfahren wir es als bedroht. Verstehen wir das uns begegnende Leben in der herrschenden Zivilisation und der sie begleitenden Natur als ein Geschehen, das nach Naturgesetzen funktioniert und als technische Abläufe funktionell zu behandeln ist, bleibt uns nichts anderes übrig, uns genauso zu begreifen. Begegnet uns in der Medizin oder im Alltag diese zweckausgerichtete Betrachtung von uns, dann spüren wir, wie solche Reduktion uns unzufrieden macht – wir fühlen uns nicht verstanden. Die messende, zählende, auf das Abfragbare, Sicht- und Benennbare ausgerichtete Erklärung des Lebens durch den distanzierten wissenschaftlichen Blick erweist sich als ungenügend – der Blick ist verkürzt, weil er eben nur das aufscheinen lässt, was zu messen, zu zählen, abzufragen, zu sehen und so zu benennen ist.

Das Eigentliche, das das Leben trägt und durchzieht, bleibt ihm verborgen, obwohl es gegenwärtig ist. Es erinnert an die Sicht auf die Welt von jungen Fischen aus der Parabel, die David Foster Wallace bei einer Rede vor jungen US-amerikanischen Absolventen erzählte. Zwei junge Fische begegnen auf ihrem Weg einem älteren Fisch, der in die Gegenrichtung schwimmt. Er grüßt sie mit den Worten: »Morgen, Jungs. Wie ist das Wasser?« Die zwei jungen Fische schwimmen weiter und nach einer Weile wirft der eine dem anderen einen Blick zu und fragt: »Was zum Teufel ist Wasser?«

Den von der theoretischen Lehre der Universität in die Wirklichkeit der Berufswelt hinausgehenden Studenten verdeutlichte der Schriftsteller damit, »dass die offensichtlichsten, allgegenwärtigsten und wichtigsten Tatsachen oft die sind, die am schwersten zu erkennen und zu diskutieren sind«, oder, anders gesagt, dass es gut sei, wenn man für die eigenen Gewissheiten »ein bisschen ›kritisches Bewusstsein‹ ... entwickle.«[187]

»*Dem Wasser*«, in dem wir sind, dieser Grund, in dem wir getragen werden, *begegnet die Wissenschaft bei den Teilen im Wasser*, die sie erforschen und dann benennen kann. Nicht nur sagt der gewählte Blick nichts über das Wasser aus. Er ist zugleich im Benennbaren ein auf die Fragen, die gestellt werden, Begrenzter. Wird daran der Anspruch des absolut Wahren geknüpft, kann die Wahrheit nur verfehlt werden. In der medizinischen Wissenschaft hat das naturwissenschaftliche Denken bei der Vermeidung von Sinnsuche und spirituellem Bewusstsein dort seinen besonders sichtbaren Anteil, wo es unser Bewusstsein auf die Erklärung des Ablaufs neurobiologischer Vorgänge eingeschränkt hat. Solche medizinischen Untersuchungen liefern Beiträge der materiellen Begleitung von Denk- und Gefühlsabläufen. Sie werden zu einem Ausdruck menschlicher Hybris, das bei seinem technischen Vorgehen nicht gleichzeitig seine Begrenztheit anerkennt, die verunmöglicht, das Geheimnis unseres Bewusstseins mit all seinen Ausprägungen zu verstehen. Daher sind wissenschaftliche Kenntnisse zwar einerseits zu bedenken, verlangen aber andererseits, sie dort in ihre Grenzen zu verweisen, wo sie einen Absolutheitsanspruch auf unseren Umgang mit dem Leben erheben. Deshalb müssen sich alle auf wissenschaftliche Begründungen verweisende Äußerungen, dass Religion und spirituelle Lebenssicht nur menschliche Täuschungen und Ausdruck der

Unfähigkeit sind, das Leben als *noch* unerklärlich, schlimmstenfalls als absurdes Dasein zu begreifen, entgegenhalten lassen, dass sie ihre eigene Einschränkung der Sicht auf die Welt zur Voraussetzung für Wahrheit gemacht haben. Diese Begrenzung ist in einer von den Naturwissenschaften geprägten Zivilisation für viele Menschen in der Gegenwart für ihre Lebensführung und -begründung ausreichend geworden.

»Das Wasser« aber ist nicht zu benennen und zu analysieren. Diesem tragenden Grund des Lebens kann nur metaphysisch, jenseits materieller Gehalte nahegekommen werden. Daher spreche ich von einer spirituellen Suche nach diesem Lebensgrund.[188] Der Zugang, die Verbindung dorthin hat mit der Suche nach dem Weg dorthin und der Offenheit jedes und jeder Einzelnen zu tun. Mein Leben ist ohne Suche nach und Verbindung zu dem großen Einen, dem Urgrund, dem Schöpfer, dem, dem in den Religionen ein Name, Gott, in der Philosophie der Begriff Transzendenz gegeben ist, nicht zu denken. Auch wenn es manchmal schwerfällt, da dieser Name sehr abgenutzt, zu oft missbraucht, auch mit Abwehr und Ängsten versehen ist, gebrauche ich den Namen Gott. Eine schöne, offene Umschreibung für ihn, die es bei einer Ahnung belässt, ist »der Ort, an dem wir, an dem unser Herz Ruhe findet, in dem wir daheim sind.«[189]

Eine erweiterte Sicht des Lebens kann deshalb nicht auf durch Versuche und Beweise bestätigbaren Annahmen, sondern muss auf einer persönlichen Wahrnehmung, einer Ahnung von etwas Größerem beruhen, das in unserem Leben wirkt — einem Glauben, dessen Gründe und Wahrheit letztlich immer nur von jedem von uns angegeben werden können. Solche spirituelle Suche begleitet die Menschen, seit sie sich als bewusste Existenz zum Ausdruck gebracht haben. »Fast die gesamte Menschheit lebt, soweit historische Erinnerung reicht, religiös, ein nicht zu überhörender Hinweis auf Wahrheit und Wesentlichkeit in der Religion.«[190] Jeder und jede einzelne, die sich dieser Suche stellt, befindet sich auf einem menschheitlichen Weg.

Religionen, die sich als verfasste Strukturen in Kirchen oder religiösen Gemeinschaften weltweit manifestiert haben, sind Ausdruck dieser Suche. Die Grundlagen für ihre Konstituierung wurden durch Propheten und glaubwürdige und herausragende Persönlichkeiten wie etwa Buddha, Jesus oder Mohammed gelegt. Aus ihrer Verbundenheit mit dem Göttlichen haben die Gläubigen Hinweise und Hilfen bekommen, wie sie selbst in solcher Verbundenheit leben können.

Wie für die Naturwissenschaften ist es auch für die religiösen Organisationen angebracht, sich immer in einer Begrenztheit zu begreifen. Viele Jahrhunderte alt, können sie heute die neue Sicht auf die Welt oft nicht mehr ausreichend integrieren. Sehen sie sich dann gezwungen, Dogmen mit feststehenden, schwer nachvollziehbaren Begrifflichkeiten zu übernehmen, können sich die ursprünglichen Ziele der Religionen, Menschen in eine tiefe, freie Beziehung zu Gott und zu sich als einzigartiger Person zu bringen, ins Gegenteil verkehren. Die Nichtanerkennung von festgelegten Glaubenssätzen und äußerlichen religiösen Bräuchen führen im einen Fall zu einem formalen Verbleib in den Kirchen oder ist mit Schuldgefühlen und Ängsten gegenüber einem zum furchteinflößenden Popanz aufgebauten Gott verbunden. Im anderen Fall eines »modernen«, naturwissenschaftlich ausgerichteten Denkens fußt das Leben auf einem endlichen, materiellen Dasein – von der Geburt bis zum Tod.

Die Unerklärlichkeit und Frag-Würdigkeit des eigenen Daseins aber bleiben. Sie sind die Stacheln, die jeden Menschen treffen. So verwundert es nicht, dass spirituelle Suche bei gleichzeitiger Abwendung von den organisierten Religionen immer mehr Menschen erfasst. Auf den religiösen Traditionen basierend gehen sie dann über die überlieferten Wege hinaus. Für mich war es bei meiner Suche sehr hilfreich, im Reichtum vieler religiöser Antworten auch Ergänzungen in Philosophie, Literatur und Poesie zu finden.

Lebenssinn

Ich kann Viktor Frankl, den österreichischen Psychiater, gut verstehen, der Gesundheit mit dem Gewinn von Sinn für sein Leben in einen Zusammenhang brachte. Er hatte aus seinen und den Erfahrungen anderer Überlebender im Konzentrationslager gelernt, wie Menschen, die unter grauenhaftesten Bedingungen lebten, ihrem Leben noch Bedeutung geben und einen Glauben an ein besseres Leben in sich tragen konnten. Aufgrund dieser Erlebnisse gründete Frankl seine Logo- und Sinntherapie, die »den Menschen (wieder) befähigen soll, die individuellen und einzigartigen Sinnmöglichkeiten, die in jeder Situation verborgen liegen, aufzuspüren und in sich und der ihn umgebenden Welt zur Geltung zu bringen.«[191] Das unglückliche Leben vieler, auch sehr erfolgreicher Menschen, hatte ihn bestätigt, dass diese erst wieder gesundeten, als sie ihrem Leben einen guten Sinn geben konnten.

Wer diese Frage nach dem Sinn des Lebens stellt, kann sie nur auf das eigene Sein ausgerichtet beantworten. Eine grundsätzliche, vergegenständlichte und quasi allgemeingültige Sinnsetzung wird ihn nicht zufriedenstellen. Ebenso wird er feststellen, dass Sinn erst jenseits der Befriedigung der zum Leben notwendigen Bedürfnisse zu entdecken ist. Deren Erfüllung scheint mir allerdings eine hilfreiche Grundlage, um eine

Antwort zu finden. Auch eine Orientierung nur auf sich und die Vermeidung unangenehmer Gefühle oder auf die Erfüllung triebhaften Begehrens bleibt unbefriedigend. Über kurz oder lang wird sie einen einsam und krank zurückzulassen. Dann ist es ein Hinweis darauf, sich der Frage nicht ausreichend gestellt zu haben.

Die Kontaktbegrenzungen während der Coronakrise haben gezeigt, wie sehr wir auf Beziehung ausgerichtet sind und die unmittelbare Verbindung zu unseren Mitmenschen brauchen. Wenn sie uns für längere Zeit genommen wird, werden wir einsam, fühlen uns unglücklich und depressiv. Die stärksten Bestätigungen von Sinn in unserem Leben erleben wir schließlich in Freundschaften und in der Liebe.[192] Überall da, wo wir aus vollem Herzen für etwas leben und uns einsetzen, erfahren wir unser Leben voller Sinn. Alles, was erlaubt, unsere Werte auszudrücken oder unsere Talente zu entwickeln und alles, wo wir zum Erhalt und zur Förderung des Lebens beitragen können, beschenkt unser Leben mit Sinn. Glücklich, wer dies in seiner Arbeit tun und/oder sich in seiner Freizeit so äußern kann. Glücklich, wer Wertschätzung gibt und Wertschätzung erfährt – sein Leben wird reicher für sich und andere.

Wer einverstanden sein kann, dass sein Leben eingewoben ist in das Leben, das sich rings um ihn her ereignet, kann sich diesem »da sein in der Verbundenheit« zuwenden. Dabei »ist das Verhalten des Menschen zu den Menschen nur ein Ausdruck des Verhältnisses, in dem er zum Sein und zur Welt überhaupt steht.«[193] In der täglichen Wirklichkeit stehen wir überall dem unendlichen Sein in unendlichen Erscheinungen von Leben gegenüber, so Albert Schweitzer. Die unmittelbarste und umfassendste Tatsache, die unser Bewusstsein dabei wahrnimmt, findet sich in seinem bereits zitierten Satz ausgedrückt: »Ich bin Leben, das leben will, inmitten von Leben, das Leben will.« Bei der Frage nach dem Ziel der Existenz der Erde begegnet diese Erfahrung uns ständig, Stunde für Stunde, Tag für Tag. Wenn wir von unserer eigenen als selbstverständlich erfahrenen, uns innewohnenden Lebensbejahung ausgehen, »besteht (Ethik) also darin, dass ich die Nötigung erlebe, allem Willen zum Leben die gleiche Ehrfurcht vor dem Leben entgegenzubringen wie dem eigenen. Damit ist das denknotwendige Grundprinzip des Sittlichen gegeben.« Leben erhalten, Leben fördern, das einem begegnet, wird zu einem den Alltag gestaltenden Grundprinzip. Dabei stellt sich nicht mehr die Frage, »inwiefern dieses oder jenes Leben als wertvoll Anteilnahme verdient, und auch nicht, ob und inwieweit es noch empfindungsfähig ist.«[194] Dem ethischen Menschen ist das Leben als solches heilig. Es begegnet ihm als Leid und als Schönheit. Er wird Entsetzen verspüren und von Staunen erschüttert.

Der Dirigent Peter Berne, der zu Albert Schweitzer eine sehr persönliche Beziehung hatte, sieht die Leistung Schweitzers darin, dass er »nicht mehr die Überwindung der Individualität als das höchste Ziel des Lebens auffasst, sondern der Einsatz der aufs höchste gesteigerten individuellen Kräfte zugunsten anderer sowie des Ganzen. Nicht durch Selbstauflösung wird die Einheit erreicht, sondern durch Mitgefühl und solidarisches Handeln.«[195] Für Berne bedeutet Ehrfurcht zu empfinden eine ungeheure Ausweitung des individuellen Seins. »Durch Ehrfurcht tritt der Mensch aus sich heraus und kann teilnehmen an dem unbegreiflich Großen, das ihn umgibt und ihn trägt. Durch Ehrfurcht wird der Mensch nicht kleiner, sondern größer; wer in Ehrfurcht seine eigenen Grenzen anerkennt, überwindet sie im selben Augenblick.«[196]

Spirituelle Verbundenheit

In Augenblicken tiefer liebevoller Verbundenheit, in Augenblicken, wo wir von der Schönheit einer Situation berührt werden, scheint in unserer Wirklichkeit etwas Spirituelles auf, in dem unser Leben rund und glückend anwesend ist. Meist bleiben es vorübergehende Momente, die für uns in den Anforderungen des Alltags kein Anlass mehr sind, innezuhalten und uns den Fragen nach dem Warum, nach dem Sinn unserer Existenz zu stellen. Erst wenn existentielle Ereignisse uns begegnen, weil menschliche Beziehungen von Liebe und gegenseitigem Verständnis erfüllt sind oder weil sie tiefgehend scheitern, wenn die Geburt eines Kindes uns ehrfurchtsvoll staunen lässt oder Leiden und Sterben uns treffen, brechen spirituelle Fragen nach einer über unsere menschliche Existenz hinausgehenden Verbundenheit stärker auf.

Bei der Suche nach Antworten stoßen wir zunächst auf die vorhandenen religiösen Traditionen. Sie bleiben wertvoll und führen uns weiter, wenn wir nicht aus Abneigung oder Ärger über die Schwächen ihrer kirchlichen Vertreter auf die in der Geschichte der Religionen verborgenen Schätze verzichten. Jahrhundertelang haben Menschen in ihren täglichen Sorgen und Plagen daraus Beistand und Glauben gewonnen.

Die Bilder, in denen dieser Glaube uns modernen Menschen begegnet, sind Anregungen. Sie sind aber in ihrer zeitlichen Wahrheit und Begrenzung zu verstehen. In Jahrhunderten, in denen Schrift und Buch den Vorstehern der Kirche oder weltlicher Herrschaft vorbehalten war, mussten Bilder die religiösen Glaubensinhalte vermitteln. Diese Bilder hatten eine große Kraft, da sie das Heiligste des Glaubens zum Ausdruck bringen wollten. Heute wehren sich viele Menschen gegen diese patriarchal geprägten, bildlichen Verkürzungen der Gottesvorstellungen. Zugleich machen die alten Bilder deutlich, dass auch wir selbst in die Geschichte unseres Landes, der Erde und die Geschichte unserer persönlichen Herkunft eingebunden sind und aufgefordert bleiben, eine eigene Antwort zu finden. So stammen auch die hier geäußerten Ansichten aus meiner persönlichen Geschichte und sind darin begrenzt. Sie können nur Anstoß zum Nachdenken sein.

Wer sich bei seiner Suche dem biblischen Gott zuwendet, wird auf die Frage von Mose stoßen, wie denn sein Name sei. Er erhielt eine »bildlose« Antwort: »Ich werde sein, der ich sein werde.« Diese Übersetzung Luthers wandte der Philosoph Martin Buber in eine auf den Menschen bezogene Deutung um: »Ich bin, wo du bist.« Buber befindet sich damit in einer Nähe, die sich auch bei Jesus, dem gottverbundenen Menschen, findet. Die von ihm gewählte persönliche Anrede Gottes stellt sich im »Du« seiner Muttersprache Aramäisch als eine Anrede ohne Bild dar. Das Bild von Gott als Vater ist daher genauso richtig und falsch wie das von Gott als Mutter. Da der Mensch jedoch Bilder braucht, können sie von ihm verwandt werden, um so in das Du des Gesprächs mit Gott zu kommen.

Dieses »Du« ist als eines der großen überlieferten Geschenke von Jesus an jeden Gläubigen, an jeden Gottsucher anzusehen. Es bestätigt ausdrücklich, dass »Gott«, »das Göttliche« in einer Beziehung zum Menschen steht. Jeder, der sich auf den Weg der spirituellen Suche macht, und – erneut mit Martin Buber gesprochen – als ein Ich das Grundwort Du zu Gott, dem Göttlichen, der Transzendenz sagt, ist in einer Welt von umfassender Verbundenheit angekommen. Diese Verbundenheit ist jedem Menschen möglich. Jeder Moment einer Kommunikation mit Gott kann auch als Gebet verstanden werden. Dann wird Leben aus vollem Herzen in Verbundenheit zum Gebet und Gebete als Gespräche werden besondere Formen unserer Zuwendung zu dem uns tragenden Grund.[197] »Die Beziehung zum Du ist unmittelbar. Zwischen Ich und Du steht keine Begrifflichkeit, kein Vorwissen und keine Phantasie; und das Gedächtnis selber verwandelt sich, da es aus der Einzelung in die Ganzheit stürzt. Zwischen Ich und Du steht kein Zweck«, keiner von beiden wird zum Mittel. »Alles Mittel ist Hindernis. Nur wo alles Mittel zerfallen ist, geschieht die Begegnung.«[198]

Diese Begegnung setzt den Menschen in seine Freiheit. Sie durchdringt ihn, macht ihn aus, aber – hier folge ich dem Philosophen Karl Jaspers – er hat sie nicht aus sich, wie er nicht seine Existenz aus sich hat. Diese Freiheit erfährt der Mensch als Geschenk der Transzendenz. In der Führung durch die Transzendenz, die Jaspers auch als »das Eine« bezeichnet, wird diese geschenkte Freiheit zu seiner eigenen Einheit.[199]

Diese Freiheit gibt den Grund, aus der unverbundene Menschen zu zerstörerischem Handeln kommen, das Macht, Sucht nach Ruhm, Kontrolle über andere Menschen und die Verfügung und Ausbeutung der Lebensgrundlagen anstrebt, oder sich verbunden wissende Menschen ihr Dasein auf gutes, das Leben und seine Grundlagen erhaltende Handeln ausrichten. Für diesen wach gewordenen sittlichen Menschen kann der Philosoph sagen: »Die Zukunft liegt in der Gegenwärtigkeit jedes Einzelnen.«[200] So in der Transzendenz, in Gott gegründet, geht die Gegenwärtigkeit des einzelnen, egal in welcher gesellschaftlichen Position er ist, über in ein von ihm als richtig und gut bewertetes Handeln. Es wird seine Antwort sein auf die ihm begegnenden Problemfelder des Alltags wie auf eine scheinbar verkrustete gesellschaftliche Struktur.

Für Leonardo Boff, den brasilianischen Theologen der Befreiung, kann Gott für den ihm verbundenen Menschen in allem gegenwärtig sein, ohne dass er die Wirklichkeit der Welt damit aber leugnet. Dann ist »Gott nicht real und konkret, weil er über und außerhalb der Welt lebt, sondern weil er mitten in der Welt und jenseits von ihr lebt. Und in ihr, ohne sich darin zu erschöpfen und ohne ein Phänomen der Welt zu sein. ... Für den Menschen hat er nur dann eine wirkliche Bedeutung, wenn er in der geschichtlichen Dimension der Welt zum Vorschein kommt«, also dort, wo ein Mensch lebt, sich entscheidet und »Gott als das Leben des Lebens und als Kraft im täglichen Kampf« entdeckt wird. Dann kann er, so Boff, »mitten in der Wirklichkeitserfahrung gesucht und gefunden« werden.[201]

Diese Erfahrung ist ein Ergebnis der Begegnung mit der Welt, wo sich die Vorstellungen, die man von der Welt hatte, als viel zu eng erweisen. Auf diese Weise wird Leben zu einer spirituellen Lebensweise. Dieses In-Verbindung-Sein mit dem Größeren, der Transzendenz, dem Göttlichen, Allah, dem Nichtbenennbaren schenkt eine neue Kraft, die eigene persönliche Vision leben zu wollen, in der die eigenen Talente, Interessen, die eigenen Vorstellungen von Harmonie und Gesundheit zum Tragen kommen.

Für den Dalai Lama sind das die Beweggründe, die ausschlaggebend dafür sind, ob die Handlungsfolgen daraus positiv oder negativ, ethisch oder unethisch sind. »Während eine Vision, die von guten Motiven ausgeht – die also anderen Menschen das Bedürfnis und das Anrecht auf Glück und Leidensfreiheit zubilligt –, geradezu Wunder bewirken kann, ist ihr Zerstörungspotential unermesslich groß, wenn sie sich von den elementaren menschlichen Empfindungen abkoppelt.«[202] Darin liege der Grund, dass »bei allen größeren religiösen Traditionen dieser Welt die Entwicklung von Liebe und Mitgefühl« – Mitgefühl als Einfühlungsvermögen in den begegnenden Menschen, das begegnende Geschöpf – »eine Schlüsselrolle spielt. Weil sie sowohl die Quelle wie auch die Folge von Geduld, Toleranz, Vergebung und allen anderen guten Eigenschaften sind, verlieren sie vom Anfang bis zum Ende der spirituellen Praxis nicht an Bedeutung.«[203]

Freundliches, liebevolles Einfühlungsvermögen weiß darum, dass wir uns in unserer, nicht unseren Idealen entsprechenden Wahrheit sehen können, uns darin als menschlich begreifen und so unserer eigenen Barmherzigkeit, der Barmherzigkeit der Mitmenschen wie des spirituellen Urgrunds, bedürfen. Dann, wenn man hier einen guten Weg für sich gefunden hat, verstärkt, wenn ein Mensch sich mit dem Lebensgrund verbunden weiß, kann sich innerer Friede ereignen.

Die Ausrichtung auf das alles Leben übersteigende Größere, das Transzendente, ist für einen spirituell bewussten Menschen die Basis seines Lebens. Von daher gibt es »innerhalb jeder Religion unzählige Wege religiös zu sein. Durch persönliches Suchen müssen wir unseren eigenen finden.«[204] Lässt er sich von einer christlich geprägten, immer auch hier von den Kulturen der Welt von Anbeginn durchdrungenen Überlieferung inspirieren, kann er sich bei dieser Suche deren zentraler Persönlichkeit Jesus zuwenden. Er hat in seinem Leben seine Erfahrungen und seine Verbundenheit mit diesem Urgrund zum Ausdruck gebracht und eine Ahnung davon den Menschen offenbar gemacht. Für ihn war die Essenz menschlicher Existenz, Gott mit ganzem Herzen und ganzer Seele, mit allen Gedanken und aller Kraft zu lieben. Weil aber alles Leben von ihm durchdrungen ist, hat für Jesus die Liebe zu ihm und zum Nächsten eine gleiche Wertigkeit. In seinen Gleichnissen, in seinen Seligpreisungen, in seinem Leben kommt seine Verbundenheit mit ihm, dem Schöpfungsgrund, zum Ausdruck, die sich gegenüber seinen Mitmenschen als liebevolle Beziehung, Mitgefühl und Barmherzigkeit zeigt. An ihnen offenbart sich der Kontrast, in dem die Wirklichkeit unserer Gesellschaft einschließlich der Kirchen steht. Darin wird auch deutlich, dass Liebe eng und verkürzt verstanden würde, wenn sie nur als leidenschaftliche Anziehung zweier Verliebter verstanden würde

In jeder Form von Liebe findet sich ein »Ja« zum Zusammengehören, das Empfinden einer Zugehörigkeit oder inneren Verbundenheit. In diesem Sinn vermag sie sich über menschliche Beziehungen hinaus auch auf Tiere, Pflanzen und die umgebende Mitwelt ausdehnen – die Rückkehr in diese Verbundenheit »und die aus ganzem Herzen kommende Annahme dieses Zusammengehörens mit all seinen Folgen« ist Ausdruck von Liebe.[205]

In der Verbundenheit mit Gott, mit der Transzendenz als dem Geheimnis des Lebens, lebt der spirituelle Mensch in seiner Freiheit. Aus dieser Beziehung versucht er sein Handeln Tag für Tag als dankbare Antwort auf das ihm begegnende Leben zu geben. Aus Ehrfurcht vor dem Leben wird der Mensch, der darin verankert ist, diesem Urgrund des Lebens überall begegnen und versuchen, allem Leben, dem er beistehen kann, zu helfen. Damit verbunden ist die Scheu, irgendetwas Lebendigem Schaden anzutun.[206] Ethik ist auf diese Weise kosmisch geworden.[207]

Eine solche liebevolle Hinwendung zu sich und seiner Mitwelt verankert das Leben im Urgrund alles Existierenden und schenkt ihm einen Sinn, der den Tod als einen Übergang im Leben einschließt und nicht als endgültige Begrenzung verstehen kann. Mit einer solchen, das Leben in seiner ganzen Breite und Fülle wahrnehmenden Sicht ist gleichzeitig die Fähigkeit verbunden, auch auf die Wirklichkeit mit ihrer ideologischen Engstirnigkeit, mit ihrer Ausrichtung auf Macht und materiellen Gewinn – eine Ausrichtung, die Gewalt benötigt –, eine neue, »das Übliche« verlassende, lebensfreundliche Antwort zu geben.

Bleiben wir uns der geschichtlichen Bedingtheit unserer Existenz, der geschichtlichen Bedingtheit von Religiosität und Spiritualität bewusst, sind wir auch demütig gegenüber anderen Religionen. Wir wissen dann, dass »alle großen zeitgenössischen Traditionen des Nahen Ostens – die jüdische, die christliche, die islamische – aus derselben Quelle, derselben Erde, derselben Sprache stammen.«[208] In dieser ursprünglichen gemeinsamen Quelle hatten Jahwe, Gott, Allah, einen gleichen Bezug auf das Göttliche, eine »Heilige Einheit«, wo »jedes einzigartige Wesen uns auf die eine Einheit hinweisen sollte. Wenn nur ein Wesen existiert, dann muss jede andere Wesenheit daran teilhaben. In dieser Sichtweise ›Gottes‹ ist Individualität nur relativ«[209], weil sie immer auf das Größere, Göttliche, dem das Individuelle zugehört, hinausweist. So ist diese Individualität etwas Gegebenes und Einzigartiges, in dem »das Eine, das auch Vieles ist«(Neil Douglas-Klotz), gegenwärtig ist. Aus dieser Verbundenheit, einer Verbundenheit, die mit dem Begriff »Bewusstsein« nur unzureichend verstanden werden kann, kann ein Mensch nicht, kann nichts herausfallen.

Dass die meisten Menschen auf dieser Erde irgendeiner Religion angehören, ist Ausdruck einer universalen Gottverbundenheit. Dann wirkt Begegnung mit Menschen anderer Religionen bereichernd, der eigene Glaube, die eigene spirituelle Einstellung wird geweitet. Dann kann sich eine ihnen inneliegende Kraft so erweisen, wie Lessing es in »Nathan der Weise« in seiner Ringparabel zum Ausdruck bringt, als sich Vertreter der drei Weltreligionen Judentum, Islam und Christentum um den Absolutheitsanspruch streiten. In der Parabel erzählt Nathan von einem König, der einen Ring besitzt, der seine Träger »vor Gott und den Menschen angenehm zu machen« vermag. Dieser Ring war von Generation zu Generation dem jeweiligen Lieblingssohn des Königs übertragen worden. Da der König aber drei Söhne hatte, die ihm gleich lieb waren, ließ er zwei weitere, identische Ringe machen und vererbte jedem von ihnen einen Ring. Auf die Frage der Söhne, welcher jetzt der richtige Ring sei, antwortete er, dass sich dieser erst durch das praktische Handeln seines Trägers offenbare: »Es eifere jeder seiner unbestochenen, von Vorurteilen freien Liebe nach. Es strebe jeder von euch um die Wette, die Kraft des Steins in seinem Ring an Tag zu legen! Komme dieser Kraft mit Sanftmut, mit herzlicher Verträglichkeit, mit Wohltun, mit innigster Ergebenheit in Gott zu Hilf'.«

Jeder und jede Gläubige einer der Religionen, die die Güte und Wahrheit ihres Glaubens in praktischer Humanität ausdrücken, trägt zur Gesundung der Menschen und der Erde bei. So wird der Widerstand gegen Einflüsse, die das Leben und seine Grundlagen schädigen, selbstverständlicher Teil und Ausdruck eines in der Verbundenheit stehenden Menschen. Nicht mehr zu Hause in der Welt der Geschäfte und der Gewalt, führt der Dissens zu einer neu zu erzählenden Lebensgeschichte. Sie trägt die Freiheit in sich, sich vielfältig auch in nicht-konformem Verhalten ausdrücken zu können.[210]

Über den Umgang mit Geld

Wenn das Bild des Besseren, des Not-wendigen gegenwärtig ist, kann es auch entwickelt werden. In den Bereichen von Essen und Trinken, Wohnen, Arbeit und Fortbewegung sowie im Umgang mit sich, den Menschen des Alltags und der umgebenden Natur ist es unmittelbar möglich.

Leben wir in einem ganzheitlichen Bewusstsein, das das eigene Leben verbunden weiß mit allem Leben auf dieser Erde, öffnen sich für unseren Umgang mit Geld neue Perspektiven. »Um überleben zu können, ist es erforderlich, dass wir bestimmte Dinge haben, behalten, pflegen und gebrauchen. Das gilt für unseren Körper, Nahrung, Wohnung, Kleidung und für die Werkzeuge, die zur Befriedigung unserer Grundbedürfnisse vonnöten sind. Dieses funktionale Haben kann man auch als existentielles Haben bezeichnen, das in der menschlichen Existenz wurzelt.«[211] Geld hilft uns so, unser Überleben zu sichern. Der Arbeitsplatz ist eine notwendige Voraussetzung, um dieses Tauschmittel zu erwerben. Dieser oder ein existenzsicherndes Grundeinkommen bleiben deshalb für jeden Menschen erforderlich, die von einer Gesellschaft beziehungsweise ihrer verfassten Institution, dem Staat, gewährleistet werden sollte.

Geld als Tauschmittel kann aber über die Sicherung der Existenz hinaus je nach Einsatz eine zerstörerische oder lebensfördernde Wirkung entfalten. Wie unser tägliches Handeln immer in Beziehung steht, setzen wir uns auch mit dem Ausgeben unseres Geldes in Beziehung. Die Verwendung unseres Geldes ist auch Ausdruck unseres Bewusstseins – jede Ausgabe sagt etwas darüber aus, in welcher Verbindung zum

Leben wir stehen. Bisher geprägt durch das Wirtschaften einer Konsumgesellschaft, die uns Geld dafür ausgeben lässt, dass wir die Natur mit ihren Schätzen verbrauchen, können wir als freie und bewusst gewordene Menschen unseren Geldausgaben eine neue Bestimmung der Verantwortung geben.

Geldausgabe als Ausdruck unseres wirtschaftlichen Handelns wird einem neuen Wertesystem unterstellt, das sich in einer großen Verbundenheit mit allem Leben dieser Erde weiß und das Nachhaltigkeit anzielt.[212] Immer wieder können es Fragen sein, die uns dabei zu einer Klarheit verhelfen. Wesentliche Fragen könnten sein: Was wollen wir als Mensch, damit unser Leben uns Freude macht und gelingt? Wie können wir diesen geistigen Teil unserer Persönlichkeit fördern? Als grundsätzliche Fragen könnten auch gelten: Geben wir unserem Geld eine klare Handlungsaufgabe, nehmen wir unser Handeln auch durch unsere Geldausgaben wirklich ernst? Wofür soll, wofür darf, wofür muss Geld von uns ausgegeben werden? Wollen wir einer neu ausgerufenen Trendwelle folgen, die uns auffordert, bewährtes Altes durch Neues zu ersetzen? Wollen wir weiterhin mehr Quantität und damit den Rohstoffverschleiß und die Wegwerfmentalität unseres Wirtschaftens stützen? Oder wollen wir mehr Qualität und Dauerhaftigkeit von Produkten, die gegebenenfalls in einer Kreislaufwirtschaft Wiederverwendung finden?

Können wir mit unseren Geldausgaben dazu beitragen, dass die Lebensgrundlagen geschützt und gestärkt werden – was dient dem Leben, was trägt zu seinem Gelingen bei? Wird durch mich der Erhalt der Arten und die Artenvielfalt gefördert, trage ich zur Wiederherstellung von Schönheit einer Landschaft bei? Unterstütze ich es mit meiner Geldausgabe, lokale und regionale wirtschaftliche Kreisläufe zu schließen? Aus der Lebensweise des blinden Verbrauchs können wir zu einer

Lebensweise kommen, die die Lebensgrundlagen schützt und stärken will.

Wenn wir vor einer Geldausgabe die Frage stellen, wofür oder wem das ausgegebene Geld dient und welche Auswirkungen es auf Menschen und Umwelt hat, klären wir mit dieser Frage auch unsere Motivation für die Ausgabe. Wenn wir ehrlich genug in uns schauen, kennen wir unsere Antriebe meist recht gut.

Geld als Mittel, mit dem wir unseren Lebenssinn verwirklichen, weil wir es gezielt für die Förderung einer uns wichtigen Beziehung oder zum Ausgleich eines Mangels einsetzen, bekommt eine neue Bedeutung. Damit verbunden ist, dass wir auch dem mit Geld erworbenen Gegenstand oder der dadurch hervorgerufenen Wirkung ebenso wie unserer dafür eingesetzten Lebenszeit eine neue Wertschätzung geben. Wer in einer so gewonnenen, neuen Freiheit ist, wird vielleicht erkennen, dass in der gegenwärtigen, von Werbung motiviert und getäuscht zum Konsum hin getriebenen Gesellschaft etwas ganz anderes sein Leben bereichert – es ist im Nichtkäuflichen, in der Rückkehr unseren Tuns in eine fürsorgliche Beziehung zu Menschen und zur Natur zu finden.

Jedes Produkt steht in seiner Herstellung und seinem Gebrauch in Bezug und Wirkung auf uns Menschen und die Erde. Immer ist es auch mit einer gesundheitlichen Konsequenz verbunden, die im Hintergrund der obigen Fragen stets mitspielt. Die einfachste erreichbare gesundheitsfördernde Wirkung erzielen wir allein dadurch, dass wir auf Produkte verzichten, die über die Erfüllung unserer grundlegenden Bedürfnisse deutlich hinausgehen!

Die Leitsätze »Small is beautiful« (E. F. Schumacher) oder »Weniger ist mehr« zeigen ihre befreienden Wirkungen auf das Leben, wenn sie gelebt werden. »Verzicht erlöst aus der Ohnmacht und hat mit Resignation, mit Impotenz und schon gar mit Verdrängung nichts zu tun.«[213]

Den Menschen, die täglich um ihre Existenz kämpfen, Verzicht aber als Ausdruck von Freiheit zu empfehlen, wäre zynisch. Mit ihrer Armut und ihrem ständigen Kampf, ihre Existenz zu sichern, ist ein Verlust verbunden, der Verlust, eine starke ganzheitliche Ausrichtung ihres Lebens vornehmen zu können.

Verzicht kann so vor allem von Menschen geübt werden, die ausreichend Geld zur Verfügung haben, um ihr Leben ohne Not gut zu gestalten. Für sie kann Verzicht zu einem starken, konstruktiven Ausdruck persönlicher Freiheit werden, die eine Ideologie in Frage stellt, die Wachstum und Verbrauch als Grundvernunft allen Wirtschaftens ausgibt und damit die Zerstörung von Humanität und Naturverbundenheit als zwingende Ingredienz beinhaltet.

Im Bewusstsein eines verbundenen Lebens auf dieser Erde, das sich einbettet in einen alles tragenden Lebensgrund, macht diese Freiheit einen leicht und schenkt in ihrer Ausübung Freude und Zufriedenheit.

Ein Weg zur Gesundung in Medizin und Gesundheitswesen

Matthias Horx schreibt in seinem Buch »Die Zukunft nach Corona«: »Zukunft entsteht in der Frage, wie wir – als Kultur, Zivilisation, aber auch als Menschen, als Individuen – auf Krisen reagieren.«[214] Sieht man ihren Umgang mit der Coronapandemie an, wird der gegenwärtige Zustand der Medizin in Deutschland sichtbar. Auch in dieser Verbindung lässt sich eine Vorstellung, eine Vision finden, wohin sich das Gesundheitswesen bewegen sollte, um eine gesundmachende Zukunft für die Betroffenen zu entwickeln. Diese Vision ist meine Vision, die Vorstellung eines Arztes, der seinen ganz persönlichen Blick aufgrund seiner Erfahrungen und Erlebnisse vor dem und mit dem Umgang mit der Pandemie in Politik und Medizin hat.

Das vordergründig Auffälligste war, welche Macht die Medizin bei der Bewältigung der Covid-19-Erkrankung erlangte. Die Bilder aus mit technischem Instrumentarium gefüllten Intensivstationen, wo Ärzte und das Pflegepersonal, eingehüllt in Schutzkleidung und mit Masken versehen, um das Leben der Schwerkranken kämpften, landeten in den starken Infektionszeiten fast täglich in den Wohnungen der Bevölkerung. Experten, ob als Virologen, Epidemiologen, Intensivmediziner oder Krankenhauschefs waren als Ratgeber und Unterstützer der politischen Maßnahmen beim Vorgehen gegen die Pandemie allgegenwärtig. Medizin manifestierte sich im öffentlichen Bewusstsein als der Ort, wo sie die ihr zur Verfügung stehenden technischen Mittel zur Verhinderung des Todes der Kranken einsetzte. Die körperlichen und seelischen

Belastungen der Ärzte und des Krankenhauspersonals in dieser Zeit können nur unzureichend begriffen und anerkannt werden.

Es wäre keine unwahrscheinliche Konsequenz dieser Zeit, wenn sich die Medizin als machtvolle Organisation von Expertenwissen, die die Politik führte, und einer hochtechnisierten Maschinerie, die den Kampf gegen das Sterben führt, in das Gedächtnis der Menschen einprägen würde. Es wäre ein sehr starkes Bild. Es ist allerdings ein sehr verkürztes und unzureichendes Bild.

Die Verkürzung des Verständnisses von Gesundheit während der Coronapandemie

Die Verkürzung, die diese Medizin prägte, bestand darin, dass sie bei ihrem Augenmerk auf die Verhinderung des Todes vergessen hatte, den Patienten als Teil eines mit anderen Menschen verbunden Lebens zu verstehen. Die Konsequenzen bei ihren Erfolgen, einigen Menschen das Leben zu retten, waren für andere, dass sie ihr Leben durch einen Verlust an Beziehung zu ihren Lieben verloren. Alleingelassen und ohne das Mitgefühl und die Fürsorge ihrer Angehörigen, ihrer Freunde, brach für sie ein tragender Pfeiler für ihre Kraft und ihren Wunsch zu leben weg. Eines der zentralen Prinzipien der Hospizarbeit, »dass jeder Mensch das Recht hat, im Tod nicht einsam zu sein«[215], wurde von den Ärzten in den Krankenhäusern nicht eingefordert. Leben erhalten und Leben retten wurde technisch begriffen. Das weiträumige Verständnis der WHO von Gesundheit als nicht nur körperliches, sondern auch geistiges und soziales Wohlbefinden war dem Wissenschaftsverständnis der Ärzteschaft zu fern, die in gewohnter Weise die geistige Führerschaft an die jeweiligen Spezialisten, in diesem Fall an die Virologen übergab.

Durch die Verkürzung des Gesundheitsverständnisses auf einen Schutz vor dem Viruskontakt musste damit auf einer anderen Ebene eine breite Auslösung von Krankheiten erfolgen. Sie geschah vom Frühjahr 2020 an, als zur Vorsorge der möglichen Aufnahme von Viruskranken in den Krankenhäusern Hunderttausende Operationen und Behandlungen unterlassen wurden. Viele betroffene Patienten wurden dadurch gesundheitlich nicht wiederhergestellt oder ihr Zustand verschlimmerte sich. Weil das Verständnis für die Bedürftigkeit und Wichtigkeit von Kontakten der Kranken in Krankenhäusern und für alte Menschen zum Erhalt ihrer Gesundheit fehlte, konnte die verordnete Isolation Depressionen begünstigen, die Menschen in die Demenz, in der Einsamkeit und mit dem Verlust ihrer Lebenskraft auch in den vorzeitigen Tod treiben. Das seelische Leid der ausgesperrten Angehörigen konnten die dafür Verantwortlichen mit dem Argument *ihrer* Verantwortung für den Schutz der Betroffenen abweisen.

Grundlagen für Krankheiten wurden auch bei der jungen Generation gelegt, der in Deutschland schulischer Unterricht genommen, die Ausbildungen eingeschränkt, Musik, Bewegung, Sport und Gemeinschaft mit ihren Freunden verwehrt wurden. Für viele andere Menschen erfolgten Krankheiten und Not durch den Sturz in existentielle Notlagen im Zusammenhang mit Arbeitsverlust oder Bedrohung ihrer selbständigen Existenz, in Familienkonflikten bis zu Gewalterfahrungen. Krankheiten wurden in alle gesellschaftlichen Schichten getragen. Die armen Bevölkerungsteile wurden erneut besonders getroffen.

All das hielten die Experten aufgrund *ihres* Verständnisses von »Schutz der Gesundheit« durch die *Vermeidung des Virus-*

kontaktes für geboten – Medizin zeigte sich als eine Wissenschaft des auf statistische Erwartungen von Todeszahlen verkürzten Blickes, die den Einzelnen aus dem Blick verloren hatte. Sein Wunsch nach selbstbestimmtem und eigenverantwortlichem Leben und Sterben kam angesichts dieses engen Verständnisses von Gesundheit und der einseitigen Zielvorstellung, den Tod zu verhindern, unter die Räder. Sehr viel Leid und Krankheit wurde dadurch ausgelöst.

Das funktionale, auf technische Behandlungen verkürzte Verständnis von Gesundheit in Medizin und Politik setzte sich in einer auf die gesamte Bevölkerung bezogenen Impfstrategie fort. Die Impfung wurde von Virologen und Politikern als Heilmittel zur Lösung der Pandemie erhoben. Eine Geberkonferenz der EU-Kommission im Mai 2020 sammelte 7,4 Mrd. Euro für diesen Zweck. Kooperationsverträge mit den Herstellern sicherten die Abnahme von Hunderten Millionen Impfdosen für die europäische Bevölkerung. Ungewöhnlich schnell hergestellte und in problematisch verkürzten Verfahren geprüfte, bisher nicht eingesetzte genetische Impfstoffe wurden als großartiger Fortschritt gefeiert. Weder war das Ausmaß ihrer Schutzwirkung, noch waren Langzeitrisiken wie Autoimmunreaktionen oder verzögert auftretende Nebenwirkungen einschließlich des Ansteigens eines Tumorrisikos bekannt.[216] Das eine wurde unverzichtbar, das andere als vernachlässigbar dargestellt. Angesichts dieser unklaren Sachlage wäre es verständlich gewesen, wenn die Impfungen entsprechend des vorhandenen Wissens, dass bei älteren Personen über 80 Jahren und bei besonders gefährdeten Mehrfachkranken tödliche Krankheitsverläufe auftraten, vor allem diesen Personengruppen und den Menschen, die Angst vor der Erkrankung hatten, als mögliches Schutzmittel nahegelegt worden wären.

Bei den bestehenden Unsicherheiten hätte die Empfehlung

im Bewusstsein einer besonderen gesundheitspolitischen Verantwortung mit einer beständigen Überprüfung der geimpften Personen bezüglich der Schutz-, aber auch möglicher Nebenwirkungen einhergehen müssen. Das geschah nicht. Massenweise in Impfzentren verabreicht, erfolgte keine kontrollierte Beobachtung und Begleitung der Maßnahme. Die Erfassung von Daten dazu blieb der Offenheit oder Verschlossenheit ihres Blicks den Ärzten beliebig überlassen. Da sie sich in großer Mehrzahl den virologischen und politischen Vorstellungen anschlossen, war die Verzerrung der Wahrnehmung, die sogenannte Bias, programmiert. Die Verträglichkeit einer Impfung, die die Pandemie beseitigen sollte, musste gut sein!

So wurden in den Tagen, Wochen und Monaten nach den Impfungen auftretende Krankheitszeichen bis hin zu Todesfällen dem Narrativ der guten Verträglichkeit zugeordnet. Beschwerden, die auftraten, ließen sich immer auch im Zusammenhang des normalen Lebens interpretieren, solange sie wie Gehirnthrombosen oder Myokarditiden nicht ungewöhnlich auffällig waren. Nur mit einer bei der neuen Impfmethode erforderlichen grundsätzlichen Weitergabe aller Ereignisse an die Behörden wäre die Aussage der guten Impfverträglichkeit abgesichert gewesen. Die Bias für dieses Urteil muss daher als hoch angenommen werden. Daher ist eine Umstellung künftiger Impfstoffe auf die mRNA-Technologie unter Bezug auf ihre sogenannte gute Verträglichkeit in der Pandemie als zweifelhaft anzusehen.

Obwohl kein sicheres Wissen über das Erreichen einer sterilen Immunität vorlag, wurde dennoch verkündet, mittels der Impfung von etwa 80 Prozent der erwachsenen Bevölkerung eine technische Herdenimmunität zu erzeugen und so die Pandemie beherrschen zu können. Die bisherige Grundlage einer Immunität, die natürliche Infektion, bei der eine Person sich mit dem gesamten Virus und damit einer maximalen Information des Antigens gesundheitlich auseinandersetzte, wurde entgegen geltendem medizinischen Wissen als nicht ausreichend bezeichnet, wenn sie nicht durch die Impfung ergänzt wurde.

Bestätigt dagegen wurde diese die Medizin bisher bestimmende Sicht durch Untersuchungen von Menschen aus Wuhan, die ergeben hatten, dass bei Infizierten von einem Schutz von wenigstens einem Jahr aufgrund der Antikörpernachweise ausgegangen werden könne.[217] Das Ergebnis entsprach einer Untersuchung der Immunität von 900 Menschen aus Ischgl, dem Ausgangspunkt für die Verbreitung des Coronavirus in Europa, die von der Universität Innsbruck durchgeführt worden war. Noch acht Monate nach der Infektion ließ sich ein Schutz vor einer neuen Infektion nachweisen.[218] Unabhängig von den Antikörperspiegeln ist zu berücksichtigen, dass im Körper Gedächtniszellen vorhanden sind, die auch Jahre nach der Infektion Antikörper zur Abwehr bei einem entsprechenden Viruskontakt bilden können. All dessen ungeachtet sollte der genetische Impfstoff, der nur den Ausschnitt einer Information des Virus anbot, als der eigentliche Sieger dieser und zukünftiger infektiöser Erkrankungen verstanden werden. So wurde trotz der mit jeder Altersgruppe unter 60 Jahren abnehmenden Schwere des Krankheitsverlaufs die Impfung selbst bei Kindern durchgeführt, bei denen die Risiken der Impfung höher zu werten waren als die Risiken der Erkrankung.[219]

Ein offener Diskurs wurde durch die ständige Vermittlung von Bildern schwerer Fälle aus den Krankenhäusern verunmöglicht. Dabei wurde immer darauf verwiesen, dass ungeimpfte SARS-CoV-2-Erkrankte vor allem mit schweren, lebensbedrohlichen Verläufen zu rechnen hatten, wobei in der Regel nicht nach Alter und Vorerkrankungen differenziert wurde. Ohne in Zweifel zu ziehen, dass auch in den Nichtrisikogruppen der Bevölkerung gelegentlich schwere Verläufe möglich waren, hätte man bei einer ganzheitlichen Sicht auf einen Krankheitsverlauf in solchen Fällen sehr gerne mehr über die individuelle Situation der Betroffenen gewusst.

Gleiches gilt für die Folgebeschwerden Long- oder Post-Covid nach einer Infektion, auf die die Bevölkerung immer wieder warnend und als weiterer Anlass für eine Impfung hingewiesen wurde. Die persönliche Situation und die in den Kliniken stattgefundenen Behandlung der Patienten während ihrer Erkrankung, in deren Gefolge rasche Erschöpfung, Müdigkeit (Fatigue), eingeschränkte Leistungsfähigkeit und andere Störungen über längere Zeit bestehen, hätte manches verstehbar machen und die Furcht davor relativieren können. So überraschte schließlich die Feststellung nicht, dass ein langer Aufenthalt in den Krankenhäusern oder auf den Intensivstationen zu solchen verlängerten Erholungszeiten führte. Gleiches galt für Patienten in höherem Alter, mit vorausbestehender Gebrechlichkeit, chronischen Erkrankungen oder psychisch-neurologischen Vorerkrankungen.[220] Die Bedeutung dieser Ergebnisse relativiert sich weiter dadurch, dass solche Symptome auch bei Menschen auftreten, die durch die Lockdown-Maßnahmen und pandemiebedingten gesellschaftlichen Einschränkungen gleiche, zum Teil noch mehr der Symptome aufgewiesen haben und auch bei Geimpften Long-Covid-Symptomatik festgestellt werden musste.[221]

Obwohl die Impfdurchbrüche zeigten, dass in den Risikogruppen auch Geimpfte immer noch schwer erkranken konnten und die Pandemie damit nicht zu beenden war, vermochten dies weder die Virologen noch die Politiker einzugestehen. Im Gegenteil wurde die Furcht vor der Erkrankung auf die Spitze getrieben, indem im Herbst 2021 der spätere Gesundheitsminister Karl Lauterbach verkündete, dass es im Frühjahr 2022 nur noch Geimpfte, Genesene oder Tote geben werde. Bestätigt sah er sich mit den Botschaften aus den Intensivstationen, dass Ungeimpfte einen Großteil der Hospitalisierungszahlen ausmachten. Erst Anfang Januar 2022 wurde bekannt, dass die Zahlen täuschten: Personen auf Intensivstationen, deren Impfstatus unbekannt war, waren den Nichtgeimpften zugeteilt worden, Patienten, die vorrangig aus anderen Gründen als Covid-19 in den Krankenhäusern waren, wurden den Patienten zugeordnet, bei denen die Infektion die Hauptursache war.[222] Die fehlende Differenzierung der Schweregrade der Patienten auf Intensivstationen signalisierte eine überhöhte Zahl von beatmungspflichtigen Patienten und verstärkte die Angst vor einer Überlastung des Gesundheitswesens, die zu keiner Zeit der Pandemie bestand. Dagegen darf die Belastung der Ärzte und Ärztinnen und des Pflegepersonals auf den Intensivstationen, die manchmal bis zur Erschöpfung ging, nicht übersehen werden. Bei einem offensichtlichen Mangel an Pflegekräften kann ihre Leistung nicht ausreichend genug gewürdigt werden!

Mit hoch gehaltener Furcht vor einer Infektion, einer unzureichenden Datenlage und mit falschen Zahlen wurde für das technisch zu erreichende Ziel Herdenimmunität Politik gegen Millionen von Menschen gemacht, die sich aus verschiedensten Gründen nicht impfen lassen wollten. Obwohl die Ausbreitung der Omikron-Mutante, bei der Geimpfte wie Ungeimpfte erkrankten und infektiös wurden, den fehlenden Impfschutz offenlegte und das Konzept einer technischen Herdenimmunität für einen sich ständig wandelnden Virus ad absurdum führte, blieb es beharrlich bei der Verkündung, dass die Impfung einen sicheren Schutz vor der Weiterverbreitung der Viruserkrankung darstellte. Um den Zwang dazu aufrechterhalten zu können, wurde die deshalb anfänglich für beide Gruppen emp-

fohlene tägliche Antigentestung nur noch bei den Nichtgeimpften beibehalten, während sie bei Geimpften auf zweimal
pro Woche vermindert wurde. Der Anspruch, die Alten und
Kranken vor einer Infektion schützen zu wollen, lief so ins
Leere. Der Erfolgsgarant Impfung musste Erfolgsgarant bleiben.
Zugleich wurde die Impfung zu einem moralischen Schwert
gegen das nichtgeimpfte Personal medizinischer Einrichtungen erhoben und als eine allgemeine Impfpflicht für die 10 bis
15 Millionen noch nichtgeimpften Erwachsenen diskutiert.

Kritiker wurden gern den Gruppen zugeteilt, die der Demo-
kratie feindlich gegenüberstanden, sodass, um dieser Zuord-
nung zu entgehen, immer weniger Menschen es wagten, die
Maßnahmen in Frage zu stellen. Die öffentliche Diskussion als
Grundlage einer sich als demokratisch auffassende Gesellschaft wurde aufgegeben. Bei nur einer Wahrheit hatte das die
Spaltung der Bevölkerung bis hinein in die Familien zur Folge.

Unausgesprochen bei der Diskussion um die Notwendigkeit einer Impfpflicht musste das mit der »Boosterung« sichtbare Eingeständnis eines nur bestenfalls wenige Monate kurzen
Impfschutzes bleiben, sodass die meist bereits geimpften Alten
und Mehrfachkranken auch durch drei Impfungen nicht sicher
vor einer schweren Erkrankung geschützt waren.

Offene Fragen zur Sicherheit und möglichen Risiken der
Impfstoffe, für die entgegen der Aussage der Impfbefürworter,
dass mRNA sofort von den Zellen abgebaut werde, der Nachweis vorlag, dass sowohl das Spike-Antigen wie auch die
mRNA noch wochenlang in Lymphknoten nachweisbar ist,
waren keine öffentliche Debatte mehr wert.[223] Das Recht der
Menschen auf die Selbstbestimmung für ihre Gesundheit und
körperliche Unversehrtheit war so moralisch leichter abzuwer-
ten! Auch die verordnete Abhängigkeit der bisher für jeden
Bürger selbstverständlich gültigen Grundrechte von der

Durchführung einer Impfung wurde medizinisch, politisch und von den Medien hingenommen oder sogar unterstützt. Ignoriert wurde dabei, dass hinter dieser Abhängigkeit das spezifisch bundesrepublikanische Vorgehen mit Lockdown und den verordneten Einschränkungen stand, das sich deutlich von den Maßnahmen etwa in Schweden oder der Schweiz unterschied.

Angesichts der Ausweitung der Omikron-Mutante auf die Geimpften wie Ungeimpften erwies sich das Konzept der Beendigung der Pandemie durch Kontaktbeschränkungen und eine unzureichend geprüfte Impfung spätestens im Januar 2022 als gescheitert. Zu dieser Einsicht war aber nur ein kleiner Teil der Politiker, Virologen und der Ärzteschaft bereit. Gesundheit sollte als das Ergebnis der technischen Intervention Impfung verstanden werden. Aus diesem Grund musste die sich ausbreitende natürliche Herdenimmunität durch eine ergänzende Impfung erst als sicher erweisen dürfen. Umgekehrt könnte man auch folgern, dass auf diese Art das Versagen der Impfung gegenüber zukünftigen Mutanten durch den weit besseren Schutz der Infektion sich verdecken ließ.

Wird ein weiter Blick auf den Umgang mit der Pandemie geworfen, hat sich der sichtbare Erfolg der praktizierten Medizin in den Hinweis auf ihre großen Defizite verwandelt: das Defizit, Krankheiten und Gesundungsprozesse nicht in einen breiten Strom von Ursachen, sozialen Zuständen und menschlichen Beziehungen zu stellen und dementsprechend breitere als nur technische Behandlungen anzuwenden, und das nicht minder große Defizit, den von den vorgeschlagenen medizinischen Maßnahmen betroffenen Patienten nicht die Entscheidungsfreiheit zu geben, diese Vorschläge vielleicht ganz, vielleicht auch nur teilweise und vielleicht auch gar nicht anzunehmen. Auch vor diesem Hintergrund, dem Wunsch der

Rückgewinnung einer menschlicheren und ganzheitlich ausgerichteten Medizin erfolgen die weiteren Ausführungen.

Gespräch und Untersuchung als Grundlagen humaner Medizin

»Nicht genügend Zeit für die Patienten zu haben, sei mit dem Arztethos nur schwer zu vereinbaren«, klagen viele Ärzte. »Durch die hohe Arbeitsbelastung und den Zeitdruck leide die Qualität der Patientenversorgung – unter anderem, weil viele Fragen der Patienten nur kurz und knapp beantwortet werden könnten.« Ihr Stress wird durch die renditeorientierte Ausrichtung, eine unzureichende Digitalisierung in den Krankenhäusern und ein Zuviel an Bürokratie vermehrt. Die Konsequenz ist die Beeinträchtigung bei der ärztlichen Weiterbildung.

Strukturierte Fortbildungen, bei denen es wesentlich um die Vermittlung praktischer Fähigkeiten geht, die von der Untersuchung des Patienten über den Umgang mit technischen Geräten bis zur Vermittlung operativer Techniken reichen und zur Selbstverständlichkeit der Ausbildung der Ärzte in Kliniken gehört haben, kommen seit Jahren zu kurz. Ärzte in Weiterbildung lässt man ungern operieren, weil sie für eine Operation voraussichtlich länger brauchen als ein erfahrener Arzt.

Der Alltag vieler Assistenzärzte und -ärztinnen wird durch Überstunden und übermäßige Bereitschaftsdienste bestimmt, weil zu wenig ärztliches Personal angestellt ist. Dafür müssen Familie, Freizeit und schließlich die Gesundheit zurückstehen. Das gilt bereits für die Medizinstudierenden im Praktischen Jahr, die in dieser Zeit oft das fehlende Personal ersetzen müssen und sich zu verlängerten Arbeitszeiten verpflichtet sehen.

Die Pandemie hat diese mit dem bestehenden Personalmangel zusammenhängenden Probleme weiter verschärft und offengelegt.[224]

Weil die wirtschaftliche Situation der Häuser als kommerzielle Ausrichtung im Vordergrund steht, bestimmen technische Abläufe die Krankenhausversorgung in Deutschland. Wird die unmittelbare menschliche Beziehung zwischen Arzt und Patient durch eine dominante technische Rationalität aufgelöst, ereignet sich langsam eine tiefgreifende Konsequenz für den ärztlichen Beruf. Ohne es zu merken, geben die Ärzte ihre medizinische Kompetenz, die sich bei früheren Ärztegenerationen aus vielen Patientengeschichten und Untersuchungen gebildet hat, allmählich zu Gunsten einer technischen Kompetenz auf, bei der ihnen das eigene Gespräch und das daran orientierte persönliche Handeln gegenüber dem Patienten nicht mehr von besonderer Bedeutung erscheint. Sie werden nicht gewahr, wie sie als Person mit der Überbewertung des technischen Befundes und technischen Vorgehens über die menschliche Kompetenz aus Erfahrung allmählich in die relative Bedeutungslosigkeit geraten. Diese Entwicklung wird dadurch verfestigt, dass Untersuchungskurse für Studierende Mangelware geworden sind. Mit dem folgenden Verlust einer Diagnose aufgrund eigener Anschauung und Erfahrung wird das verkürzte technische Denken bei Arzt und Patient verfestigt und immer mehr zum Gradmesser für die Richtigkeit einer Diagnose. Die vormalige Freiheit des Arztes hat sich in die Abhängigkeit von Geräten begeben.

Als spezielle Form der Materialisierung dringt die Digitalisierung immer stärker in die Arzt-Patienten-Beziehung ein. Die Übertragung von Gesprächen mit Patienten und dem Stellen einer Diagnose an die sogenannte Künstliche Intelligenz (KI) von Computern wird damit begründet, dass »in der sprechenden Medizin die meisten Fehler (passieren)«, weshalb »hier der größte Ansatzpunkt für die KI und auch die größte Umstellung für Ärzte und Patienten« liege.[225] Mit der Argumentation, dass damit die menschlichen Grenzen eines Arztes, einer Ärztin beseitigt und eine verbesserte, diese Grenzen überschreitende Befragung möglich werde, wird das Gespräch als Grundelement des menschlichen Miteinanders beseitigt – das technische Verständnis des Menschen hätte einen weiteren Sieg errungen. Im wahrsten Sinne des Wortes würde damit die Entmenschlichung der Arzt-Patienten-Beziehung weiter zunehmen. Dies darf nicht geschehen.

Technik macht das technisch Machbare. Es liegt an den Ärzten, es liegt an den Menschen, ob und wie dann dieses Machbare in das menschliche Miteinander eintreten darf. Eine menschliche, nicht technische Beziehung zwischen dem Kranken und seinem Arzt, seiner Ärztin ist die Basis jeder Heilung!

Das Fundament einer ganzheitlich ausgerichteten Medizin und die jahrhundertealte Basis der ärztlichen Arbeit und wesentlicher Teil des ärztlichen Ethos waren und müssen daher wieder das Gespräch mit dem Kranken und seine Untersuchung sein! Diese Zuwendung erst bringen Arzt und Patienten in eine Beziehung und schaffen das Vertrauen für die weitere Diagnostik und Therapie. Ohne sie wird Medizin seelenlos. Die Ausbildung am Krankenbett, das Gespräch und die körperliche Untersuchung sind wieder als Grundlage ärztlicher Arbeit in das Medizinstudium aufzunehmen.

Wo diese Grundkompetenzen der Medizin ausgeübt werden, ist es unabdingbar, dass eine solche ärztliche Tätigkeit auch adäquat finanziell honoriert wird.

Ganzheitsmedizin als Medizin der Zukunft

Mit der verstärkten Einbeziehung umweltmedizinischer Diagnostik zur Abklärung von Belastungen durch Chemikalien, Pestiziden, Schwermetallen und vieler anderer Schadstoffe und ihrer Ergänzung durch komplementärmedizinische Behandlungen würde sich die bisher geübte »Schulmedizin« beträchtlich in Richtung einer Ganzheitsmedizin erweitern. Diese haben vor allem die Zielsetzung, die Selbstheilungskräfte des Patienten regulativ anzustoßen. Die Verfahren sind häufig der Naturheilkunde zugehörig und oft außerhalb der Schulmedizin anzusiedeln.[226] Der Mensch wird als ein ganzheitlicher Organismus verstanden, bei dem das Bewusstsein, das seelische Befinden mit seinen Gefühlen und das Immunsystem eine Einheit bilden, die im ständigen Austausch mit der Umwelt ist. Wie jedes biologische System hat es eine starke Selbstheilungskraft, deren dauerndes Ziel es ist, den bestmöglichen Lebenszustand herzustellen.

Regulative, komplementärmedizinische Anwendungen mögen einen Mangel an wissenschaftlichen Studien aufweisen, haben aber oft eine Evidenz in ihrem ursprünglichen Wortsinn. Sie beruhen auf einer manchmal jahrhundertealten Erfahrung mit ihren Anwendungen. Ohne damit Grenzen ziehen zu wollen, gehören für mich Wickel, Bäder, Einläufe und die Nutzung von Heilpflanzen dazu und sind Probiotika, Fasten- und Ernährungstherapie, Körper- und Atemtherapien, aber auch Neuraltherapie, Akupunktur wie homöopathische Medikamente wichtige Teile davon. Neben der Untersuchung ist immer das Gespräch über die gegenwärtige Lebenssituation und die emotionale Verfassung des Patienten zugehörig. Oft ist allein das Zuhören und eine sich daraus ergebende Einsicht oder ein Rat der ausreichende Impuls für den Weg zur Gesundung.

Wie für die Anwendung aller medizinischen Therapien gilt auch für sie, dass sie überlegt und kontrolliert eingesetzt werden. Ihr großer Wert liegt darin, dass der Patient an seiner Gesundwerdung vermehrt beteiligt wird und eine neue Aufmerksamkeit auf sich, auf seine gesundheitshemmenden wie -fördernden Umstände bekommt.

Wenn keine Notfall- oder andere dringende Situation besteht, der Arzt solche Behandlung zur Verfügung hat und der Patient es wünscht und die Situation es verantwortlich zulässt, sollten regulative Therapien am Beginn der Behandlung einer Krankheit stehen. Aber auch bei chronischen Erkrankungen sind solche Behandlungen mit ihrem reichhaltigen Spektrum an Möglichkeiten häufig noch wertvoll und hilfreich.[227]

Für eine neue, humane Ausrichtung der Medizin ist eine umweltmedizinische und auf die Krankheitsgeschichte des Patienten erweiterte Diagnostik dringend erforderlich, da sie nur so der Wirklichkeit wieder näherkommen kann. Die Prämisse dafür ist, dass Ärztinnen und Ärzte die mechanistisch-reduktionistische Sicht von Krankheit der gegenwärtigen Medizin in ihrer Begrenzung verstehen und einer Erweiterung durch komplementärmedizinische Heilweisen offen begegnen. Dann entsteht nicht nur eine neue, sehr befreiende Beziehung zum Patienten, sondern auch zum eigenen Beruf, weil jetzt ein neugierig-kreatives Denken auftaucht, das Krankheiten und ihre Therapien nicht schablonisiert, sondern die individuellen Lösungsmöglichkeiten von Beschwerden fördert. Es stellt eigene Erfahrung in eine Beziehung zur wissenschaftlichen Sicht und findet dann mit dem Patienten den ihm gemäßen Weg der Behandlung.

Die gegenwärtige Ausbildung der Ärztinnen und Ärzte vermittelt solche Therapien und Erfahrungen höchst unzureichend. Im Gegenteil produziert sie nicht selten eine Abwehrhaltung, weil die Lehrenden sich einem wissenschaftlichen Credo verpflichtet fühlen, das sie nicht mehr hinterfragen. Dadurch und ohne Erfahrung mit regulativen, komplementärmedizinischen Behandlungen, sind und bleiben sie dem verkürzten Bild von Krankheit, Gesundheit und Medizin verhaftet.

Die medizinische Lehre und Ausbildung an den Universitäten braucht, wenn die Ärzteschaft bereit ist, ihre bisherige alleinige naturwissenschaftliche Ausrichtung als Begrenzung anzuerkennen, die grundsätzliche Aufnahme von Gesundheitsförderung durch regulative Therapien. Die Ausweitung der wenigen vorhandenen Lehrstühle für komplementärmedizinische Verfahren in Deutschland auf alle medizinischen Fakultäten würde auch dem breiten Wunsch der Patienten nach solchen Behandlungen Genüge tun.

Aufgrund der zeitaufwendigen und komplexen Ausbildung in Homöopathie wird diese vermutlich weiterhin nur außeruniversitär möglich sein. Ihre Anerkennung nach Erwerb der Zusatzbezeichnung und die Ausübung im allgemeinen Krankenkassensystem sollten selbstverständlich sein. Erfahrung, hier vieler homöopathischer Ärzte und ihrer Patienten, würde als der naturwissenschaftlichen Methode ebenbürtige Evidenz bestätigt und es könnten noch Erfolge erzielt werden, wo die schulische Medizin aufgeben muss. Zugleich wäre es Ausdruck einer Demut, die anerkennt, dass die naturwissenschaftliche Wahrnehmung zwangsläufig begrenzt ist.

Entgegen der Beschlüsse einiger Landesärztekammern, die keine Zusatzbezeichnung Homöopathie mehr vergeben, würde die Ärzteschaft zur Offenheit des Deutschen Ärztetags von 2018 zurückkehren, der diese bestätigt hatte. Gleichzeitig würde sie der geübten Praxis und den Wünschen von weit mehr als der Hälfte der Bevölkerung entsprechen.[228]

Förderung der humanen Kompetenz
im Medizinstudium

Paradoxerweise ist in der mit der Wiedervereinigung größer gewordenen Bundesrepublik die Zahl der Ausbildungsplätze für angehende Ärzte an den Universitäten um einige Tausend weniger geworden. Nicht nur der Anspruch an eine ganzheitliche Medizin, sondern allein die Forderung, wieder mehr Zeit für die Patienten zu haben, erfordern eine weitaus höhere Zahl an Ärztinnen und Ärzten. Um den Mangel bei den Hausärzten, Fachärzten und in den Kliniken auszugleichen, ist es dringend erforderlich, dass weitere medizinische Fakultäten die Berechtigung zur Ausbildung erhalten. Der Präsident der hessischen Landesärztekammer Pinkowski hält mindestens 6000 Medizinstudienplätze bundesweit für notwendig, wobei er einbedenkt, dass eine weiblich gewordene Medizin vermehrt Teilzeitarbeitsplätze zur Verfügung stellen muss, um gegebenenfalls einen Arztsitz mit zwei Ärztinnen besetzen zu können.[229]

Die vorrangige Ausrichtung der Zulassung zum Studium an der Abiturnote hat dazu geführt, dass diejenigen mit einem schlechteren Zeugnis jahrelang auf einen Studienplatz gewartet haben – unerträglich für junge Leute, die aus einem Herzenswunsch in den Beruf wollen. Zweifellos bedarf es auch einer guten Auffassungsgabe und der Fähigkeit, mit modernen Kommunikationsmedien umzugehen. Bei der Arzt-Patienten-Begegnung aber haben die emotionale und soziale Kompetenz der Ärzte die größte Bedeutung – sie sind heilwirksam! Deshalb muss eine Zulassung zum Arztstudium vermehrt die Lebensläufe der Bewerber und die darin bereits gezeigten Formen von sozialem Engagement einbeziehen, ungeachtet aller Bestnoten. Da Empathie und Motivation nicht durch standardisierte Fragebögen festzustellen sind, muss durch persönliche Gespräche versucht werden, die Eignung der Bewerber zu klären – menschliche Beziehungsfähigkeit erweist sich nun einmal in der menschlichen Begegnung. Als zusätzlicher Bonus kann gelten, wenn die Studenten bereit sind, in unterversorgten Regionen zu arbeiten. Ist mit all solchen Maßnahmen keine ausreichende Versorgung der Bevölkerung auch auf dem Land zu erreichen, wird die Abschaffung des Numerus clausus die notwendige Konsequenz.

In einer Ausnahmesituation wie der Zeit der Coronapandemie war es verständlich, dass digitaler Unterricht für die Studenten einen gewissen Ausgleich zu den ausgefallenen Vorlesungen brachte. Ein tatsächlicher Ersatz für die Präsenzveranstaltungen an den Universitäten, für Praktika und den direkten Patientenkontakt waren sie nicht und können sie nicht sein.

Digitales Medizinstudium, das von Medizinern und privaten Investoren im Zusammenhang mit der Helios-Krankenhauskette angeboten werden soll, setzt auf digitale Kenntnisvermittlung wie sie sich in Forschungen und theoretischem Wissen darstellen lässt. Gelegentliche Praktika können nicht ausgleichen, dass die Erfahrung, die aus der Beziehung zum Patienten wächst, ungenügend bleibt. So wird die »Verkopfung« der Medizin, der Verzicht auf das Herz als Begleiter des Verstands, gefördert.

Diese Form der Ausbildung wäre überdies aufgrund der sehr hohen, privat zu erbringenden Studienkosten nur einzelnen, in der Regel eben finanziell gut betuchten Studenten vorbehalten – sie erweist sich als unsozial. Die Zielsetzung einer ganzheitlichen Medizin fehlt vollständig und wäre damit auch nicht zu verwirklichen.

Prävention

Bei aller Mühe in der Behandlung von Krankheiten muss es erstes Anliegen der Ärzteschaft sein, der Entwicklung von Krankheiten vorzubeugen – chronische Krankheiten sollten sich möglichst nicht entwickeln können.

Prävention ist die öffentliche Aufgabe von Medizin. Erst damit vervollständigt sie ihre Arbeit für die Gesellschaft! Langfristig ist sie das wirkungsvollste Vorgehen gegen Krankheiten, deren Ursprung zum großen Teil auf den gegenwärtigen Lebensumständen der modernen Gesellschaft beruht. Zur Erfüllung dieser Aufgabe, Krankheiten zu vermeiden, muss Ärztliches Dasein weitaus stärker in das politische Leben eingreifen.

Angesichts des gegenwärtigen kranken Zustands der deutschen Bevölkerung kann sich die verfasste Medizinerschaft nicht auf die bloße Veröffentlichung in wissenschaftlichen Zeitschriften, auf Stellungnahmen bei Kongressen und vielleicht gelegentliche Aufrufe an die Politik beschränken und es ansonsten einzelnen engagierten Ärzten und Organisationen überlassen, die den mächtigen Interessenvertretern von Wirtschaft und Politik gegenüberstehen. Ihrem Lobbyismus ist endlich mit massivem Einsatz der Ärzteschaft in Verantwortung für ihre Patienten und die Gesundheit nachfolgender Generationen entgegenzutreten. Die Fürsprache für die Herstellung gesunder Lebensverhältnisse hat stetig und einfordernd zu sein. Sie zeigt sich im Krankenhaus in einer gesunden, biologisch erzeugten Ernährung möglichst aus der Region und wird dort auch eine Antwort auf die drängenden energetischen und Ressourcenprobleme der Zeit geben. Sie wird vorhandene zivilisatorische Strukturen verändern wollen, um so dem Skandal zu begegnen, dass sozial benachteiligte und arme

Bevölkerungsteile häufiger erkranken und früher sterben als besser gebildete und nicht von Armut bedrohte Menschen.

Als Beistand ihrer Patienten wird die Ärzteschaft Prophylaxe im echten Sinn einfordern. Allein wenn sie dem betonten Credo der Wissenschaftlichkeit wieder Glaubwürdigkeit verleihen will, muss Wissenschaft sich wieder auf ihre Ursprünge beziehen, in der ihre Forschungen finanziell unabhängig ausgeführt werden. Wenn Zweifel an den Auswirkungen neuer Medikamente oder Medizinprodukte vorliegen oder wenn von den Unternehmen nicht alle Unterlagen zur Verfügung gestellt werden, müssen sie auch benannt und diese Studien unabhängigen Wissenschaftlern offengelegt werden, um deren Glaubwürdigkeit festzustellen. Erst wenn durch sie die Auswirkungen neuer Technologien auf Mensch und Umwelt überprüft sind, kann daran orientiert entschieden werden, ob sie zur Anwendung geeignet sind. Die dadurch bedingte Verzögerung im Einsatz dieser Produkte kann sich nur als heilsam erweisen. Nur eine industrieunabhängige Wissenschaft kann zu glaubwürdigem und heilsamem Fortschritt beitragen! Gegenwärtig gilt, was Ulrich Beck in seinem Buch »Weltrisikogesellschaft« so formuliert hat: »Das Dilemma, in das die Großgefahren die wissenschaftliche Logik gestürzt haben, gilt durchgängig: die Wissenschaft schwebt blind über der Grenze der Gefahren.«[250] Er folgert daraus ein Widerstandsrecht der Bürger, wenn der Staat lebensgefährdende Verhältnisse erzeugt oder duldet.

Jeder angebotene Einsatz neuer technologischer Produkte in der Medizin muss mit den Fragen verbunden werden, ob damit das menschliche Miteinander von Arzt und Patient weiter reduziert und ärztliches Können, ärztliche Erfahrung durch den Gebrauch von Technik beseitigt wird. Immer ist zu klären, ob zukünftig die Abhängigkeit der bisherigen medizinischen Arbeit von einem technischen Instrumentarium weiter wächst.

Wird dieser Weg ohne die Steuerung und die Grenzsetzung der Ärzte gegangen, wird Medizin zwangsläufig menschlich ärmer und begibt sich endgültig in die Hand der Industrie!

Eine Heilweise, die ihre Befriedigung in der Ausübung ihrer menschlichen Fähigkeiten gefunden hat, wird als von der Technik abhängig gewordene Tätigkeit dann nicht nur die Freude an ihrer Arbeit verlieren. Sie bestätigt und verfestigt zugleich den technischen, reduktionistischen Blick auf den Menschen – im eigenen medizinischen Denken wie bei der Sicht der Patienten auf die Medizin. Beide werden eine Entwertung und Verarmung ihrer Beziehung erleiden.

Bezüglich der Verantwortung der Mediziner für die Gesundheit der von ihnen betreuten Menschen ergibt sich für sie die Pflicht, vorbeugend bei der Ausweitung von Technologien deren zwingende Verträglichkeit für Mensch und Natur einzufordern.

Nicht ungehemmter Fortschritt durch Vermehrung der technischen Anwendungen, sondern langsames, die Gesundheit zumindest nicht belastendes Fortschreiten und Erhalt und Förderung der menschlichen Beziehungen sind die Gebote der Zeit. Die Folgen eines nicht hinterfragten technischen Fortschreitens werden erst spät erkennbar und sind unter Umständen unumkehrbar. Hoffentlich muss sich das nicht für die in der Coronapandemie neu eingesetzten genetischen Impfstoffe erweisen.

Über das Ausmaß an Energie- und Ressourcenverbrauch und die Auswirkungen solchen Tuns auf die Mitwelt mit der Benutzung des technischen Instruments hat dieses Vorgehen den Blick verloren. Letzterem wird gegenwärtig bei der Nutzung der digitalen Technologien in der Medizin ebenfalls keine Aufmerksamkeit geschenkt.

Arzt, Patient und Digitalisierung

Die Digitalisierung hat das Gesundheitswesen längst erfasst und betrifft von der Ausbildung bis in die Behandlung alle Bereiche der ärztlichen Tätigkeit. Der Beschluss des 121. Ärztetags im Mai 2018, im Einzelfall Beratung oder Behandlung ausschließlich über Kommunikationsmedien etwa in Form einer Videosprechstunde auch bei unbekannten Patienten zu erlauben, wenn diese ärztlich vertretbar und mit erforderlicher Sorgfalt erfolge, ist ein Axtschlag an das Fundament jeder medizinischen Behandlung, die auf der persönlichen Arzt-Patienten-Beziehung beruht.

Die Coronapandemie, die größte Krise der Nachkriegszeit im Gesundheitssystem der Bundesrepublik, war es, die den Skeptikern viel Wind aus den Segeln nehmen sollte und den Nutzen dieser Technologie hervorhob. Durch die Ausgangsbeschränkungen angestoßen und aus Furcht, sich in den Arztpraxen anzustecken, blieben viele Kranke zu Hause. Die bis dahin selten geübte Videosprechstunde wurde plötzlich für Ärzte und Patienten zu einer Option. Mit der Bildschirmsprechstunde öffnete sich ein von der IT-Branche kräftig beworbenes lukratives Feld, das sich auch auf die Krankenhäuser und Pflegeeinrichtungen ausdehnen ließ. Die nötige Software wurde den Praxen für die Zeit der Krise kostenlos zur Verfügung gestellt.

Wie gewohnt sollen im Namen der Fortschrittlichkeit von Zeitersparnis und Beschleunigung dadurch das Telefonat und die persönlichen Treffen möglichst ersetzt werden. Telemedizin, vor der Krise als Hilfsmittel gegen den Ärztemangel auf dem Land und als Mittel umworben, Hausbesuche damit ersetzen zu können, wurde jetzt als Krisenhelfer und als Einstieg in weiteren medizinischen Fortschritt gepriesen. Der Ersatz der natürlichen Begegnung durch eine technisch vermittelte Beziehung ohne Untersuchung stimmt Ärzte und Patienten darauf ein, dass zur Klärung ohne eine körperliche Untersuchung weitere technische Hilfsmittel benötigt werden. Das reduktionistische Denken in der Diagnostik und Behandlung von Kranken wird verstärkt. Mit der Verringerung des unmittelbaren menschlichen Kontakts zwischen Arzt/Ärztin und Patienten und der Ausweitung dieser Form von Begegnung wird die Beziehungslosigkeit im gesellschaftlichen Miteinander zunehmen.[231] Nach Vorstellungen des Vorstandsmitglieds des Spitzenverbands der gesetzlichen Krankenkassen, Frau Stoff-Ahnis, muss diese Form von Sprechstunde Alltag werden. Sie geht davon aus, »dass in fünf Jahren jede fünfte ambulante Behandlung per Videosprechstunde erfolgt« und bezeichnet dies als notwendigen Modernisierungsschub.[232]

Ist das System eingeführt, wird es eine Frage der Zeit sein, dass Krankenkassen es dafür zu nutzen versuchen, den für sie billigeren indirekten Kontakt als Empfehlung oder gar Voraussetzung für eine ärztliche Konsultation zu machen. Mit Vergünstigungen im Tarif für Versicherte, die dieser Empfehlung folgen, könnten sie es vorantreiben. Eine weitere Entfremdung von der ärztlichen Arbeit wäre die Folge.

Fragen nach dem Datenschutz einer solchen Kommunikation, bei der der Patient mit der fragwürdigen Sicherheitsvorkehrung seines Smartphones in das System der Praxis eintreten kann, bleiben genauso unbeantwortet wie solche nach der Datensicherheit. Solche Bedenken für den Erhalt der hohen Qualität des bisher geschützten Raumes der Arzt-Patienten-Beziehung, die auch bei der Aufnahme eines vertraulichen Gesprächs mittels Videoaufzeichnung vorausgesetzt wird, werden von den Treibern der Entwicklung klein gehalten. »Im Januar 2019 warnte die Enisa, die Cyber-Sicherheitsbehörde der Europäischen Union, in einer Studie vor einer Steigerung der Angriffsqualität: Heute könnten auch Audio- und Videosignale von immer mehr Schädlingen unter Windows, Googles Android sowie Apples iOS belauscht werden.«[233] Dabei ist die Frage nach einer Sicherheitslücke auf beiden Seiten der Videosprechstunde zu stellen – eben auch danach, »wie gut der Rechner beziehungsweise der Tablet-PC oder das Smartphone des Patienten abgeschirmt sind.«[234] Weder der Spitzenverband der gesetzlichen Krankenkassen noch die Kassenärztliche Bundesvereinigung geben gegenwärtig eine garantierte Sicherheitszusage gegen Missbrauch des Patientendatenaustauschs, der bis zu gefälschten Videomontagen gehen kann. Der Jurist Jörg Frötscher wird deutlich: »Als Jurist würde ich einem Arzt davon abraten, dem Patienten eine sichere Leitung anzubieten (oder als sicher zu verkaufen) – denn die gibt es nicht und wird es auch nicht geben.«[235]

Ohne Antwort bleibt auch der Umgang mit möglichen juristischen Problemen, wenn Patienten kranker sind, als sie sich selbst wahrnehmen oder gezielt Fehldiagnosen herbeiführen, um so dem Arzt Fahrlässigkeit nachweisen zu können.

In die gleiche Richtung führen Gesundheits-Apps, die zukünftig auf Kassenrezept verordnet werden können. Die digitale Aufzeichnung von Gesundheitsdaten, die den Körper als technisches Instrumentarium bestätigen, ist für viele Menschen bereits alltägliche Gewohnheit. »Die Deutschen messen und sammeln Daten zu ihrem Körper, wetteifern mit Gleichgesinnten, wie man es sonst nur vom Vergleich der Leistungsdaten aus Autotests kennt. Schlafdauer, Bewegung, Herzfrequenz, Kalorienverbrauch oder Blutdruck: Smartphones, Wearables oder Computeruhren machen es einfach, eine ›Gesundheitsdatenakte‹ für den Nutzer dieser technischen Helferlein anzulegen.«[236] Dabei ist es für die meisten Nutzer bei der Vielzahl an Gesundheits-Apps unklar, wie vertrauenswürdig, fachlich richtig und sicher diese sind. »Bei kostenfreien Apps – und das sind 90 Prozent der Apps aus Google Play – muss der Nutzer immer damit rechnen, dass er mit seinen Daten bezahlt«, warnt die Vertreterin Dr. Kramer von HealthOn e. V.[237] Häufig seien die Apps dementsprechend mit keinerlei Datenschutzerklärung verbunden.

Mit dem Digitalen Versorgungsgesetz von 2020 ist es Ärzten möglich, zugelassene Gesundheits-Apps auf Kassenrezept zu verordnen. Als elektronische Tagebücher für chronisch Kranke gelten sie als besonders sensible Anwendungen, die jetzt auch in die Hand von Unternehmen geraten. Für den Vorstand der Technikerkrankenkasse Jens Baas wird es jedenfalls spannend, »wenn man künftig die gesammelten Biodaten zusammenführen kann«, die mit in die elektronische Patientenakte eingehen sollten.[238]

Wissenschaftliche Evidenz eines nachgewiesenen gesundheitlichen Nutzens solcher Apps ist nicht zwingende Voraussetzung für die Verordnungsfähigkeit. Das »Ziel ..., innovative Anwendungen schneller als bisher auch Kassenpatienten zur Verfügung zu stellen«, erlaubt, auf diese Evidenz zu verzichten, wenn der Nutzen innerhalb eines Jahres bestätigt wird. Alles, was über das Problem einer zielorientierten, zudem interessengeleiteten Methodik als kritische Infragestellung solcher dann gewonnenen Studienergebnisse gesagt worden ist, ist auch hier gültig. Unverhohlen wird deutlich, dass hier wirtschaftlichen Interessen, in den Gesundheitsmarkt weiter einzudringen, Vorrang gegeben ist vor einer sonst hoch gehaltenen wissenschaftlichen Evidenz. Trotz solcher fehlenden Nachweise wünscht die Industrie bereits, die Apps-Verwendung auch auf Patienten in Risikoklassen auszuweiten, die neben der Diagnosestellung auch Therapiezwecke erfasst, und so noch entschiedener in ärztliche Behandlungsgebiete einzugreifen.

Das elektronische Patientenrezept wird mit einem ökologischen Gewinn und einem Zeitgewinn für die Praxisarbeit beworben. Ersterer besteht nur im Zusammenhang einer Mobilität als Individualverkehr. Er relativiert sich sofort mit seiner Auflösung durch einen zukunftsorientierten, weitgehend klimaneutralen Öffentlichen Nahverkehr. Einer Technik, die die menschliche Beziehung stärkt, ist offen zu begegnen. Das geplante neue Rezept aber befördert statt der bisherigen Zuwendungen an Zeit für die Patienten eine vermehrte Zuwendung des Personals an die technischen Anforderungen für die Ausstellung des Rezepts. Zugleich wird der persönliche Arzt-Patient-Kontakt und damit die Bedeutung dieser Beziehung für die Gesundwerdung weiter vermindert. Dies trifft besonders alte Menschen. Die Vereinzelung und Anonymisierung der Menschen werden grundsätzlich zunehmen. Die ärztliche Arbeit wird deshalb an Befriedigung verlieren.

Mit dem zunehmenden Einsatz technischer Hilfsmittel wird die Entwicklung des Gesundheitswesens zu einem Markt weiter beschleunigt. Der Einsatz von Operations-Robotern in der Chirurgie ist ein anderes Gebiet, das es zu erobern gilt. In der heutigen Ausübung von Wissenschaft ist nur schwer noch vorstellbar, dass eine millionenschwere Technik nicht von entsprechenden Studien begleitet wird, die sie zunächst etablieren sollen, um sie dann, etwa im Fall der Einführung eines Roboters als die einzig verantwortliche Operationsmethode ins System zu integrieren. Jede technikgestützte Intervention muss deshalb in ihrer Verlaufsentwicklung – bei Krebskranken etwa bezüglich fortschreitender Metastasierungen – interessenunabhängig und nicht von Industrieunternehmen gesponsert untersucht werden.

Geschieht dies nicht, wird sich die Ärzteschaft angesichts ihrer sich damit ausweitenden Abhängigkeiten über kurz oder lang die Frage stellen müssen, wann mit der Menge solcher eingesetzten Mittel der verlorengegangene Zeitpunkt war, wo die Weitergabe von persönlicher und handwerklicher Erfahrung von Arzt zu Arzt ersetzt wurde durch eine Tätigkeit als technischer Handlanger. Eine neue Abhängigkeit ist dann entstanden, die nicht rückgängig zu machen sein wird. Unabhängig davon wird die Frage zu beantworten sein, wie eine solche Technifizierung der Medizin in Zukunft bezahlt werden soll.

Unberücksichtigt bei der fortschreitenden Digitalisierung des Gesundheitswesens bleiben die Dauerbelastung der dort zusammenkommenden Menschen durch elektromagnetischen Stress und die weitere Erhöhung des Energieverbrauchs, die bei der Herstellung der Geräte beginnt und sich in dem schließlich auf sie angewiesenen Gebrauch fortsetzt. Die damit verbundenen Abhängigkeiten von entsprechenden Wartungsunternehmen werden kaum beachtet.

Materialisierung und Entmündigung von Patienten mit Hilfe medizinischer Information

Oft mit Wissen aus dem Internet überhäuft, benötigen Patienten die Erfahrung des Behandlers und dessen fundierte Kenntnisse. Nicht die Vermittlung eines wieder brandneuen Wissenkörnchens ist es, das Behandlungen erfolgreich macht, sondern die vertrauensvolle Arzt-Patient-Beziehung. Leitlinien sind Hilfen zur Orientierung bei der Diagnosestellung und schließlich einer Behandlung. Das tatsächliche Vorgehen muss sich aber aus der freien, in der Begegnung von Arzt und Patient gemeinsam gefundenen Vorgehensweise ergeben. Weder Evidenzbasierte Medizin mit ihren vielen Fragwürdigkeiten noch durch beliebige Datensammlungen gewonnene statistische Aussagen, die Gesundheit und Krankheit weiter auf Daten und somit auf technisch-materielle Umstände verkürzen, dürfen eine Rechtfertigung geben, die Autonomie von Arzt und Patient bezüglich ihres gemeinsam gewählten Weges im Falle einer Krankheit einzuschränken und sie zu entmündigen. Geschieht dies, und die Gefahr ist groß wie nicht nur das auf virologische Sichtweisen verkürzte Vorgehen in der Coronapandemie zeigte, ist man auf dem Weg in eine kontrollierende und diktatorische Medizin.

Diese Gefahr wird mit der Einführung der elektronischen Gesundheitskarte, die Krankheitsdaten enthält, weiter erhöht. Die IT-Industrie treibt diese Entwicklung voran, hat sie doch massiv Geld investiert, das endlich Gewinne einbringen soll. *Die derzeitig vorgesehene zentrale und dauerhafte Speicherung der so gewonnenen Daten würde »auf die Dauer dazu führen, dass die gesamte Krankengeschichte einer Person zusammengeführt und darauf in ihrer Gänze zugegriffen werden kann. Ganz gleich, welche Nutzungseinschränkungen und technische Barrieren eingeführt werden, die Risiken liegen auf der Hand: Kontrollbefugnisse können jederzeit erweitert, und Patientenrechte jederzeit abgebaut werden, illegale Zugriffe sind ohnehin nicht auszuschließen.«[239]* Gehackte Server und Datenmissbrauch haben das bereits viel zu oft bestätigt. Millionen von Patientenakten sind in Norwegen, Dänemark, und den USA bereits gehackt worden, »bestens geeignet für Identitätsdiebstahl oder Erpressungen. ... Bei einer dauerhaften, zentralen Speicherung wird das Einzelfall- zum Kollektivrisiko und der Datenspeicher zur idealen Angriffsfläche für kriminelle Aktivitäten (Medical Tribune 2019).«[240] Mit der Einverständniserklärung zur Speicherung ihrer Daten, die für sie, nicht bewusst, vorliegt, wenn ihr nicht ausdrücklich widersprochen wird, haben die Patienten die Risiken bei einer Entwendung dieser Daten selbst zu tragen.

Da EDV aus Praxen und Krankenhäusern nicht mehr wegzudenken ist, geht es darum, dass »die Daten im durch die berufliche Schweigepflicht geschützten Bereich verbleiben.« Die einfachste Variante wäre, dass jeder Patient seine Daten auf seinem eigenen USB-Stick speichert – eine sehr billige, sehr patientenbezogene Lösung. In einer anderen Weise einer dezentralen Telematikinfrastruktur »können die Daten verschlüsselt beim Hausarzt oder der Hausärztin gespeichert werden. Die Entscheidung zur – auch begrenzten – Freigabe liegt in der Hand der PatientInnen und/oder sollte gemeinsam mit dem Hausarzt oder der Hausärztin getroffen werden. Insbesondere jegliche personenbezogenen Daten, einschließlich derer, die mit der elektronischen Gesundheitskarte erhoben werden, dürfen nicht zentral und nicht ohne strikte individuelle Zustimmung im Falle der Primär- oder Sekundärnutzung gespeichert werden. Die elektronische Gesundheitskarte muss ebenso an die strikte individuelle Zustimmung gebunden werden.«[241]

Bei all dem gilt, wie Ralf Laukan formuliert, »die Verabsolutierung der Digitaltechnik als Heilsbringer für was auch immer aufzulösen und digitale Geräte, Techniken und Anwendungen wieder als das zu begreifen, was sie ursprünglich mal waren und wieder werden müssen: mitunter hilfreiche Werkzeuge für konkret definierte Aufgaben, wenn man die Potentiale der Digitaltechnik in geschlossenen Netzen (Intranet) und unter Berücksichtigung sowohl des Datenschutzes wie dem Recht des einzelnen auf informationelle Selbstbestimmung reflektiert einsetzt. Gelten muss vielmehr: Recht steht vor technisch Machbarem.«[242]

Bezüglich des Umgangs mit der IT braucht es vor solchem

Hintergrund »lokale und regionale Netze unter eigener Kontrolle und Regie: physisch abgeschlossene Inseln der Datenhaltung, die nur bei Bedarf – kontrolliert, protokolliert und verschlüsselt – für andere Beteiligte zum Datenaustausch über spezielle Austauschserver unter Aufsicht und nach Freigabe eines Administrators zeitlich begrenzt geöffnet werden. Wir müssen die Systeme kontrollieren, statt den Systemen die Kontrolle über uns zu überlassen. Ein Krankenhaus wäre so ein Intra-Netz oder eine Schule. Mit anderen Einrichtungen werden verschlüsselte, direkte 1:1-Verbindungen über entsprechende Protokolle aufgebaut (Virtual Private Network, VPN). Denkbar sind auch größere Netzwerke, ein Bildungsserver mit angegliederten Schulen oder ein Gesundheitsserver für Ärzte, Apotheken, Kliniken, immer aber als geschlossenes Netzwerk, mit geschützten, direkten Verbindungen und verschlüsselten Daten.«[243] So werden die Daten der Verfügungsgewalt der Tech-Giganten entzogen, die diese Daten als Handelsware für beliebig viele Interessenten nutzen.

»Eine Einsicht Dritter in die dezentralen Datenspeicher (muss) ohne Zustimmung der Versicherten auch für eine Sekundärnutzung verboten bleiben.« Dies hat auch in Bezug auf Forschungsinteressen zu gelten: das Recht der oder des Einzelnen an seinen und ihren Daten muss immer den höchsten Stellenwert behalten.[244]

Die reduktionistische Sicht auf den Patienten als sammelbares Datenlager wird auch Konsequenzen für den Arzt haben. »Quasi nebenbei (wenn auch nicht explizit ausformuliert) entsteht die vollständige Kontrollmöglichkeit ärztlichen Handelns. Das immer mitzudenkende Synonym für Digitaltechnik ist schließlich Kontrolle aller Beteiligten. Und das sind (wie bereits angesprochen, d. Verf.) Zwischenstufen. Die Aufzeichnung der Patientengespräche und die automatische Auswertung sind im Versuchsstadium«, bevor sie mittels Sprach-system und Datenbank und schließlich durch einen Computer geführt werden.[245]

Wenn das Arzt- und Patienteninteresse mit der unbedingten Wahrung des Arzt-Patienten-Geheimnisses nicht absoluten Vorrang vor allen anderen Belangen behält und in ihrer Hoheit verbleibt, geschieht eine weitere Kommerzialisierung und schleichende Enthumanisierung der Medizin. Im Fall der ungebremsten Digitalisierung des Gesundheitswesens muss deshalb unbedingt vermieden werden, dass die dabei gewon-nenen Daten den höchstinteressierten IT-Anbietern für neue Geschäftsmodelle für den endlich gewonnenen »Kunden Patient« auch nicht verdeckt im Namen der Forschung ver-mittelt werden.

In einer Zeit, in der Gesundheit, materiell verkürzt, immer stärker auf eine käufliche Ware reduziert wird, ist eine strikte Privatheit von Daten, eine strikte Hoheit der Menschen darüber und folglich ein strikter Datenschutz zu gewährleisten, um dieser Entwicklung entgegenzuwirken. Geschieht das nicht, werden die Menschen, Patienten wie Ärzte, zu Objekten von auf wirtschaftlichen Nutzen hin ausgerichteten Interessenten. Einer solchen Fremdsteuerung sollte jeder, der seine Ent-scheidungsfreiheit als Grundelement seines Menschseins begreift, widerstehen!

Krankenhausfinanzierung zum Wohl der Patienten und der Ärzte und des Pflegepersonals

Die Prioritäten von Politik lassen sich in allen gesellschaft-lichen Bereichen am finanziellen Einsatz und den Zwecken der Ausgaben erkennen.

Während für die Menschen Gesundheit ein zentrales Gut ist, legt die Politik die Ausgaben dafür in der Menge und in der Ausrichtung fest und unterwirft sie dem Gebot der sogenannten Wirtschaftlichkeit. Ist man bereit, den Verteidigungsetat wie selbstverständlich zu erhöhen, gilt das in keiner Weise genauso bei Ausgaben für das Gesundheitswesen. Das hat sich als starke Beeinträchtigung für Patienten, Ärzte, das Pflegepersonal und für die Krankenhäuser erwiesen.

Mit der Einführung der Diagnosis-Related-Group-Systems, der sogenannten DRGs, einer Ausrichtung der Bezahlung an den Diagnosen der stationär aufgenommenen Patienten, erhielten die Häuser einen pauschalierten Geldbetrag als Fallwert. Vorher, in den Jahren 1972 bis 1985, galt das Selbstkostendeckungsprinzip, »nach denen die Selbstkosten eines sparsam wirtschaftenden, leistungsfähigen Krankenhauses durch die von den Krankenkassen zu zahlenden Pflegesätze und durch die Investitionskostenfinanzierung der öffentlichen Hand vollständig gedeckt werden mussten.«[246] Krankenhäuser wie Schulen, Feuerwehr, Museen und andere Bereiche des öffentlichen Lebens wurden als Einrichtungen der Daseinsvorsorge verstanden, für die die für ihren Erhalt notwendigen Kosten selbstverständlich finanziert wurden.

Hatten sich die Liegezeiten der Kranken schon zu dieser Zeit verkürzt, wurden sie mit der Einführung der DRGs zur Belastung für die Häuser. Verzögerte Heilverläufe, multimorbide Patienten ohne passende Diagnose verursachten nicht-abgedeckte Kosten. Individuelle Patientenbedürfnisse mussten zurücktreten vor dem Ziel schneller Entlassung. Nicht nur um Defizite zu vermeiden und die Existenz der Krankenhäuser nicht zu gefährden, sondern auch um Gewinne zu machen, mussten Fallzahlen und Durchschnittskosten seither eine zentrale Rolle spielen.

»Bis 1985 war es per Gesetz verboten, in Krankenhäusern Gewinne zu machen. In den Jahren nach 1985 wurde dieses Verbot zunehmend gelockert, bis es mit der Einführung der DRGs völlig wegfiel; die DRGs als Festpreissystem fördern systematisch ein Denken und Verhalten in Markt- und Wettbewerbskategorien, also Gewinn- und Verlustkategorien.«[247]

Da in den DRGs kein Ausgleich für Kostensteigerungen der Krankenhäuser etwa durch Tarifsteigerungen, Personalausbildung oder höhere Energiekosten vorgesehen war, war die zwangsläufige Konsequenz, dass im »Hauptblock der Klinikkosten«, dem Personalbereich, gespart werden musste. So geschah es. Während die Patientenzahlen von 1995 bis 2016 um 3.601.611 stiegen, wurden die Pflegekräfte um 25.452 verringert. Deutschland wurde zum Schlusslicht bei der Anzahl von Patienten, die von einer Pflegekraft versorgt werden. »Während sich hierzulande im Schnitt eine Pflegekraft um 13 PatientInnen zu kümmern hat, beträgt das Verhältnis in der Schweiz und in Schweden etwa eins zu acht. In den Niederlanden ist es eins zu sieben. Und in den USA kommen auf eine Pflegekraft sogar nur 5,3 Patienten.«[248] Arbeitshetze, Lohndumping, Auslagerung von Leistungen waren die Konsequenzen, die das Patientenwohl wie das Wohl der Ärzte und des Pflegepersonals hintanstellte. Die Überlastung des verbliebenen Personals wurde hingenommen, mangelnde Unterstützung der Patienten von der Lagerung über die Körperpflege bis zur Hilfe bei der Hygiene und Nahrungsaufnahme wurden als Folge akzeptiert. Für die Pflegekräfte wie für die Ärzte stellte sich das Problem, dass sie kaum noch Zeit für Zuwendung und emotionale Unterstützung ihrer Patienten fanden.[249] In der Coronapandemie wurde der Pflegemangel endgültig zum öffentlich sichtbaren Teil des Versorgungsproblems.

Die Menschen, die im System der DRGs das Geld für die

Krankenhäuser und nicht selten inzwischen deren Aktionäre verdienen müssen – für das Geschäftsjahr 2018 sollten den Aktionären des privaten Klinikkonzerns Rhön die Dividende pro Anteil gegenüber dem Vorjahr um 32 Prozent erhöht werden[250] –, leiden mit den davon betroffenen Patienten am meisten darunter. Diese Situation, so wird befürchtet, könnte sich durch die neue Pflegekostenvergütung, die seit Jahresbeginn 2020 besteht, weiter verschärfen.[251]

Krankenhauskonzerne und die Kommerzialisierung der Kliniken

Eingeführt um Kosten zu sparen, hat das DRG-System zum Gegenteil geführt. Endgültig wurden die Krankenhäuser an die marktwirtschaftliche Logik ausgeliefert, wonach Konkurrenz und strikte Ökonomisierung die Ausgaben senken würden. Um wirtschaftlichen Gewinn zu machen, galt es möglichst viele, insbesondere gewinnträchtige Fälle zu behandeln, und wiederum solche zu vermeiden, die die vorgesehenen Ausgaben überschritten. Auch wenn es für die Patienten nicht immer medizinisch angebracht war, wurde es lukrativ und daher zweckmäßig, Einzelleistungen, also bevorzugt technische Untersuchungen, die gut bezahlt wurden, auf Grund der DRG-Vergütung durchzuführen. Gleichzeitig wurde es von enormer Bedeutung, die Fallzahlen zu steigern und mehr Patienten aufzunehmen. Das ließ sich nur über kürzere Behandlungszeiten erreichen. Die Folge war allerdings, dass der nachstationäre Aufwand stieg und Wiederaufnahmen erforderlich wurden. Günstigerweise stellten sie einen neuen Fall dar. Damit wurde die medizinische Versorgung verkehrt. Statt *am Bedarf der Patienten orientierte sie sich zunehmend am Gewinnstreben* der Krankenhäuser. Gleichzeitig ermöglichte es die Preissteuerung der Häuser über Fallpauschalen, Patientenzahl und Krankheitsschwere Internistische Abteilungen und Kinderkliniken, wo die Behandlung von Kindern völlig irreal mit der von Erwachsenen gleichgesetzt wurde, als unrentabel zu erweisen. Dies taugte als ausreichendes Argument für die Schließung von Krankenhäusern.

Die Verpflichtung der Länder und Kommunen, die gesundheitliche Fürsorge als Teil ihrer Gemeinwohlaufgabe nicht aus der Hand zu geben, wurde aufgegeben. Kommunale Krankenhäuser wurden geschlossen, Kommunen und Bundesländer verkauften nach 1985 in großer Zahl ihre Häuser an private, auf Gewinn hin orientierte Konzerne. »Seither sind die privaten Klinikketten (Fresenius-Helios, Rhön, Asklepios, Sana, Paracelsus, Mediclin, SRH) auf Einkaufstour.«[252] Im Jahr 2015 hatte sich der Anteil ihrer Krankenhäuser gegenüber 1992 von 15,5 Prozent auf 35,8 Prozent bereits mehr als verdoppelt.[253] Der größte deutsche und europäische private Klinikbesitzer ist Helios, eine Tochter des Medizinkonzerns Fresenius, der im Jahr 2013 43 Kliniken des Rhönklinikkonzerns aufkaufte, gefolgt von Asklepios und den Sana-Kliniken, die ihre Geschäfte beispielsweise auch auf Österreich ausgedehnt haben.[254]

Insbesondere diese privaten Krankenhäuser schlossen mit Chefärzten und anderen leitenden Ärzten Verträge, in denen die Höhe eines Teils des Gehalts abhängig gemacht wurde von Zielvereinbarungen über Leistungen und Kosten. Bereits bei geringen Zielverfehlungen kam es dadurch in vielen Fällen zu spürbaren Einkommenseinbußen. Diese Umpolung der Ärzte zu »Monetik vor Ethik« führte sogar zu einer Stellungnahme der Bundesärztekammer, die solche Vereinbarungen ausdrücklich als unethisch bezeichnete.[255]

Beim Vergleich der Krankenhäuser in öffentlicher Hand mit

privat geführten Kliniken wird deutlich, dass letztere verstehen, die Gewinne im Gesundheitswesen zu maximieren. Das geschieht dadurch, dass die Medizinkonzerne darauf abzielen, sich nicht an die Lohnbindung durch Tariflöhne auf BAT-Niveau zu halten, die die Rhönkliniken 2007 auf ihrer Homepage als »Angriff auf die Zukunft unserer Krankenhäuser« bezeichnete.[256] Da die Vergütung im DRG-System auch über die Schwere der Diagnosen und Nebendiagnosen erfolgt, wurde auch das Hochkodieren von aufgenommenen Patienten in eine möglichst hohe Fallschwere für die Einnahmen wichtig. In manchen Krankenhäusern gehen deshalb Kodierfachkräfte bei der Visite mit.[257] Dabei ist auffällig, dass »insbesondere private Krankenhäuser die Fallschwere« – seit Einführung des DRG-Systems – »erhöht haben.«[258] »Getrieben ist die Ausgaben- und Leistungsexplosion nämlich von den besonders profitorientierten Krankenhäusern in privater Trägerschaft Während bei öffentlichen und freigemeinnützigen Krankenhäusern der durchschnittliche Fallerlös um 17 Prozent stieg, steigerten die privaten Krankenhäuser ihren durchschnittlicher Fallerlös um 30 Prozent. Hochgerechnet verdoppelten profitorientierte Krankenhäuser ihre DRG-Erlöse zwischen 2005 und 2013, während die öffentlichen Krankenhäuser ihre Erlöse ›nur‹ um 19 Prozent, freigemeinnützige immerhin noch um 28 Prozent steigern konnten. Bei einem Anteil an allen Krankenhausfällen von gerade einmal knapp 16,5 Prozent sind die von privaten Konzernen betriebenen Krankenhäuser für 40 Prozent der Ausgabensteigerungen im Krankenhaussektor verantwortlich und damit die Kostentreiber schlechthin.«[259]

Die jährlich in Millionenhöhe an Aktionäre abgeflossenen Gewinne haben die Krankenhäuser, ihre Patienten und ihr Personal, mit der Nichtanstellung von Tausenden von Pflegerinnen und Pflegern seit Jahrzehnten bezahlt.

Die Neuausrichtung der Krankenhausvergütung

Der deutsche Ethikrat legte im April 2016 die These vor, »dass der Patient unter Bedingungen des derzeitigen DRG-Systems weniger in seiner individuellen Bedürftigkeit, (sondern) als ein pauschalierte Behandlungsfall wahrgenommen wird«, was in der Folge »das wichtige Vertrauensverhältnis zwischen Arzt und Patient ernsthaft gefährdet.«[260] Die Stellungnahme der Berliner Ärztekammer zum fünfzehnjährigen Jubiläum des deutschen DRG-Systems ist aus vielen Gründen daher eindeutig: »Wären DRGs ein Medikament, müssten sie mit sofortiger Wirkung vom Markt genommen werden.«[261]

Für die Absetzung eines schädigenden Medikaments sollte zuallererst die Ärzteschaft verantwortlich sein. Die Klagen über die Kommerzialisierung und gleichzeitige Bürokratisierung ihrer Arbeit, die ihnen immer weniger Zeit für die heilsame menschliche Beziehung zu den Patienten lässt, sind in vielen Stellungnahmen von Ärzten, Ärztinnen, Pflegerinnen und Pflegern nachzulesen. Der Vorsitzende des Hartmannbundes Reinhardt fasste die schwierigen Situationen des gesamten ärztlichen Personals und der Pflege in den Krankenhäusern so zusammen: »Es leiden alle Beteiligten gleichermaßen unter dem Korsett der Ökonomie. Diese Fessel gilt es zu sprengen, statt sich ihr immer stärker anzupassen.«[262]

Aber ein markanter, dauerhafter Widerstand gegen diesen Prozess fehlt, weil dem DRG-Abrechnungssystem nur noch selten eine Alternative entgegengestellt wird, die das Wohl aller von diesem System Betroffenen im Auge hat. Sie besteht beispielsweise in der Rückkehr zu der über Jahrzehnte gängigen Form einer kostendeckenden Vergütung, bei der diese Vergütung der Leistungserbringer nicht (!) in Abhängigkeit von der erbrachten Leistung erfolgt – also ausdrücklich sich aus dem

Ökonomisierungsdruck befreit, der die genannten Fehlentwicklungen bedingt hat. Damit würden Krankenhäuser der Grundversorgung und der Maximalversorgung der öffentlichen Hand, die sich ihre Patienten nicht aussuchen können, die Alte und Junge, Behinderte, Demente und Menschen mit hohem Behandlungsaufwand aufnehmen müssen, finanziell wieder honoriert. Eine Überprüfung des wirtschaftlichen Verhaltens der Kliniken bleibt dabei weiter erforderlich. »Während Verwaltung und Betrieb betriebswirtschaftlich organisiert und verantwortet werden«[263], haben aber ökonomische Interessen in der Arzt-Patienten-Beziehung wie in der gesamten medizinischen Versorgung nichts verloren. Sie, wie alle dem Gemeinwohl dienenden Bereiche, sind nach sozialen, humanen und ethischen Prämissen zu führen.

Ein Aufbruch zur Gesundung wäre, dass die Ärztinnen und Ärzte und ihre Organisationen, die verantwortlichen Chefärzte und zuständigen Verwaltungsleiter ihr Selbstbewusstsein wiedergewinnen und sich auf ihren Identitätskern, dem Wohl der Patienten zu dienen, besinnen. Ihrer Stärke darin bewusst, würden sie entschieden und beharrlich die Abschaffung des gegenwärtigen Krankenhausfinanzierungssystems einfordern. Krankenhausversorgung ist wieder als Daseinsvorsorge zu verstehen, für die der Staat die Verantwortung trägt. Das so oft in der Coronapandemie gebrauchte Wort von der Gesundheit als höchstem Gut bedeutet, dass diese Vorsorge aus den gegenwärtigen ökonomischen Zwängen befreit wird.

Wie für andere gesellschaftliche Bereiche bedarf es auch für die Abkehr vom DRG-System der Unterstützung der Öffentlichkeit, von Pflegeorganisationen und ihren Gewerkschaften, von Patientenverbänden, verantwortlichen Politikern und aller zivilgesellschaftlichen Organisationen, denen an einer Humanisierung und ganzheitlichen Ausrichtung des Gesundheitswesens gelegen ist.

Regionale Krankenhausversorgung
als öffentliche Daseinsvorsorge

Es ist an der Zeit, dass Kommunal- und Landespolitiker wieder ihre Verantwortung für die Krankenhausversorgung im Generellen übernehmen. Sie geht über die bei ihnen liegende, vielfach vernachlässigte Pflicht zu Investitionen in die bauliche Struktur und technische Versorgung der Häuser hinaus. Sie betrifft das grundsätzliche Verständnis, dass Krankenhäuser eine feste Aufgabe der öffentlichen Daseinsvorsorge für die Bevölkerung erfüllen, die eine nahe kommunale beziehungsweise regionale Versorgung einschließlich einer Notfallversorgung sicherstellen müssen.

Dies steht im Widerspruch zu den Empfehlungen des Sachverständigenrates zur Begutachtung der Entwicklung im Gesundheitswesen im Jahr 2018 oder der Studie »Zukunftsfähige Krankenhausversorgung« der Bertelsmann-Stiftung aus dem Jahr 2019. Darin wird den Bundes- und Landesregierungen empfohlen, die Schließung kleiner Krankenhäuser voranzutreiben, wobei die Bertelsmann-Stiftung eine drastische Reduzierung der gegenwärtig 1400 Krankenhäuser auf unter 600 Häuser gefordert hat. Selbstverständlich geschah dies mit dem argumentativen Hammer, die Qualität der kleinen Häuser anzuzweifeln. Einer der Autoren der Bertelsmann-Studie, Prof. Dr. Busse, hält selbst eine Schließung von 75 Prozent der Krankenhäuser bis auf eine Zahl von rund 340 für die Bürger noch zumutbar.[264]

Wenn solche im Deckmantel der Unabhängigkeit operierende Organisationen wie die Bertelsmann-Stiftung derartige Forderungen erheben, die von Politikern, Krankenkassenvertretern und kurzsichtigen Standesvertretern der Ärzte als Grundlage für die Weiterentwicklung des Gesundheitswesens angenommen werden, steht immer die Frage im Raum, welches Verständnis von Gesundheit hier vorliegt, wem dieses Vorgehen nützt und ob es sich um eine interessenunabhängige Studie handelt.

Das Gesundheitsverständnis der Verfechter einer Verringerung der Krankenhauszahl richtet sich an einer Medizin aus, deren Menschenbild naturwissenschaftlich-reduktionistisch ist. Effizienz definiert sie vorrangig durch den Einsatz technischer Hilfsmittel, die zugleich versprechen, finanziell ertragreich zu sein. Die Nutznießer der Schließung kleiner Krankenhäuser mit der zwangsläufig weiteren Konzentration der stationären Patientenversorgung in Großkliniken werden in nicht unerheblichem Umfang die konzerngeführten Kliniken sein. Die Interessenlage wird ersichtlich angesichts der Tatsache, dass die Bertelsmann-Stiftung mit den privaten Klinikeignern vielfältig verknüpft ist.

Die Haupteignerin der Bertelsmann-Stiftung, Brigitte Mohn, die im Vorstand der Stiftung sitzt, ist gleichzeitig im Aufsichtsrat der Rhönkliniken vertreten. Wichtige weitere Meinungsgeber der Öffentlichkeit wie etwa die einflussstarke Leopoldina sind der Stiftung etwa bei Autorenschaften mit dem bereits genannten Prof. Dr. Busse verbunden. Sie hat die Studienergebnisse auf nur 330 verbleibende Kliniken dermaßen verschärft, dass jede Anzahl von Krankenhäusern, die darüber liegt, von den Politikern als Erfolg gegenüber den in ihren Interessen verschleierten Experten bezeichnet werden kann. Bestünde Transparenz der hinter einer Studie stehenden Beweggründe, die Kabarettisten zu später Fernsehprogrammzeit versuchen herzustellen, würden ihre Folgerungen von der Politik nicht übernommen![265]

Mit der betriebenen Konzentration der stationären Behandlung auf große Krankenhäuser wird die zentrale Bedeutung der emotionalen Versorgung für die Gesundung gegenüber der technischen Sicht völlig außer Acht gelassen. Vielen Menschen ist es wichtiger, in der Nähe ihrer Angehörigen behandelt zu werden, als hilflos im Namen der Effizienz technischen Abläufen ausgeliefert zu sein. Mit der Ausrichtung auf Großkliniken ist die dort bereits jetzt als anonyme, fabrikmäßig wahrgenommene Behandlung endgültig an die Stelle einer persönlichen Beziehung zwischen Arzt oder Pflegekraft und den Patienten getreten. Was für einzelne Krankheitsbilder angebracht sein kann, sie durch daraufhin besonders spezialisierte Ärzte behandeln zu lassen, ist für den Großteil der Erkrankungen so nicht erforderlich und kann durch Verlegungen aus kleineren, regionalen Häusern in speziell qualifizierte Kliniken ausgeglichen werden.

Völlig aus dem Blick gerät, dass in regionalen Kliniken vielfältige Beziehungen des Personals hinaus in den Lebensbereich der Patienten bestehen. Allein durch sie werden in einem Krankheitsfall oft hilfreiche Verbindungen von Kranken oder Angehörigen hergestellt, die mehr Verständnis der Behandler für die Patienten mit sich bringen – ein nicht zu unterschätzender Heilimpuls. Vergessen auch wird bei der Forderung nach Stilllegung kleiner Krankenhäuser, dass sie gewichtige regionale Arbeitgeber sind, die viele Menschen in Lohn und Brot bringen. Mit ihrer Schließung ist gleichzeitig der Wegfall von Ausbildungsstätten für Pflegeberufe verbunden, der neben den Rationalisierungen in den Krankenhäusern ein weiterer Grund für den mit der Coronakrise offengelegten Personalmangel der Krankenhäuser gewesen ist.

Die Pandemie muss als Menetekel dienen, einen weiteren Niedergang der kleingliedrigen, regionalen Krankenhausstruktur zu beenden. In dieser Notsituation war es gut, dass Deutschland noch über genügend Kliniken verfügte, um eine große Zahl an Patienten aufnehmen zu können. In dieser schwierigen Situation mussten Grundversorgungen unterbleiben und es sollten für eine befürchtete Überlastung des Gesundheitswesens sogar kleine, stillgelegte Krankenhäuser reaktiviert werden. Eine dezentrale Versorgung muss daher nicht nur eine Zielsetzung sein, um in Situationen wie einer Pandemie die Infektion behandeln und ihre weitere Ausbreitung zu verhindern. Sie bleibt auch eine Voraussetzung, um einen gelingenden Umgang für andere Großschadensereignisse zu ermöglichen – Ereignisse, die kein Politiker erwartet, die allerdings auch niemand ausschließen kann![266]

Zu guter Letzt muss gesehen werden, dass in ländlichen Regionen und in Flächenstaaten durch die Schließung kleiner Häuser lange und belastende Transportwege für Kranke und Angehörige die Folge sind. Auch in den Zusammenhang einer klimapolitischen Zielsetzung gestellt, die kurze Wege bei der Versorgung der Bevölkerung sucht, ist die Schließung von Krankenhäusern auf Landkreisebene falsch. Es ist kein Zufall, dass die Menschen in solchen Landstrichen sich sehr gegen die Schließung ihrer Krankenhäuser wehren. Die Nähe der Kliniken, an denen in der Regel auch Rettungsdienste stationiert sind, vermittelt ein Gefühl der Sicherheit im Krankheitsfall. Mit jedem Verlust dieser Häuser verlängern sich nicht nur die Rettungszeiten bei Notfällen. Zugleich wächst für die großen Kliniken der Druck, die Verweildauern aufgrund der zwangsweisen Zunahme ihrer Patientenzahlen als Begleiteffekt des DRG-Systems weiter zu verkürzen. Wieder werden dann alte Menschen, Alleinstehende und sozial schlecht gestellte Kranke besonders getroffen.

Trotz der vielen Gründe, kleine und regionale Krankenhäuser zu erhalten, ist nicht auszuschließen, dass die Coronakrise als Auslöser benutzt werden kann, das Kliniksterben voranzutreiben. Gerade kleine Krankenhäuser, die am Rande ihrer Finanzierbarkeit stehen, sind durch den Ausfall an Patienten wegen des Vorbehalts von Betten in dieser Zeit finanziell in verstärkte Existenznöte getrieben worden. Diese von ihnen unverschuldete Situation kann dennoch als Anlass genommen werden, ihre Schließung oder ihre Übergabe an private Medizinkonzerne zu betreiben.

In dem Interessengemenge aus Kommerzialisierung der Kliniken und Übernahme von Krankenhäusern durch Konzerne ist die regionale Struktur der Krankenhäuser in Deutschland ein wichtiges und erhaltenswertes Gut, das – einmal beseitigt – nicht mehr zurückzuholen ist.

Weitere Privatisierungen von Krankenhäusern haben auch deshalb schon zu unterbleiben, weil sie auf Kosten der Patienten und des Klinikpersonals gehen, die nicht mehr in ihrer menschlichen Qualität gewürdigt, sondern zu Kostenfaktoren abgewertet werden. Die Privatisierung der Kliniken kann so als Fehlentwicklung begriffen werden, die durch Rückkauf der Kommunen und Länder rückgängig gemacht werden müsste.[267]

Wie es nun auch die Politik erkannt hat, ist es notwendig, vermehrt Personal nicht nur auf den Intensivstationen, sondern in allen Abteilungen der Krankenhäuser einzustellen. Die Aufgabe ist außerhalb des DRG-Systems zu finanzieren. Angesichts des über Jahre betriebenen Personalabbaus sind Pflegekräfte kaum zu finden. Gegenwärtig funktioniert die Versorgung vor allem deshalb noch, weil das Personal mit dem Wunsch, die Patienten bestmöglich zu betreuen, sich oft selbst ausbeutet und die eigenen Grenzen überschreitet – auf Kosten der eigenen Gesundheit.[268]

Die Verbesserung der Vergütung dient als Anreiz, mehr Personal zu finden. Sie ist auch Ausdruck der Wertschätzung seiner Arbeit. Flächendeckende Tarifverträge, die insbesondere für die privaten Klinikkonzerne wie die kirchlichen Krankenhausträger gelten und an die Gehälter des öffentlichen Dienstes angepasst sind, sind eine Voraussetzung, die Personalsituation in den Krankenhäusern zu verbessern. Dies wird aber nicht ausreichend sein, wenn die Pflegeausübung nicht wieder zu ihrem eigentlichen Anliegen zurückgeführt wird, das Wohl der Patienten in den Mittelpunkt zu stellen. Das gilt auch für die Ausbildung in der Pflege. Die Anwerbung von Personal aus oft fernen Ländern ist nicht nur wegen der sprachlich und pflegerisch häufig unzureichenden Ausbildung sehr fragwürdig. Damit wird auch die Versorgung der Bevölkerung in den Herkunftsländern geschwächt. Der Caritas-Chef Peter Neher sieht darin eine »spätkoloniale Attitüde«, die dazu benutzt wird, dem bestehenden Handlungs- und Reformdruck auszuweichen.[269]

Kommunale Fürsorge für die Pflegeeinrichtungen

Neben der Neuausrichtung der Krankenhäuser bedarf es auch eines Blicks auf die Pflegeeinrichtungen. Sie ergänzen sehr wesentlich die Behandlung, wenn schwere Krankheiten oder die Gebrechen des Alters eine Versorgung der Menschen außerhalb ihres Zuhauses erfordern. Auch hier haben sich viele Kommunen aus ihrer Verantwortung für die Sicherstellung der Pflege zurückgezogen.

Wie die Versorgung in den Krankenhäusern sind Pflege und ihre Einrichtungen längst auch ein Markt konzernähnlicher Pflegeheimketten geworden, der einen guten Gewinn abzuwerfen hat. Finanzinvestoren wiederum kaufen die Pflegeheime auf und vermieten die Immobilien. Fast die Hälfte der 15.000

Einrichtungen in Deutschland ist bereits in ihren Händen. Sie holen sich teils zweistellige Renditen, die für die Versorgung der Gepflegten und die Anstellung von Personal fehlen. Diese knappe Personalbesetzung war auch der Grund, dass während der Pandemie alte Menschen vorschnell bei einer Infektion in Kliniken eingewiesen wurden, um dadurch den Normalbetrieb aufrechterhalten zu können.[270]

Während bei Trägern gemeinnütziger Wohlfahrtsverbände und den Kirchen Tarifverträge für die Beschäftigten gelten, können sich private Betreiber diesen entziehen – zugunsten ihres Wettbewerbsvorteils und zum Nachteil des Pflegepersonals, das häufig nicht gewerkschaftlich organisiert ist. Eine angemessene Entlohnung der in den Pandemiezeiten von der Öffentlichkeit und der Politik so hochgelobten Arbeit, zu der die Übernahme von Tariflöhnen gehören muss, ist nur eine Voraussetzung, um diesen Beruf wieder attraktiver zu machen. Sie sollte sich dem Verdienst des Krankenhauspersonals annähern, um zukünftig nicht die Mitarbeiter der Altenpflege in die Krankenhäuser zu verlieren.

Demotivierend und destruktiv für eine zwischenmenschliche Beziehung ist, wenn jede pflegerische Tätigkeit, vom Waschen über das Kämmen der Haare bis zum Windelwechsel mit einer festen Zeitdauer und einem entsprechenden Geldbetrag versehen wird und dokumentiert werden muss. Damit wird den Pflegerinnen, Pflegern und Gepflegten, vermittelt, dass ihr Tun einen merkantilen Nutzen haben muss. Statt Mitgefühl mit den alten Menschen als die Basis einer guten Pflege zu stärken, wird es zu einem störenden, finanziell nutzlosen Element degradiert. Wie oft haben Pflegerinnen und Pfleger in Altenheimen mir gegenüber geklagt, dass sie durch die bürokratischen Nötigungen zu wenig Zeit für die menschlichen Beziehungen zu ihren alten Menschen hätten. Ein solcher geldwertfixierter Umgang zerstört den sozialen Zusammenhalt einer Gesellschaft! Er muss aufgelöst werden durch fixe Versorgungskosten. Wie in den Krankenhäusern ist das Personal deshalb von diesem ständigen ökonomischen Denken zu befreien. Dann wird es wieder mehr Zeit für die Kranken und Alten haben und seinen Beruf gern ausüben. Dann auch wird diese Tätigkeit eine neue Attraktivität erlangen, die junge Leute zur Ausbildung motiviert.

Die Aufteilung der Finanzierung im Altenheim, wo der pflegerische Anteil durch die Pflegeversicherung, die Kosten für Unterkunft und Verpflegung von den Pflegebedürftigen erbracht werden müssen, übersteigt immer mehr das Einkommen vieler alter Menschen, die dann Sozialhilfe benötigen. Will man dem entgegenwirken, bedarf es der Herstellung einer gerechten Lastenverteilung. Diese kann nur erreicht werden, wenn die Ausgrenzung der Privaten Pflegeversicherung aus der Sozialen Pflegeversicherung aufgehoben und die gesamte Bevölkerung, also auch Selbstständige und Beamte einheitlich einer Pflegebürgerversicherung angehören. Solidarische Gesellschaft zeigt sich in einer einheitlichen Sozialversicherung für die gesamte Bevölkerung.[271]

Bürgerversicherung

In einer materiell ausgerichteten Gesellschaft wird die Antwort auf die Frage, wie rentabel eine Beziehung ist, immer bedeutsamer. Das betrifft auch die Bedeutung eines Patienten für die Krankenkassen. Die meisten Patienten sind in den Allgemeinen Ortskrankenkassen versichert. Diese finanzieren sich hauptsächlich aus den Beiträgen von Arbeitenden mittlerer und niedriger Einkommen. Die landwirtschaftlichen Krankenkassen ausgenommen, finden sich Patienten mit höherem Einkommen und dabei in der Regel auch geringeren Gesundheitsrisiken in den Betriebs-, Ersatz- und Privaten Krankenkassen. Das sich daraus zwangsläufig ergebende Finanzierungsproblem für die Ortskrankenkassen soll durch einen Bundeszuschuss im sogenannten Risikostrukturausgleich behoben werden. Dort erfolgen durch einen Gesundheitsfonds, in den alle Versicherten und die Arbeitgeber einzahlen, Zuweisungen an die Krankenkassen nach der Risikostruktur ihrer Versicherten.

Für die Beurteilung der Schwere von Krankheiten bilden die Diagnosen der behandelnden Ärzte die wesentliche Voraussetzung. Daher legen die Krankenkassen hohen Wert darauf, dass Patienten möglichst dauerhaft als Risikopatienten bei ihnen mit einer entsprechenden Diagnose erscheinen, selbst wenn sie nur geringfügige Hinweise auf Erkrankungen haben. Mit sogenannten Disease Management Programmen (DMPs) wird zum Beispiel dafür gesorgt, dass die Krankenkassen ausreichend von dem Fonds profitieren. Hier werden Patienten kontinuierlich von Ärzten behandelt, die dafür gesondert vergütet werden. Das Interesse von Krankenkassen und Ärzten ist daher hoch, auch Patienten, die keine Probleme mit ihrer Erkrankung haben, dennoch zu kurzzeitigen Kontrolluntersuchungen einzubestellen und sie so in diesen Systemen zu halten. So produziert der Risikostrukturausgleich des Gesundheitsfonds häufig eine über das notwendige Maß hinausgehende Behandlung.

Vom Gesetzgeber unverständlicherweise akzeptiert, beteiligen sich die Privaten Krankenkassen (PKV) nicht an der Finanzierung des Gesundheitsfonds. Demgegenüber mitversichern die gesetzlichen Krankenkassen kostenlos oder mit niedrigen Beiträgen nicht nur Kinder und Ehefrauen, sondern auch Arbeitslose und Sozialhilfeempfänger. Sie sind es letztlich, die den vollen Schutz der Krankenversorgung der gesamten Bevölkerung bieten. Sie nehmen auch nicht Krankheiten aus dem Versicherungsschutz heraus oder erheben Risikozuschläge für die Mitversicherung, wodurch das Prinzip der solidarischen Krankenversicherung gesprengt würde. Den Privatversicherungen ist all das möglich.

Durch die Nichtbeteiligung am Risikostrukturausgleich entziehen sich Privatversicherungen dem Solidarprinzip der medizinischen Mitversorgung Einkommensschwacher oder von Menschen ohne Einkommen. Gleichzeitig aber profitieren sie von der Subventionierung der Infrastruktur der Kliniken aus dem Fonds. Das erlaubt ihnen, ihre Tarife entsprechend niedriger, dafür die Versorgung ihrer Versicherten teurer, besser und dennoch gleichzeitig bezahlbar zu halten.

Für die ersten Jahre des neuen Jahrtausends wurde errechnet, dass »die Private Krankenversicherung daher ein System (ist), welches Jahr für Jahr mit 9,7 Milliarden Euro von den Versicherten der gesetzlichen Krankenversicherung subventioniert wird. Das ist nämlich der Betrag, den die Privatversicherten in das Solidarsystem zahlen müssten, würden sie sich wie die gesetzlichen Krankenkassen daran beteiligen.«[272] Dabei darf nicht übersehen werden, dass »die private Krankenversicherung politisch nur überleben (kann), weil die meisten Entscheidungsträger in Deutschland … Politiker, Professoren, Spitzenbeamte der Regierung, Unternehmer, Fernsehmacher und Journalisten« in der Privaten Krankenkassenversicherung versichert sind.[273] Unterstützung für die Beibehaltung der PKV kommt von den einflussreichen Personen und Interessengruppen im Gesundheitswesen. Sie reicht von den Chefärzten über Universitätsprofessoren bis zur Pharma- und Medizinproduktindustrie, die nicht auf die höheren Gewinne aus der PKV verzichten will.

Die Einbeziehung der privaten Krankenversicherungen in die Zahlungen an den Gesundheitsfonds und so ihrer Teilnahme am Risikostrukturausgleich bleibt gegen dieses Interessengemenge eine Mindestmaßnahme, um ein solidarisches Gesundheitssystem herzustellen. Um die strukturelle Einnahmeschwäche der Gesetzlichen Krankenkassen letztlich aber zu beheben, die aus der alleinigen Finanzierung vor allem der Bevölkerung mit niedrigen und mittleren Einkommen resultiert, ist die Einbeziehung von Beamten, Selbständigen und wirtschaftlich Starker der Gesellschaft aus den Privaten Krankenkassen in eine allgemeine Bürgerversicherung erforderlich.

Als Ausdruck einer solidarischen Gesellschaft würden damit auch die öffentlichen Haushalte entlastet, die mit den Beihilfen für die Beamten wesentlich die Privaten Krankenkassen finanzieren, zugleich aber stetig steigende Kosten begleichen müssen. In einer Bürgerversicherung würde auch die jedem Arzt vertraute Überdiagnostik von Privatpatienten mit einer nicht selten folgenden Übertherapie beendet werden.

Ein neues Abrechnungssystem

Wenn man zu einer ganzheitlichen Medizin kommen will, wo die Schulmedizin durch bewährte komplementäre Heilweisen ergänzt und erweitert wird, braucht es ein anderes Abrechnungssystem für ärztliche Leistungen.

Alle bisherigen Gebührenordnungen der Ärzte werden von einer Vielzahl diagnostischer und therapeutischer Leistungen bestimmt. Um ein ausreichendes Gehalt zu erzielen, werden die Ärzte darauf ausgerichtet, alle dort enthaltenen und erzielbaren Leistungen in einem Patientenfall auch zu erreichen. Die damit ständige Unsicherheit bezüglich ihres Einkommens ist von innerem Druck begleitet, weil feststeht: Je höher die Zahl der abrechenbaren Leistungsziffern, desto höher wird das Gehalt ausfallen. Dies gilt im Umgang mit Patienten der Gesetzlichen Krankenkassen und noch mehr für Privatpatienten. Bei solchem Denken rutscht der Blick auf den Patienten als Person mit einem gesundheitlichen Problem zwangsläufig ab auf den Patienten auch als abzurechnenden Leistungskomplex. Eine solche Form von Abrechnung trägt den Keim zur Auflösung einer patientengerechten Versorgung in sich.

Der Satz »Leistung muss sich lohnen«, der einen Anreiz in allen Berufen gibt, muss auch für die ärztliche Tätigkeit seine Gültigkeit behalten. Aber sie bedarf auch im ambulanten Bereich einer anderen Form von Vergütung. Eine Möglichkeit wäre, dass sie sich nicht mehr an Leistungskomplexen und nach der Zahl an Privatpatienten bemessen würde, sondern beispielsweise an festen finanziellen Kopfpauschalen.[274] Diese könnten sich beispielsweise neben der Zahl der versorgten Patienten an deren Alter, der für sie aufgewandten Zeit, der Facharztqualität, vielleicht auch der Versorgungsgröße, Abgelegenheit einer Region, die von der Behandlung abgedeckt wird, und am Ausmaß der angeforderten Hausbesuche berechnen. An einer unterschiedlichen Versicherung der Patienten aber würde sie sich nicht ausrichten. Damit würden die Ärzte wieder auf die ursprünglichen Anliegen ihrer Tätigkeit zurückgeholt, Patienten unabhängig vom finanziellen Ertrag einer Versicherungsleistung auf ihrem Weg zur Genesung hilfreich zu begleiten. Während der Beruf für viele Mediziner dadurch wieder attraktiver, weil unabhängiger von finanziellen Berechnungen wird, mag er für andere genau deswegen an Interesse verlieren. Die Patienten werden die unterschiedlichen Ausrichtungen wahrnehmen und ihre Antwort geben.

Die Freiheit im Beruf der Ärzte und
die Abschaffung von Regressen

Versteht man Freiheit als die zentrale Eigenheit des Menschen, sollte diese Freiheit einer kreativen und zugleich verantwortlichen Persönlichkeit möglichst in jedem Beruf gelebt werden können. In einem noch als frei bezeichneten Berufsfeld wie dem der niedergelassenen Ärzte ist potentiell noch immer eine relativ große Unabhängigkeit möglich. Diese Unabhängigkeit gibt dem Arzt oder der Ärztin die Möglichkeit, in der Beratung des Patienten auf wirtschaftliche Interessen von Medizinanbietern keine Rücksicht nehmen zu müssen. Und sie gibt die Freiheit, krankmachende Lebensverhältnisse anzuprangern, ohne dagegenstehenden politischen und wirtschaftlichen Lobbyismus fürchten zu müssen.

Wie für jeden freien Beruf ist deshalb höchste Achtsamkeit gegen die durch bürokratische Auflagen und verstärkte Richtlinienmedizin wahrzunehmende Tendenz erforderlich, den Arztberuf zu einem abhängigen Ausführungsorgan zu verändern. Diese Abhängigkeit wird zu einer materiellen, wenn Praxen in Medizinische Versorgungszentren (MVZ) übergeführt werden, hinter denen sich Klinikkonzerne oder private Investoren wie Aktiengesellschaften aus dem In- und Ausland verbergen. Sie kaufen vor allem die Sitze älterer Ärzte und die besonders lukrativen Zahnarzt- und Facharztsitze auf, die dann weiterveräußert werden können. Das Interesse ist immer, finanzielle Gewinne aus der Übernahme zu erzielen. »Die bestmögliche Versorgung« des Patienten ist mit der gleichzeitig vorgesehenen Umsatzoptimierung für die Investoren verknüpft. Der Patient wird zum materiellen Objekt, der angestellte Arzt, aus der Freiheit und Verantwortung der niedergelassenen Ärzte entlassen, wird abhängig von den Renditevorstellungen der

MVZ-Betreiber und von Aktionären.[275] Um zurück zu einer menschlichen, auf den Kranken ausgerichteten Medizin zu kommen, ist es eine wesentliche Voraussetzung, dass solche Versorgungszentren genauso wie Krankenhäuser in privater Trägerschaft und von Konzernen beherrschte Pflegeheimketten wieder zur Gemeinnützigkeit verpflichtet werden. Ein humanes Gesundheitswesen schließt ein Geschäft mit der Versorgung von Kranken aus.

Zum Erhalt der Freiheit des Arztberufs gehört auch, die unsägliche finanzielle Bedrohung der Ärzte durch Regresse zu beenden, mit denen sie aufgrund über dem Landesdurchschnitt liegenden Arznei- oder Heilmittelverordnungen (Physiotherapie, Ergotherapie usf.) diese dann als sogenannte Überverordnung aus ihrem eigenen Vermögen bezahlen sollen. Indem die Krankenkassen den Ärzten kein für ihre Verordnungen mögliches finanzielles Ausgabenvolumen zugestehen, bleibt immer zu befürchten, von einem Regress betroffen zu werden. Sie können ihm nicht entgehen, da sie erst Monate später erfahren, dass sie deutlich über dem vorher unbekannten, von den Krankenkassen im Nachhinein festgestellten Durchschnitt an Verordnungen lagen. So werden die Ärzte veranlasst, Verordnungen nicht nach medizinischer Notwendigkeit vorzunehmen, sondern sie aus Angst vor Regressen von vornherein einzuschränken. Den Patienten werden dadurch nicht selten hilfreiche Therapiemaßnahmen versagt. Für die Ärzte verstärkt sich wegen der zum eigenen Schutz vorsichtigerweise eingeschränkten Therapien die so selbst mitveranlasste Abwärtsspirale der Überschreitung unbekannter Ausgabenvolumina und ihr Risiko für Regresse steigt. Solche Forderungen können Jahre hinter die Verordnungen zurückreichen. Die den Ärzten mitgeteilten Regresse werden von den Krankenkassen oft rigoros über Jahre mit den Ansprüchen der Rückzahlung der Gelder eingefordert. Ihren Patienten gegenüber betonen die Kassen aber stets die ärztliche Behandlungsfreiheit bezüglich aller Verordnungen. Damit sind nicht sie, sondern bleiben für die nicht erfolgten krankengymnastischen oder anderen Behandlungen die Ärzte anzuschuldigen.

Neueste Vereinbarungen ermöglichen den Krankenkassen, nach eigener Willkür solche Wirtschaftlichkeitsprüfungen der Ärzte vorzunehmen. Begriffe wie »fehlende medizinische Notwendigkeit der Leistungen«, »Verdacht auf mangelnde Übereinstimmungen der Leistungen mit den anerkannten Kriterien für ihr fachgerechtes Erbringen«, »Verdacht auf Unangemessenheit der durch die Leistungen verursachten Kosten hinsichtlich des Behandlungsziels« erlauben den Krankenkassen beliebig, Ärzte in finanzielle Haftung zu nehmen und mit Bürokratie zu überziehen.[276]

Regresse begrenzen eine verantwortliche und freie ärztliche Therapie. Zugleich belasten sie das Vertrauen zwischen Patienten und Ärzten. Die Abschaffung der Regresse müsste mit größter Vehemenz von den Ärztekammern und der Kassenärztlichen Vereinigung gegenüber den Krankenkassen betrieben werden. Solche Regressforderungen haben bei manchen Kollegen existenzgefährdende Ausmaße angenommen. Für viele junge Ärzte und Ärztinnen sind sie ein Grund, keine selbständige Tätigkeit anzustreben! Für mich waren Regressforderungen wegen zu hoher physiotherapeutischer Verordnungen, die zwei Jahre zurücklagen, und die Überprüfung fraglich unwirtschaftlicher Gesprächsleistungen verstärkende Impulse, mich als niedergelassener Arzt zurückzuziehen. Viele Jahre gingen vorüber, ich war längst in Rente, als die Mitteilung kam, dass auf den angedrohten Regress endgültig verzichtet wurde.

Ein an ganzheitlicher Medizin
ausgerichtetes Gesundheitssystem

Das Ausmaß der Frustration bei den Kollegen und Kolleginnen, die sich in ihrer Behandlung an normierten Zwängen einer »Medizin der Eminenzen« und in den Kliniken an der ökonomischen Diktatur des DRG-Systems ausrichten müssen, wird in unserer Gesellschaft nicht wahrgenommen. Normierung, bürokratische und ökonomische Zwänge, das Damoklesschwert finanzieller Regresse für die niedergelassenen Ärzte entfremden die Ärzte und Ärztinnen von der von ihnen gewünschten Arbeit, die sich zuallererst in einer hilfreichen Begegnung für die Patienten ausdrücken will. Die Frustration über den ärztlichen Beruf wird durch eine von Aggressivität begleiteten Anspruchshaltung von Patienten verstärkt, die erwarten, bald wieder »funktionieren« zu können. Wie ich in so manchen Gesprächen mit Kollegen und Kolleginnen erfahren habe, steigt die Anzahl der Ärzte, die froh sind, wenn sie ihre Arbeit endlich aufgeben können.

Um die Freiheit der Ärzte, Ärztinnen und der Patienten zurückzugewinnen, ist es erforderlich, dass ein an ganzheitlicher Medizin ausgerichtetes Gesundheitssystem aufgebaut wird. »Das Gesundheitswesen braucht Wahlfreiheit und keine Ausschließlichkeitsansprüche durch medizinische Dogmen. Gefordert ist die gesetzliche Gleichbehandlung und dadurch die Förderung eines kooperierenden Netzwerks von Schulmedizin, anerkannten Naturheilverfahren, Psychotherapie, Sozialmedizin und anderen bewährten Therapierichtungen im Sinne einer ganzheitlichen, biopsychosozialen Humanmedizin.«[277] Die grundlegende Voraussetzung dafür ist, dass das Selbstbestimmungsrecht und damit die Würde der Patienten nicht Worthülsen sind, sondern die Patienten bei den medizinischen Angeboten entscheiden können, ob sie sich allein schulmedizinisch oder, ergänzend, komplementärmedizinisch oder allein mit den Behandlungsweisen, die alternativ zur Verfügung stehen, versorgen lassen wollen.

Wie Krebspatienten muss jeder Patient von jeder Behandlungsart in eine andere wechseln können, ohne mit Vorwürfen oder gar angedrohter Nichtbehandlung rechnen zu müssen, wie es manche Ärzte gegenwärtig tun. Damit wird auch die alleinige Ausrichtung auf eine verengte und verengende Medizin aufgehoben, die Ärzte und Patienten in ein Korsett zwängt, dem ganzheitliche Betrachtungsweisen fremd sind.

In der Intensivmedizin besteht nicht selten eine Tendenz zur Übertherapie, bei der es »zu keiner für den Patient bedeutsamen Verbesserung der (Über-)Lebensdauer oder Lebensqualität« kommt und eine Verlängerung des Leidens der Kranken und ihrer Angehörigen oder dauerhafte schwere Behinderungen die Folge sind. Nach Ansicht der Autoren eines Positionspapiers der Sektion Ethik der Deutschen Interdisziplinären Vereinigung für Intensiv- und Notfallmedizin (DIVI) und der Deutschen Gesellschaft für Internistische Intensivmedizin und Notfallmedizin (DGIIN) sind »für die intensivmedizinische Überversorgung ... die bestehenden falschen finanziellen Anreize im Abrechnungssystem mitverantwortlich. Mangelnde Investitionsmittel des Bundes für die Krankenhäuser und das Vergütungssystem per se erzwingen ein zu sehr betriebswirtschaftlich ausgerichtetes Verhalten der Kliniken und der verantwortlichen Führungspersonen.«[278]

Um diese Überversorgung zu vermeiden, empfehlen die Autoren, dass in der individuellen Situation alle an der Therapie Beteiligten mit dem betroffenen Patienten, seinen Betreuern und Angehörigen bei klaren Informationen und Einschätzungen der Prognose und der Sinnhaftigkeit der Behandlungen die

Therapie und ihre Begrenzung festgelegt werden. Die Lukrativität ärztlicher Behandlungen haben als Kriterium der Therapie auch hier nichts verloren. »Der ökonomische Druck müsse aus der Beatmungstherapie und anderen invasiven intensivmedizinischen Maßnahmen herausgenommen werden. Nicht der zu erwartende Erlös sollte für oder gegen den Einsatz einer bestimmten Therapiemaßnahme entscheidend sein, sondern allein der Wille und die Prognose des Patienten.«[279] Entgegen dieser Aufforderung lagen in Deutschland während der Coronapandemie im Vergleich mit anderen Ländern mehr Patienten auf der Intensivstation. Offensichtlich war es auch der finanziellen Lukrativität geschuldet, dass zu viele, medizinisch nicht unbedingt angebrachte Beatmungen durchgeführt wurden. Es war nicht zum Vorteil der Patienten, von denen mehr als in anderen Ländern unter dieser Intensivbehandlung starben.[280]

Die Vision einer ganzheitlichen und freien Medizin

Mit dieser Zielsetzung einer ganzheitlichen und freien Medizin ist das festgefahrene Medizinwesen zwar nicht grundlegend verändert. Aber erst mit der Vision einer Alternative, die immer unvollkommen bleibt, eröffnet sich wieder die Chance zu einer patienten- und arztgerechten Versorgung. Um dieses Ziel zu erreichen, braucht es die Mitarbeit und den Zusammenschluss aller, die von der destruierenden Kraft, die das gegenwärtige Gesundheitssystem treibt und krank macht, betroffen sind und ihre ursprüngliche Motivation, persönlich und verantwortungsvoll für Patienten da zu sein, nicht aufgeben wollen. Mit der kritiklos hingenommenen Technifizierung und Digitalisierung als erstes Mittel der Diagnosefindung und Therapie läuft die Medizin Gefahr, ihre Basis zu verlieren, die die Begegnung mit dem Patienten im Gespräch und bei der Untersuchung ist. Erst dadurch kann die Frage geklärt werden, ob das technische Instrumentarium eine sinnvolle Ergänzung zur Klärung des Problems liefern kann. Um diese persönliche Verantwortung ausüben zu können, braucht es die Abkehr von dem Prinzip der Gewinnmaximierung in der Medizin und den Abbau von bürokratischen Auflagen in Praxen und Krankenhäusern. Ärzte und Ärztinnen und das gesamte Personal sind keine renditebringenden Arbeitskräfte, sondern medizinische Fachkräfte in Verbundenheit mit ihren Patienten. Ihren Ansprüchen auf eine gute Ausbildung und den Erhalt der eigenen Gesundheit gilt es gerecht zu werden.

Damit wird auch ein guter Grund gelegt für eine starke Kollegialität innerhalb der Ärzteschaft. Insbesondere in den Kliniken würde der Abbau starrer Hierarchien heilsam für alle Beschäftigten sein. Von einem wertschätzenden Miteinander aller im Gesundheitswesen Tätigen, vom Chefarzt über die Ärzteschaft bis zum Pflegepersonal und der Reinigungskraft, vom Verwaltungsleiter bis zum kleinsten Angestellten oder vom niedergelassenen Arzt über seine Helferinnen bis zu den Mitarbeiterinnen in anderen Sozialberufen, würden alle gewinnen. Jeder von ihnen ist Teil des Gesundungsprozesses, der immer über die Patienten hinausgeht und in jeder Begegnung erfolgen kann.

Während der Coronakrise war aufgrund der persönlichen Kontakteinschränkungen der Nutzen digitaler Kommunikation zum Tragen gekommen. Zweifelsohne werden die Vorteile der neuen Medien dort ihre Bedeutung erhalten, wo auf Begegnungen verzichtet werden kann, die bisher nur mit Hilfe energieaufwendiger Mobilität zustande gekommen sind. Videokonferenzen, die über Sachthemen hinausgehen und persönliche, die ärztliche Schweigepflicht betreffende Themen enthalten, bedürfen aber immer der Klarheit über die Verletzlichkeit dieses Austausches: »Was sich hacken lässt, wird auch gehackt.«[281] Die Monate der Kontaktbegrenzung haben sehr deutlich gemacht, wieviel wertvoller und gesundmachender der persönliche Kontakt ist, wenn nicht nur Sachfragen zu behandeln sind. Im Miteinander, wo wir uns in unserer ganzen Persönlichkeit begegnen, können sich weit kreativere Formen entwickeln, die auch tragfähige, vertrauensvolle Beziehungen entstehen lassen.

Die Wertschätzung der Menschen, die im Gesundheitswesen arbeiten, kann sich nicht auf ihre Arbeit dort und die Anerkennung ihres Wunsches beschränken, genügend Freizeit für die Erfüllung außerhalb der Arbeit liegender Interessen zu haben. Jede Arbeit braucht eine finanzielle Würdigung, die das Leben nicht nur ausreichend sichert, sondern auch Geld zur Erfüllung darüberhinausgehender Wünsche zur Verfügung stellt. Eine tarifliche Bindung der Löhne für alle Beschäftigten in den Kliniken und im Gesundheitswesen ist die mindeste Voraussetzung.

Visionen einer menschenfreundlichen, gelingenden Zukunft werden nur dann Realität, wenn sie fest im Bewusstsein der Menschen verankert sind. Ohne persönliche Träume und Wünsche einer befriedigenden Arbeit in einem ganzheitlich ausgerichteten Gesundheitssystem geht es nicht. Eine Vision, die einen nicht durchdringt, wo der Wandlung dorthin ständig die tägliche Wirklichkeit nur als Hindernis entgegengestellt wird, kann keine Kraft entwickeln. Eine Vision gelingt erst, wenn man selbst aufbricht und sich mit anderen Menschen verbindet, die von einer gleichen oder ähnlichen Vision getragen werden.

Allen Umständen zum Trotz brauchen und suchen wir die

Entwicklung einer Welt und eines Gesundheitssystems, die zutiefst human und ganzheitlich sind, in der der Gattungsbegriff des Homo sapiens, klug und weise zu sein, zur Erfüllung kommt. Jeder einzelne, bewusst gewordene Mensch, der sich in seinem Tun menschen- und lebensfreundlich ausrichtet, trägt dazu bei. Wenn dies zur Grundlage für das eigene Handeln wird, wird auch der Begriff Wirtschaftlichkeit eine andere Definition erfahren, die jenseits der Profitmaximierung liegt.

Eine solche neue Definition wird ohne die Einbeziehung des Nutzens für das allgemeine Wohl und des Verzichts auf die Schädigung der Lebensgrundlagen, immer bezogen auf alle Menschen und ihre Mitwelt auf dieser Erde, nicht befriedigen können. Geschieht dies nicht, wird sie ihre destruktive Ausrichtung behalten, die zwangsläufig krankmachend für die Menschen und ihre Mitwelt bleibt.

Die Verantwortung jedes einzelnen Menschen für die Gesundung

In die Verantwortung für eine Gesundung der Menschen und der Gesundung unseres Planeten Erde sind wir alle gestellt. Keiner ist bedeutungslos oder weniger wichtig. Zweifelsohne werden Menschen, die viel Einfluss haben, auch mehr Möglichkeiten haben. Aber es ist der durch Wort und Handlung zum Ausdruck gebrachte Wunsch vieler Menschen, der letztlich die gesellschaftliche und ökonomische Situation verändern wird.

So wichtig und großartig es sein wird, wenn Chefärzte neue Formen der Krankenhausfinanzierung einfordern und von ihren Verwaltern Unterstützung bekommen, um sich wieder vermehrt dem Wohl der Patienten zuwenden zu können, so wichtig ist das Aufbegehren jedes einzelnen Arztes, jeder

Ärztin, jeder Krankenschwester, jedes Pflegers, jeder im Gesundheitssystem arbeitenden Person, die nicht nur als Rädchen in einem von Gewinnmaximierung beherrschten System mitlaufen will, sondern wieder ihren ursprünglichen Antrieben nachgehen möchte, für Patienten verständnisvoll und hilfreich da zu sein.

Es ist an der Zeit, dass darüber hinaus genauso Vertreter der Krankenkassen, Patienten und Patientenvereinigungen wie Politiker in den Kommunen, in den Ländern und im Bund ihre Verantwortung für die Gesundheit der Menschen zur Priorität erheben.

Zur Begründung der Maßnahmen zur Eindämmung der Coronapandemie wurde diese Leitidee ständig angeführt. So verständlich sie zunächst wirkte, hat sie sich als verkürzt erwiesen. Wenn Gesundheit über das körperliche Wohlbefinden hinaus als soziales und seelisches Wohlbefinden begriffen wird und über dieses Verständnis der WHO hinaus ein Leben in einer gesunden Umwelt mit einbezieht, hat in der Zeit der Pandemie eine Verschlechterung des gesundheitlichen Zustands der Bevölkerung in Deutschland stattgefunden.

Diese Verantwortung für die Gesundheit wird daher weit über den Medizinbetrieb hinausgehen müssen. Will sie Gesundheit in ihrer tiefen Grundlage verstehen, ist sie auf den Erhalt der Lebensgrundlagen zu erweitern. Ohne eine Verweigerung an ein Industrie- und Produktionssystem, das ständig mit dem Verlust an Arbeitsplätzen drohend Wachstums- und Profitmaximierung betreibt und damit die Zerstörung der Lebensgrundlagen hinnimmt, und ohne ein neues Bewusstsein, das sich in seiner Verantwortung gegenüber den nachfolgenden Generationen weiß, lässt sich eine solche Veränderung nicht erreichen!

So notwendig eine Umorientierung der wirtschaftlichen

und zivilisatorischen Grundlagen unserer gegenwärtigen Gesellschaft ist, so erforderlich ist es dabei, dass Lehren aus dem verkürzten Vorgehen bei der Coronapandemie gezogen werden. Eine an technokratischem Expertenverständnis ausgerichtete Politik, die die sozialen Auswirkungen und die Folgen des Vorgehens auf das Leben und die Lebensgrundlagen aller Menschen dieser Erde nicht achtet, wird dazu verurteilt sein, keine gute und lebenswerte Zukunft für die nachfolgenden Generationen zu schaffen. Dies zu berücksichtigen und beständig das Einverständnis und den sozialen Schutz der dabei betroffenen Menschen zu suchen, sind die Voraussetzungen, um in eine gute Zukunft zu gehen. Sie wird sozial gerecht, nachhaltig, reich an Vielfalt der Lebensformen in der uns begleitenden Natur und voller Freude an einem Leben sein, dass nicht erobert und besessen werden muss.

Es ist die Zeit da, dass auch die Patienten – und das sind jeder Mann und jede Frau – ihre persönliche Verantwortung für ihre Gesundheit wahrnehmen. Sie beginnt im Vorfeld bereits lange vor der Erkrankung und bietet selbst bei einer Krankheit viele Möglichkeiten mit der Änderung der eigenen Lebensweise an, die kein Arzt, keine Ärztin mit Medikamenten ausgleichen können. Aber auch die persönliche Verantwortung für die eigene Gesundheit ist nur dann umfassend, wenn sie wieder alles Leben einbezieht, und wir zur Gesundheit der Menschen, denen wir begegnen, wie zur Gesundheit der Menschen und unserer Mitwelt, die durch unser Verhalten wie durch unsere Lebensweise betroffen werden, beitragen. Dann erkennen wir dem Schmetterling wie dem Käfer, dem großen Tier wie dem Insekt ihr Lebensrecht zu, dann fordern wir wieder eine Vielfalt an Pflanzen und Blumen auf den Wiesen, Äckern und in den Wäldern ein, weil wir wissen, dass deren Lebensfülle ein Zeichen nicht nur ihres Lebensgelingens ist, sondern spüren, wie sich unsere eigene Lebensqualität und Lebensfreude erhöht. Es ist das Ausmaß der Artenzahl und -vielfalt, das als starker Hinweis auf die Gesundheit oder Schädigung unseres Lebens wie der Lebensgrundlagen dient. Sie sind der Gradmesser, an dem wir beurteilen können, wie erfolgreich unsere Politik ist.

Bei aller Unzulänglichkeit, die jeder von uns hat und die immer bestehen wird, weil sie zum Menschsein gehört, gilt es dennoch, gilt es trotz alledem, dass jeder von uns wieder die eigene Kraft entdeckt, die in der uns allen innewohnenden Freiheit liegt, mit der wir zum Gelingen des Lebens beitragen können. Dann bleibt uns Menschen eine Hoffnung, ein großer Glaube, die uns tragen können bis in die tiefe Gewissheit hinein, dass das Leben wie schon immer weiterhin stärker ist als der Tod.

Anmerkungen

Krebserkrankungen und reduktionistische Medizin

[1] Gesellschaft für Biologische Krebsabwehr: Palliative Chemotherapie kann schaden, in: Deutsche Zeitschrift für Onkologie 2016/48, S. 184.

[2] Ebd.

[3] Auf Kosten der Schwerkranken. Unnötige Behandlungen von Palliativpatienten bringen den Kliniken Geld ein, in: Medical Tribune, 12.7.2019, S. 6.

[4] Ebd.

[5] R. W. Moss: Fragwürdige Chemotherapie. Entscheidungshilfen für die Krebsbehandlung, Heidelberg 1995.

[6] Jutta Hübner: Komplementäre Onkologie in der Deutschen Krebsgesellschaft: aktuelle Arbeit und Forschungsvorhaben, in: Zeitschrift für Komplementärmedizin 4/2011, S. 13.

[7] Christian Kreiß: Gekaufte Forschung, Berlin, München, Wien 2015, S. 65.

[8] R. Lüdtke: Ergebnisse schönen, ohne zu lügen, in: Deutsche Zeitschrift für Onkologie 40/2008, S. 170. Dort Zitat von K. Koch: Klinische Studien: Wie »korrekte« Statistiken täuschen können. Deutsches Ärzteblatt, 2005, 102 (13):A-878.

[9] Gesundheitsinformation.de: Axitinib (Inlyta) bei Nierenzellkrebs.

[10] S. https.//www.ideal-versicherung.de/magazin/die-6-teuersten-Krebsmedikamente, S. 3, wo dementsprechend von eine Lebensverlängerung um durchschnittlich zwei Monate gesprochen wird.

[11] R. W. Moss: Fragwürdige Chemotherapie. Entscheidungshilfen für die Krebsbehandlung, Heidelberg 1995, S. 99.

[12] Domominik Denschlag u. a.: Personalisierte Krebsmedizin im klinischen Alltag – Reflektion und Perspektive, in: Deutsche Zeitschrift für Onkologie 51/2019, S. 7.

[13] www.krebsgesellschaft.de/onko-internet-portal/basisinformationen/krebs/personalisierte krebsmedizin, S. 1.

[14] Onko-internetportal, www.krebsgesellschaft.de/onko-internet-portal/basis informationen krebs/personalisierte krebsmedizin, S. 3.

[15] Die Neuvermessung der Onkologie, in: Beilage Medical Tribune vom 26.6.2019, S. 1.

[16] Ebd., S. 2.

[17] Ebd., S. 1.

[18] H. Stierlin, R. Grossarth-Maticek: Krebsrisiken – Überlebenschancen. Wie Körper, Seele und soziale Umwelt zusammenwirken, Heidelberg 1998, S. 110ff.

Die Stärkung des Immunsystems und die Verbesserung der Regulation als Teil ganzheitlicher Krebstherapie

[19] H. Stierlin, R. Grossarth-Maticek: Krebsrisiken – Überlebenschancen. Wie Körper, Seele und soziale Umwelt zusammenwirken, Heidelberg 1998, S. 87.

[20] K. E. Müller: Reizvermeidung, antiinflammatorische Therapiemaßnahmen und Stressregulation. Basistherapie bei systemischen Entzündungserkrankungen, in: Umwelt – Medizin – Gesellschaft, 2/2016, S.21; s. a.: O. Carl Simonton, S. M. Simonton, J. Creighton: Wieder gesund werden. Eine Anleitung zur Aktivierung der Selbstheilungskräfte für Krebspatienten und ihre Angehörigen, Reinbek bei Hamburg 1998, S. 62ff.

[21] C. H. Bückendorf: Umweltbelastung, Dysbiose und Schleimhautimmunität. Der Darm als Zentralorgan der systemischen Entzündung?, Umwelt-Medizin-Gesellschaft 2/2016, S. 16.

[22] Ebd., S. 21.

[23] Ebd., S. 14 und V. Baehr: Möglichkeiten und Grenzen der Laboranalytik – Blutdiagnostik bei Darmerkrankungen und chronischer Entzündung, Umwelt-Medizin-Gesellschaft 1/2016, S.19.

[24] Wikipedia: Stuhltransplantation.

[25] A. K. Zschocke: Mikrobiom und Menschenbild, in: F. X. Mayr Medizin. Journal für ganzheitliche Darmheilkunde 02/2020, S. 11.

[26] W. Huber, V. v. Baehr: Chronische Entzündungen behandeln- Ergebnisse einer orthomolekularen Langzeittherapie, in: Umwelt – Medizin – Gesellschaft 1/2017, S. 34.

[27] E. Jacobi-Gresser, S. Schütt: Parodontitis/Periimplantitis – eine systemische Entzündungserkrankung, in: Umwelt – Medizin – Gesellschaft 4/2016, S. 17.

[28] J. Graf, K. Graf: Ist die labormedizinische Überprüfung wurzelbehandelter Zähne ausreichend zur ganzheitlichen Risikobeurteilung bei chronisch Kranken?, in: Umwelt – Medizin – Gesellschaft 4/2016, S. 40.

[29] Ebd., S. 41.

[30] Ebd., S. 43.
[31] Robert Koch Institut: Gesundheit in Deutschland, Berlin 2015, S. 95.
[32] F. Schulze: Gesundheitsrisiko Amalgam: Verbot in Sicht?, in: UMG1/2016, S. 38.
[33] M. Kundi: Umwelt und Krebs – eine Bestandsaufnahme, in: Deutsche Zeitschrift für Onkologie 2016, S. 7.
[34] Ebd., S. 6.
[35] Pressemitteilung foodwatch vom 24.8.2016: Foodwatch-Marktstudie: Mehr als jedes zweite Erfrischungsgetränk überzuckert – foodwatch fordert Zucker-Abgabe für Getränke-Hersteller.
[36] U. Gonder, N. Worm: Mehr Fett! Warum wir mehr Fett brauchen, um gesund und schlank zu sein. Liebeserklärung an einen zu Unrecht verteufelten Nährstoff, Stuttgart 2010, S. 157.
[37] Susan Sontag: Krankheit als Metapher, Frankfurt am Main 2003, S. 71.
[38] S. a. M. Landenberger: Entgiftung: Physiologische Grundlagen, praktische Umsetzung. ZAEN- Magazin 1/2014, S. 14.

Ganzheitliche und komplementäre Krebsbehandlung

[39] U. Reuter, R. Oettmeier: Biologische Krebsbehandlung heute, Greiz 2005, S. 94.
[40] H. Sakinbas, D. Grönemeyer, J. Baier, E. Böcher: Gutes Ansprechen einer Patientin mit multizentrischem Glioblastoma multiforme auf eine Behandlung mit unterstützender Thermochemotherapie, Deutsche Zeitschrift für Onkologie 2005, 37, S. 129–131. J. Birkenmeier, E. D. Hager: Glioblastoma multif. Grad IV: Regionale Tiefenhyperthermie .. Deutsche Zeitschrift für Onkologie, 2006, 38, S. 133–135.
[41] E. D. Hager, J. Birkenmeier, C. Popa: Hyperthermie in der Onkologie: eine vielversprechende Methode?, in: Deutsche Zeitschrift für Onkologie 2006, 38, S. 100.
[42] H. Matthes: Die Misteltherapie in der Onkologie: ein Update, in: Praxismagazin 6/2014, S. 7.
[43] Ebd., S. 9.
[44] Ebd., S. 6.
[45] Gesellschaft für biologische Krebsabwehr – Kommentar zu: Misteltherapie und monoklonale Antikörper, in: Deutsche Zeitschrift für Onkologie 2019, 51, S. 101.
[46] Gesellschaft für biologische Krebsabwehr, GfBK-Info: Thymusextrakte und Peptide.

[47] B. Kulinski, J. van Lunteren: Neue Chancen zur natürlichen Vorbeugung und Behandlung von umweltbedingten Krankheiten. Zellschutz mit Anti-Oxidantien, Bielefeld 1995; U. Gröber, P. Holzhauer, K. Kisters: Mikronährstoffe während der Krebstherapie, in: Deutsche Zeitschrift für Onkologie 2014, 46, S. 104–111.

[48] Gesellschaft für biologische Krebsabwehr, in: Deutsche Zeitschrift für Onkologie, 42, S. 135.

[49] J. Spitz: Zur Bedeutung des Sonnenhormons Vitamin D in der Onkologie – ein Update, in: Deutsche Zeitschrift für Onkologie 2014, 46, S. 96.

[50] Ebd., S. 98.

[51] Ebd.

[52] Ebd., S. 99.

[53] Ebd., S. 101.

[54] Uwe Gröber: Vitamin C in der komplementären Onkologie – Update, 2011.

[55] Ebd., S. 19.

[56] Ebd.

[57] U. Gröber, P. Holzhauer, K. Kisters: Mikronährstoffe während der Krebstherapie, in: Deutsche Zeitschrift für Onkologie 2014, 46, S. 110.

[58] G. u. U. Frick, R. Dehmlow: Praxisleitfaden UVB und HOT. Grundlagen und Reiz-Reaktions-Therapie, Stuttgart 2001, S. 50ff.

[59] J. H.Peters u. a.: Tumorzellvakzinierung: Dendritische Zellen als Aktivatoren der spezifischen Immunreaktion in Klinik und Forschung, in: Deutsche Zeitschrift für Onkologie, 2004, 39, S. 62.

[60] Gesellschaft für biologische Krebsabwehr: Tumorimpfung, Heidelberg 2016, S. 2.

[61] aerzteblatt.de/nachrichten/30842/Galvanotherapie ist eine schonende Behandlung des Prostatakarzinoms, S. 2.

[62] H. Sahinbas, J. Baier, D. Grönemeyer: Ergebnisse der Galvanotherapie (ECT) bei lokal begrenzten Tumoren im Grönemeyer-Institut für Mikrotherapie, S. 1, 10 (Krebskongress in Wilhelmshaven).

[63] D. Payrhuber: Homöopathische Behandlung einer Haarzellleukämie, in: Allgemeine homöopathische Zeitung 2006, 251, S. 181–186.

[64] J. Wurster, M. Wolf: Homöopathische Tumortherapie bei gewandelten Metastasierungsparadigmen, in: Allgemeine homöopathische Zeitung 2011, 256 (2), S. 20–23.

[65] J. Wurster, M. Hartmann: Der Wert der Prognose bei Krebspatienten – eine kritische Betrachtungsweise mit erstaunlichen Ergebnissen, in: Allgemeine homöopathische Zeitung 2011, 256(4), S. 22–28.

[66] S. u. a. U. Friedrich: Die homöopathische Krebsbehandlung, Baltrum 2016; D. Payrhuber: Homöopathie und Krebs, Salzburg 2006. Prasanta Banerji: Homöopathie bei schweren Erkrankungen, 4 DVDs.

[67] M. Betancourt: Kritik des digitalen Kapitalismus, Darmstadt 2018, S. 153, s. a. S. 149.

[68] Ernährung beachten bei ehemaligen Krebspatienten, in: Deutsche Zeitschrift für Onkologie 3/2017, Bd. 49, S. 137, nach einer Mitteilung des Deutschen Instituts für Ernährungsforschung Potsdam-Rehbrücke.

[69] S. www.naturheilkunde.immanuel.de/forschung/Fasten und Krebs.

[70] Gesellschaft für biologische Krebstherapie. Info: Säure-Basen-Haushalt, S. 1.

[71] Ebd., S. 2.

[72] P. Jentschura, J. Lohkämper: Gesundheit durch Entschlackung, Münster 2014, S. 54.

[73] Vgl. I. Niestroj: Praxis der orthomolekularen Medizin, Stuttgart 2000, S. 9ff.

[74] S. a. B. Kuklinski, I. van Lunteren: Neue Chancen zur natürlichen Vorbeugung und Behandlung von umweltbedingten Krankheiten, Bielefeld 1995, S. 218ff.

[75] https:www.krebsinformationsdienst.de/leben/alltag/Sport und Bewegung nach Krebs, S. 4.

[76] Gesellschaft für Biologische Krebstherapie. Info: Bewegung und Sport, S. 1.

[77] Ebd.

[78] O. Carl Simonton, S. M. Simonton, J. Creighton: Wieder gesund werden. Eine Anleitung zur Aktivierung der Selbstheilungskräfte für Krebspatienten und ihre Angehörigen. Reinbek bei Hamburg 1998, S. 158.

[79] Ebd.

[80] Ebd., S. 238f.

[81] Jon Kabat-Zinn: Gesund durch Meditation. Das große Buch der Selbstheilung, Bern, München, Wien 1995, S. 146ff.

[82] H. Stierlin, R.Grossarth-Maticek: Krebsrisiken-Überlebenschancen. Wie Körper, Seele und soziale Umwelt zusammenwirken, Heidelberg 1998, S. 88.

[83] Jon Kabat-Zinn: Gesund durch Meditation. Das große Buch der Selbstheilung, Bern, München, Wien 1995, S. 148f.

[84] R.Grossarth-Maticek: Systemische Epidemiologie und präventive Verhaltensmedizin chronischer Erkrankungen. Strategien zur Aufrechterhaltung der Gesundheit, Berlin 1999, S. 35.

[85] Deutsche Zeitschrift für Onkologie 2016, 48, S. 56.

[86] Fränkischer Tag 1./2./3.5.2020. »Manche haben den virologischen Tunnelblick«. Interview mit dem Würzburger Staatsrechtler Horst Dreier, S. 2.

[87] Deutschen Ethikrat: »Solidarität und Verantwortung in der Corona-Krise«, S. 3.

[88] M. Gronemeyer: Das Leben als letzte Gelegenheit. Sicherheitsbedürfnisse und Zeitknappheit, Darmstadt 1993, S. 22.

[89] Neill Douglas-Klotz: Aus derselben Quelle leben wir. Wege zum Frieden zwischen Christen, Juden und Muslimen, München 2004, S. 108.

[90] G. Altner: Naturvergessenheit. Grundlagen einer umfassenden Bioethik, Darmstadt 1991, S. 78.

[91] M. Gronemeyer: Das Leben als letzte Gelegenheit. Sicherheitsbedürfnisse und Zeitknappheit, Darmstadt 1993, S. 43.

[92] F. Cheng: Fünf Meditationen über die Schönheit, München 2017, S. 32.

[93] E. Chargoff: Figura hominis – einige Überlegungen über die Wandlungen des Menschenbildes, in: K. Jork. Was macht den Menschen krank?, Basel 1991, S. 242.

[94] H.-P. Dürr: Geist, Kosmos und Physik. Gedanken über die Einheit des Lebens, Amerang 2010, S. 14.

[95] Ebd., S. 45.

[96] Anne-Marie Tausch, Reinhard Tausch: Sanftes Sterben. Was der Tod für das Leben bedeutet, Reinbek bei Hamburg 1996, S. 22, 24.

[97] Gerd Otto: Peter Noll, in: Hans Jürgen Schultz: Der Tod nimmt, die Liebe gibt. Porträts vom Leben und Sterben aus drei Jahrhunderten, Stuttgart 1994, S. 29.

[98] Peter Noll: Diktate über Sterben & Tod, München 1991, S. 115ff.

[99] Sogyal Rinpoche: Das tibetische Buch vom Leben und vom Sterben, Bern, München, Wien, o. J., S. 23. S. a. Philip Kapleau: Das Zen-Buch vom Leben und Sterben, Bern, München, Wien 2001.

[100] E. Kleßmann: Barthold Hinrich Brockes, Hamburg o. J., S. 35.

[101] Werner Heisenberg: Physik und Philosophie. Frankfurt am Main, Berlin, Wien 1959, S. 58f.

[102] Helmut Gollwitzer: Die Freude Gottes, Freiburg i. Br. 1979, S. 304f.

[103] Andreas Rössler: Steht Gottes Himmel allen offen? Zum Symbol des kosmischen Christus, Stuttgart 1990, S. 38.

[104] Helmut Gollwitzer: Krummes Holz – aufrechter Gang. Zur Frage nach dem Sinn des Lebens, München 1976, S. 284ff. S. a. Leonardo Boff: Kleine Sakramentenlehre, Düsseldorf 1980, S. 97.

[105] J. Moltmann: Die ersten Freigelassenen der Schöpfung. Versuche über die Freude an der Freiheit und das Wohlgefallen am Spiel, München 1972, S. 21.

[106] E. Kleßmann: Barthold Hinrich Brockes, Hamburg o. J., S. 105.

[107] Zur Thematik Hölle s. a.: G. Minois: Die Hölle. Zur Geschichte einer Fiktion, München 1996.

[108] Der Appell des Dalai Lama an die Welt. Ethik ist wichtiger als Religion. Mit Franz Alt, Wals bei Salzburg 2015, S. 7.

[109] Zitate s. a. bei M. Gronemeyer: Das Leben als letzte Gelegenheit. Sicherheitsbedürfnisse und Zeitknappheit, Darmstadt 1993, S. 29.

[110] Zitat auf einer Tafel im Museumsgarten Gaienhofen, aus: H. Hesse: Im Garten, 1908.

[111] Harald Lesch, in: Terra X. Faszination Universum. Unser kosmisches Schicksal.

[112] W. Heisenberg: Physik und Philosophie, Frankfurt am Main, Berlin, Wien 1970, S. 70.

[113] C. F. von Weizsäcker: Die Einheit der Natur, München 1982, S. 145f.

[114] H.-P. Dürr: Geist, Kosmos und Physik. Gedanken über die Einheit des Lebens, Amerang 2010, S. 124.

[115] Albert Schweitzer: Aus meinem Leben und Denken, Leipzig 1960, S. 222.

Die immer gegenwärtige Chance zum freien Menschsein

[116] Karl Jaspers: Das Wagnis der Freiheit. Gesammelte Aufsätze zur Philosophie, München 1996, S. 104.

[117] Ebd.

[118] Ebd.

[119] I. Illich: Die Substantivierung des Lebens, in: K. Jork: Was macht die Menschen krank?, Basel 1991, S. 229.

[120] Walter Lentzsch: Nachhaltigkeitsgestaltung. Ein Zürcher Modell der Nachhaltigen Entwicklung, Zürich 2011, S. 46.

[121] Erich Fromm: Haben oder Sein. Die seelischen Grundlagen einer neuen Gesellschaft, Stuttgart 1977, S. 29.

Gesundung durch das Wiederfinden
der Verbindung zur Natur in der Nahrung

[122] I. Nestroj: Praxis der Orthomolekularen Medizin, Stuttgart 2000, S. 423.

[123] Spiegel Nr.15/7.4.2018. Süßes Gift. S. 12.

[124] Ebd.

[125] M. Rohm, St. Herzing, T. Schafmeier: Der Beitrag von Übergewicht zur Krebsentstehung und Implikationen für die Therapie, in: Deutsche Zeitschrift für Onkologie 2014, 46, S. 168f.

[126] Deutsches Ärzteblatt, Jg. 113, H. 43, A 1918.

[127] S. a. Hans-Ulrich Grimm: Garantiert gesundheitsgefährdend. Wie uns die Zucker-Mafia krank macht, München 2013, 267ff.

[128] P. Jentschura, J. Lohkämper: Gesundheit durch Entschlackung, Münster 2014, S. 52ff.

[129] N. Weis: Gesunde und bunte Ernährung bei Brustkrebs. Deutsche Zeitschrift für Onkologie 2015, 47, S. 108f.

[130] Soja – Wunderbohne mit riskanten Nebenwirkungen. WWF Deutschland, 21.4.2016, S. 3.

[131] Heinrich-Böll-Stiftung u. a.: Fleischatlas 2018. Daten und Fakten über Tiere als Nahrungsmittel, Berlin 2018, S. 10.

[132] V. Angres, C-P. Hutter, L. Ribbe: Futter fürs Volk. Was die Lebensmittelindustrie uns auftischt, München 2001, S. 230ff.

[133] Heinrich-Böll-Stiftung u. a.: Fleischatlas 2018. Daten und Fakten über Tiere als Nahrungsmittel, Berlin 2018, S. 41. S.a. Prof. Dr. A. Michalsen: Heilen mit der Kraft der Natur, Berlin 2020, S. 217ff

[134] Heinrich Böll Stiftung u. a.: Meeresatlas 2017. Daten und Fakten über unseren Umgang mit dem Ozean, Kiel, Berlin 2017, S. 10.

[135] Ebd., S. 12.

[136] H. Anemüller: Ernährung, in: W. Brüggemann (Hrsg): Kneipptherapie. Ein bewährtes Naturheilverfahren, Berlin u. a. 1986, S. 157; C. Leitzmann: Vegetarismus. Grundlagen, Vorteile, Risiken, München 2012, S. 61f.

[137] H. Anemüller: Ernährungstherapie, in: K.-C. Schimmel (Hrsg.): Lehrbuch der Naturheilverfahren, Bd. 1, Stuttgart 1990, S. 246; C. Leitzmann: Vegetarismus. Grundlagen, Vorteile, Risiken, München 2012, S. 64.

[138] Journal of Health Monitoring 2016: Vegetarierstudie Robert-Koch-Institut, S. 4; M. Keller: Das präventive und therapeutische Potential vegetarischer und veganer Ernährung, in: Zeitschrift für komplementäre Medizin 2013, 5, S. 50.

[139] Andreas Michalsen: Heilen mit der Kraft der Natur, Berlin 2015, S. 142ff.

[140] Frankfurter Rundschau, 29.3.2022, S. 6: Entwicklungsministerin Svenja Schulze: »Getreide gehört zuallererst auf den Tisch«.

[141] Albert Schweitzer: Aus meinem Leben und Denken, Leipzig 1960, S. 155.

[142] U. Gonder, N. Worms: Mehr Fett! Warum wir mehr Fett brauchen, um gesund und schlank zu sein. Liebeserklärung an einen zu unrecht verteufelten Nährstoff, Stuttgart 2010, S. 27.

[143] Ebd., S. 78.

[144] Ebd.

[145] N. Weis: Gesunde und bunte Ernährung bei Brustkrebs, in: Deutsche Zeitschrift für Onkologie 2015, 47, S. 108.

[146] U. Gonder, N. Worms: Mehr Fett! Warum wir mehr Fett brauchen, um gesund und schlank zu sein. Liebeserklärung an einen zu unrecht verteufelten Nährstoff, Stuttgart 2010, S. 119.

[147] Deutsche Hauptstelle für Suchtfragen e. V.: Jahrbuch Sucht 15, Lengerich 2015, S. 29ff.

[148] Urs Niggli u. a.: Mit Bio zu einer modernen nachhaltigen Landwirtschaft. 2. Entwurf vom 30. September 2015, S. 13.

[149] So Heiner Sindel, Vorsitzender des Bundesverbandes der Regionalbewegung, in: Nordbayerische Nachrichten, 15.5.2020, S. 12.

[150] So Heiner Sindel, Vorsitzender des Bundesverbandes der Regionalbewegung, in: Nordbayerische Nachrichten, 15.5.2020, S. 12.

[151] Öko-Institut Freiburg: Ist gutes Essen wirklich teuer? Hintergrundbericht zum Spendenprojekt »Ist gutes Essen wirklich teuer?'', versteckte Kosten unserer Ernährung in Deutschland, Freiburg 2014, S. 18.

[152] Ebd., S. 14.

Gesundung durch das Wiederfinden eigenständiger Bewegung

[153] H. Haarkötter: Abschalten. Das Anti-Medienbuch, Darmstadt 2007, S. 8f.

[154] Ulla Pfluger-Heist: In der Seele liegt die Kraft. Was unser Leben trägt, Freiburg, Basel, Wien 2004, S. 88. S. a.: Roberto Assagioli: Die Schulung des Willens. Methoden der Psychotherapie unter Selbsttherapie, Paderborn 2003, S. 18ff.

[155] Ebd.

[156] Deutsches Ärzteblatt: Bewegung wirkt wie ein Medikament, H. 7/2013, S. 2, http://www.aerzteblatt.de/archiv/134517/37-Interdiziplinaeres-Forum.

[157] Ebd.

[158] Frankfurter Rundschau, 21./22. 5.2011, D8; Medical Tribune, 28.11.2008: »Obesity Paradox« bei chronischen Erkrankungen. Dicke haben sogar die besseren Überlebenschancen.

[159] N. Worm: Diätlos glücklich. Abnehmen macht dick und krank. Genießen ist gesund, Lünen 2003, S. 234.

[160] Frankfurter Rundschau, 31.7.2018, S. 35.

[161] H. Gabriel: Auswirkungen von Sport auf das Immunsystem. Notfall- und Hausarztmedizin, 2006, 32, S. 414.

[162] U. Bartmann: Laufen und Joggen für die Psyche, Tübingen 2009, S. 35.

[163] F. Möckel: Bewegung und Sport statt Medikamente? Über die Heilkraft von Bewegung und Fitness, in: Bayerisches Ärzteblatt 6, 2007, S. 346.

[164] Deutsches Ärzteblatt: Bewegung wirkt wie ein Medikament, H. 7, 2013, S. 3, http://www.aerzteblatt.de/archiv/134517/37-Interdiziplinaeres-Forum.

[165] Ebd.

[166] Ebd., S. 4.

[167] Ebd.

Gesundung durch das Wiederfinden einer Lebensordnung

[168] Jon Kabat-Zinn: Gesund durch Meditation. Das große Buch der Selbstheilung, Bern, München, Wien 1995, S. 58.

[169] Johan Huizinga: Homo ludens. Vom Ursprung der Kultur im Spiel, Hamburg 1956, S. 14ff, 205.

[170] Robert Koch Institut, 23.3.2020: Steckbrief zur Coronavirus-Krankheit 2019, S. 3, Stellungnahme Deutsches Netzwerk Evidenz-basierte Medizin, 20.3.2020 (Aktualisierung 21.3.2020), S. 2.

[171] Margerete Blank-Mathieu: Kinderspielformen und ihre Bedeutung für Bildungsprozesse, in: M. R. Textor, A. Bostelmann (Hrsg.): Das Kita-Handbuch, S. 2.

[172] Thomas Gordon: Familienkonferenz. Die Lösung von Konflikten zwischen Eltern und Kind, Hamburg 1976, S. 23.

[173] Ebd., S. 35.

[174] Jürgen v. Kempski: Versuch über die Zärtlichkeit, in: Gedanke und Gewissen. Essays Aus 100 Jahren S. Fischer Verlag, Frankfurt am Main 1986, S. 613f.

[175] W. Schmid: Glück. Alles was Sie darüber wissen müssen, und warum es nicht das Wichtigste im Leben ist, Frankfurt am Main 2014, S. 46.

176 David Steindl-Rast: Fülle und Nichts, Freiburg, Basel, Wien 2013, S. 151ff.

177 Volkmer Sigund: Das Sex-ABC, Frankfurt am Main 2016, S. 213.

178 Daniel Goleman: Soziale Intelligenz. Wer auf andere zugehen kann, hat mehr vom Leben, München 2008, S. 9.

179 Ebd., S. 10.

180 Ebd., S. 21.

181 Josef Pieper: Über die Gerechtigkeit, München 1965, S. 33.

182 Ebd., S. 14

183 Manfred Max-Neef: Entwicklung nach menschlichem Maß. Eine Option für die Zukunft, Kassel 1990, S. 40.

184 Ebd., S. 40.

185 Erich Fromm: Authentisch leben, Freiburg i. Brsg. 2007, S. 60ff.

186 Rob Hopkins: Einfach. Jetzt. Machen!, München 2014, S. 76; s. a. Harald Welzer: Selbst denken. Eine Anleitung zum Widerstand, Frankfurt am Main 2013, S. 154ff., der eine gelingende Vision gesellschaftlicher Entwicklung beispielhaft erzählt.

Leben in spiritueller Verbundenheit

187 D. F. Wallance: Das hier ist Wasser. Was bedeutet es eigentlich, erwachsen zu sein, und wie kann man ein sinnvolles, stressfreies Leben führen?, Hamburg 2019, S. 7, S. 12.

188 Hans-Peter Dürr: Geist, Kosmos und Physik. Gedanken über die Einheit des Lebens, Amerang 2010, S. 45.

189 David Steindl-Rast: Fülle und Nichts, Freiburg, Basel, Wien 2013, S. 34f.

190 Karl Jaspers: Der philosophische Glaube, Frankfurt am Main, Hamburg 1958, S. 69.

191 Wikipedia: Logotherapie und Existenzanalyse.

192 W. Schmid: Glück. Alles Was Sie darüber wissen müssen, und warum es nicht das Wichtigste im Leben ist, Frankfurt am Main, Berlin 2014.

193 Albert Schweitzer: Kultur und Ethik, München 1960, S. 319.

194 Ebd., S. 331.

195 Albert Schweitzer Rundbrief Nr. 111. Jahrbuch 2019 für die Freunde von Albert Schweitzer: Warum Albert Schweitzer heute?, Frankfurt am Main 2019; Peter Berne: Warum mir Albert Schweitzer wichtig ist, S. 40.

196 Ebd., S. 41.

197 David Steindl-Rast: Fülle und Nichts, Freiburg, Basel, Wien 2013, S. 39ff.

[198] Martin Buber: Ich und Du, Darmstadt 1983, S. 18f.

[199] Karl Jaspers: Der philosophische Glaube, Frankfurt am Main, Hamburg 1958, S. 63; s. a. Hans Saner: Jaspers, Hamburg 1970, S. 101.

[200] Karl Jaspers: Das Wagnis der Freiheit. Gesammelte Aufsätze zur Philosophie, München 1996, S. 122.

[201] Leonardo Boff: Zeugen Gottes in der Welt. Ordensleben heute, Zürich, Einsiedeln, Köln 1985, Zitate S. 52–55.

[202] Dalai Lama: Das Buch der Menschlichkeit. Eine neue Ethik für unsere Zeit, Bergisch-Gladbach 2000, S. 84.

[203] Ebd., S. 90.

[204] David Steindl-Rast: Fülle und Nichts, Freiburg, Basel, Wien 2013, S. 34.

[205] Ebd., S. 146, 180.

[206] Albert Schweitzer: Kultur und Ethik. Sonderausgabe mit Einschluß von Verfall und Wiederaufbau der Kultur, München 1960, S. 331.

[207] Ebd., S. 319.

[208] Neil Douglas-Klotz: Das Vaterunser, München 1992, S. 21.

[209] Ebd., S. 41f.

[210] Dorothee Sölle: Mystik und Widerstand, Hamburg 1997, S. 241ff.

Über den Umgang mit Geld

[211] E. Fromm: Haben oder Sein, Stuttgart 1983, S. 87.

[212] Die Fragen beziehen sich immer wieder auf Anregungen bei Walter Lentzsch: Nachhaltigkeitsgestaltung. Ein Zürcher Modell der Nachhaltigen Entwicklung, Zürich 2011.

[213] Ivan Illich: Die Substantivierung des Lebens im 19. und 20. Jahrhundert – eine Herausforderung für das 21. Jahrhundert, in: Klaus Jork et al.: Was macht Menschen krank? Basel 1991, S. 229.

Ein Weg zur Gesundung in Medizin und Gesundheitswesen

[214] Matthias Horx: Die Zukunft nach Korona. Wie eine Krise die Gesellschaft, unser Denken und unser Handeln verändert, Berlin 2020, S. 11.

[215] Harald Welzer: Selbst Denken. Eine Anleitung zum Widerstand, Frankfurt am Main 2013, S. 210.

[216] Der Arzneimittelbrief 2020, 54, 85. U. Baureithel: Corona-Impfstoff: Speed schlägt Sicherheit, in: Blätter für deutsche und internationale Politik 10/2020, S. 9ff.

[217] Frankfurter Rundschau, 13.7.2021, S. 27: Baldige Auffrischung: Nötig oder eher nicht?

[218] Frankfurter Rundschau, 24.2.2021, S. 27.

[219] Der Arzneimittelbrief 2020, 54, 85.

[220] Deutsches Ärzteblatt 10/2022, A, S. 438: Multiple vorbestehende Risikofaktoren. Long-Covid ist nicht nur Schicksal; s.a. ebd., S.165, 178: Post-Covid-Syndrom – mehr Fragen als Antworten.

[221] Deutsches Ärzteblatt 10/2022, A, S. 444: Multiple vorbestehende Risikofaktoren. Long-Covid ist nicht nur Schicksal.

[222] Berlin direkt, 9.1.2022.

[223] Karl Lauterbach: Tweet, 24.11.2021 »mRNA sofort abgebaut wird«; Bundeszentrale für gesundheitliche Aufklärung, 22.2.2022: »mRNA . . . nach kurzer Zeit abgebaut wird«; Röltgen et al., 2022, Cell 185, 1–16, March17, 2022, https://doi.org/10.1016/j.cell2022.01018.

[224] S. a. Deutsches Ärzteblatt, Jg.115, H. 35-36, Zeitdruck und Digitalisierung, A1534; s. dazu Deutsches Ärzteblatt: Die Jungen kommen, Jg. 115, H. 19, A 912; ebd.: Weckruf für die Fachkräftesicherung, Jg. 116, H. 15, A729-A731, ebd.: Getrieben im Alltag, Jg. 115, H. 45, A2046; Ärztezeitung, 30.4.2021: Mehr als jeder dritte Assistenzarzt zweifelt an seinem Job; s. a. Deutsches Ärzteblatt, Jg. 119, H. 6, S. A213–A216: Kommerzialisierung. Entmenschlichung der Medizin.

[225] »KI: Die größten Veränderungen gibt es in der sprechenden Medizin«, so der Radiologe und Chef der Zentralen IT am Universitätsklinikum Essen, Prof. Michael Forsting im Rahmen des Kongresses »Digital Health«, in: Der Hausarzt 09/20, S. 52.

[226] S. dazu Dominik Inrich: Stand der Komplementärmedizin in Deutschland, in: Zeitschrift für Komplementärmedizin 6/2019, S. 14–25.

[227] S. a. Andreas Michalsen: Heilen mit der Kraft der Natur, Berlin 2017, S. 257ff, Prof. Dr. D. Grönemeyer: Weltmedizin. Auf dem Weg zu einer ganzheitlichen Heilkunst, Frankfurt am Main 2018

[228] Dominik Irnich: Stand der Komplementärmedizin in Deutschland, in: Zeitschrift für Komplementärmedizin 6/2019, S. 20.

[229] Frankfurter Rundschau, 11.9.2019, S. D7.

[230] Zitat s. Th. Peter Hensinger, Isabel Wilke: Mobilfunk. Neue Studienergebnisse bestätigen Risiken der nicht-ionisierenden Strahlung, in: Umwelt – Medizin – Gesellschaft, 29.3.2016, S. 22.

[231] Lesenswert dazu: Rita Laura Segato: Corona oder: Die idiotische Leugnung des Todes, in: Blätter für deutsche und internationale Politik 5/21, S. 97–104.

[232] Frankfurter Rundschau, 7.10.2019, S. 15.

[233] ÄrzteZeitung, 23./24.8.2019, S. 11.

[234] Ebd.

[235] Ebd.

[236] Deutsches Ärzteblatt, Jg. 113, H. 7, A 257.

[237] Deutsches Ärzteblatt, Jg. 114, H. 41, S. A157.

[238] Deutsches Ärzteblatt, Jg. 113, H. 7, A 257.

[239] Komitee für Grundrechte: Digitalisierte Patienten – verkaufte Krankheiten. Elektronische Gesundheitskarte und die Kommerzialisierung des Gesundheitswesens. W. Lindner (Zitat), S. 134. Kursivsetzung durch den Verfasser.

[240] Wilfried Deiß: Die Arztgeheimnis-Cloud. Ein Patienten orientiertes Plädoyer, in: Dr. med. Mabuse: Zeitschrift für alle Gesundheitsberufe, Mai/Juni 2020, S. 39f.

[241] Christiane Fischer: Schadet oder nutzt Big Data?, in: Dr. med. Mabuse: Zeitschrift für alle Gesundheitsberufe, Mai/Juni 2020, S. 25; s. a. Komitee für Grundrechte: Digitalisierte Patienten – verkaufte Krankheiten. Elektronische Gesundheitskarte und die Kommerzialisierung des Gesundheitswesens. W. Lindner (Zitat), S. 134.

[242] R. Lankau: Die Verdinglichung des Menschen. Mit Gesundheitskarte, Selftracking, E-Health zum Homo digitalis, in: Umwelt – Medizin – Gesellschaft 29, 3/2016, S. 33.

[243] Ebd.

[244] Christiane Fischer: Schadet oder nutzt Big Data?, in: Dr. med. Mabuse: Zeitschrift für alle Gesundheitsberufe, Mai/Juni 2020, S. 25f.; s. a. R. Lankau: Die Verdinglichung des Menschen. Mit Gesundheitskarte, Selftracking, E-Health zum Homo digitalis, in: Umwelt – Medizin – Gesellschaft 29, 3/2016, S. 33.

[245] R. Lankau: Die Verdinglichung des Menschen. Mit Gesundheitskarte, Selftracking, E-Health zum Homo digitalis, in: Umwelt – Medizin – Gesellschaft 29, 3/2016, S. 30.

[246] Zitat Online-Wirtschaftslexikon, in: Bündnis Krankenhaus statt Fabrik: Krankenhaus statt Fabrik – bedarfsgerecht, gemeinwohlorientiert. Fakten und Argumente zum DRG-System und gegen die Kommerzialisierung der Krankenhäuser, 2018, S. 46.

[247] Ebd., S. 89.

[248] S. Habekost: »Eigentlich ist es schon zu spät.« Ein Erfahrungsbericht über die Folgen der DRGs für die Pflege, in: Dr. med. Mabuse. Zeitschrift für alle Gesundheitsberufe, Nr. 231, 2018, S. 39.

[249] Bündnis Krankenhaus statt Fabrik: Krankenhaus statt Fabrik – bedarfsgerecht, gemeinwohlorientiert. Fakten und Argumente zum DRG-System und gegen die Kommerzialisierung der Krankenhäuser, 2018, S. 55.

250 ÄrzteZeitung, 1.4.2019, S. 16.

251 ÄrzteZeitung, 12.6.2018, S. 17.

252 Bündnis Krankenhaus statt Fabrik: Krankenhaus statt Fabrik – bedarfsgerecht, gemeinwohlorientiert. Fakten und Argumente zum DRG-System und gegen die Kommerzialisierung der Krankenhäuser, 2018, S. 89.

253 www.sozialpolitik-aktuell.de.

254 M. Rümmele: Kranke Geschäfte mit unserer Gesundheit, Wien 2005, S. 34; aerzteblatt.de, 13.9.2013: Fresenius kauft 43 Rhön-Kliniken für rund drei Milliarden Euro.

255 Bündnis Krankenhaus statt Fabrik: Krankenhaus statt Fabrik – bedarfsgerecht, gemeinwohlorientiert. Fakten und Argumente zum DRG-System und gegen die Kommerzialisierung der Krankenhäuser, 2018, S. 36.

256 Faktencheck, zu: ZDF: Die Anstalt, 5.5.2020, S. 13.

257 Deutsches Ärzteblatt, Jg. 115/H35-36, Zeitdruck und Digitalisierung A1534.

258 Bündnis Krankenhaus statt Fabrik: Krankenhaus statt Fabrik – bedarfsgerecht, gemeinwohlorientiert. Fakten und Argumente zum DRG-System und gegen die Kommerzialisierung der Krankenhäuser, 2018, S. 33.

259 Ebd., S. 24.

260 Ebd., S. 21.

261 G. Jonitz: Die Nemesis der Patientenversorgung. Ein Blick auf das deutsche DRG-System, in: Dr. med. Mabuse. Zeitschrift für alle Gesundheitsberufe, Nr. 231, 2018, S. 25.

262 Deutsches Ärzteblatt, Jg.116, H. 14, A. Hillienhoff: Zu wenig Zeit für die Patienten, A672. S. a.: Ebd.: Getrieben im Alltag, Jg. 115. H. 45, S. A2044–A2046.

263 R. Lankau: Die Verdinglichung des Menschen. Mit Gesundheitskarte, Selftracking, E-Health zum Homo digitalis, in: Umwelt – Medizin – Gesellschaft, 29, 3/2016, S. 30.

264 Deutsches Ärzteblatt, Jg.115, H. 35-36: Kontroverse um SVR-Gutachten, A1530.

265 Sehr informativ und gut belegt in der ZDF-Sendung: Die Anstalt, 5.5.2020.

266 Bündnis Krankenhaus statt Fabrik: Krankenhaus statt Fabrik – bedarfsgerecht, gemeinwohlorientiert. Fakten und Argumente zum DRG-System und gegen die Kommerzialisierung der Krankenhäuser, 2018, S. 63, 110ff.

267 S. a.: B. Hontschick: »Gesundheit gehört in die Hand des Staates«, in: Frankfurter Rundschau, Pfingsten 2020, S. 24f.

268 S. Habekost: »Eigentlich ist es schon zu spät.« Ein Erfahrungsbericht über die Folgen der DRGs für die Pflege, in: Dr. med. Mabuse. Zeitschrift für alle Gesundheitsberufe Nr. 231, 2018, S. 41.

269 Ulrike Baureithel: Der Pflege-Notfall, in: Blätter für deutsche und internationale Politik 2/2020, S. 12.

270 Frankfurter Rundschau, 19.10.2021, S. 15: Profit aus der Pflege; FR, 28.12.2021, S. 2ff.: Da bleibt keine Zeit zu warten.

271 Hans Böckler Stiftung. H. Rothgang, D. Domhoff: Die Pflegeversicherung als Vollversicherung, Düsseldorf 2019, S. 41.

272 K. Lauterbach: Der Zweiklassenstaat. Wie die Privilegierten Deutschland ruinieren, Berlin 2007, S. 89.

273 Ebd., S. 93.

274 S. a. E. Huber, K. Langbein: Die Gesundheitsrevolution. Radikale Wege aus der Krise – was Patienten wissen müssen, Berlin 2004, S. 207.

275 Deutsches Ärzteblatt, Jg. 115, H. 39, A 1688ff.: Investoren auf Einkaufstour. ÄrzteZeitung, 5.1.2018: Der heiße Wettbewerb um die Arztsitze.

276 Medical Tribune, 3.4.2020. Regresse auf neuer Grundlage, S. 22.

277 E. Huber, K. Langbein: Die Gesundheitsrevolution. Radikale Wege aus der Krise – was Patienten wissen müssen, Berlin 2004, S. 219.

278 Der Arzneimittelbrief 2021, 55, 44DB01: Überversorgung in der Intensivmedizin: ein Positionspapier der DIVI und DGIIN.

279 Ebd.

280 Diskussion bei Maischberger am 2.2.2022: Dahmen und Voshaar im Gespräch; s. u. a. Youtube: Interview von Thomas Voshaar mit Michael Reiter, 30.5.2021.

281 Barbara Knab: Psychische Gesundheit – digital?, in: Dr. med. Mabuse. Zeitschrift für alle Gesundheitsberufe, Nr. 245, Mai/Juni 2020, S. 32.

Danksagung

Der Entschluss, dieses Buch zu schreiben, rührte ursprünglich aus meiner Erfahrung, dass das Verständnis von Krankheit sich immer stärker auf technische Befunde verkürzte. Die Geschichte der Patienten und ihrer Lebenssituation und die Kenntnis der therapeutischen Möglichkeiten ergänzender Heilweisen wurden zu einer Herausforderung, diese Medizin als unzureichend aufzuzeigen. Der Zeitaufwand, den ich dafür aufbringen musste, war enorm.

Zuallererst war es meine Frau Marietta, die mit der Einschränkung an Gemeinsamem zurechtkommen musste. Dafür, dass sie das tat und mein Anliegen unterstützte, bin ich ihr sehr dankbar.

Der nächste Dank gilt meinem Freund Christoph. Er hatte Teile des Buches gelesen und bestärkte mich dann, es nicht im Eigenverlag zu verlegen, sondern einen Verlag zu suchen. Ohne seine dauernde Ermutigung und Begleitung auf dem Weg zum Buchdruck würde das Buch heute in dieser Form nicht vorliegen.

Der letzte Dank gilt Frau Anne Baumgartner und dem R. G. Fischer Verlag. Unser gutes Gespräch auf der Frankfurter Buchmesse und ihre Bereitschaft, mein Manuskript zu prüfen, waren bereits sehr freundlich. Als sie es dann als »ein lesenswertes Buch von der ersten bis zur letzten Seite« bezeichnete, das sie gerne publizieren würde, wusste ich, dass ich »meinen« Verlag gefunden hatte. In der folgenden Zusammenarbeit habe ich in Frau Baumgartner immer ein zugewandtes, für meine Wünsche und Vorstellungen offenes Gegenüber gehabt – vielen Dank!